근막경선 실전 응용
10가지
체형교정법

"호주물리치료사의 13가지 체형교정법" 집필진이 만든 **체형교정 전문가를 위한 필독서**

근막경선 실전 응용

10가지 체형교정법

장원석 · 전하윤 · 이동률 · 이승훈 지음

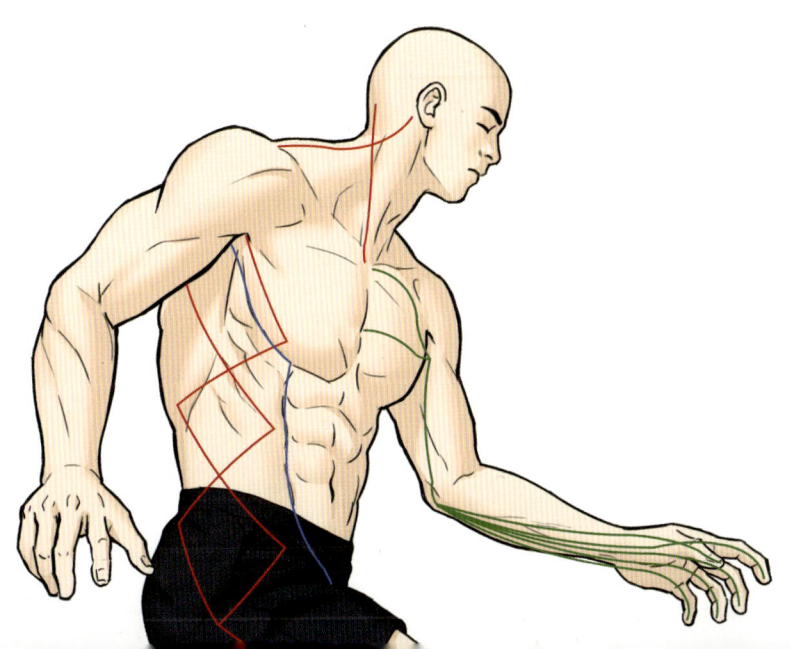

머리말

" 체형교정 분야는 끊임없이 진화하고 있습니다. "

이 변화 속에서 우리는 늘 새로운 시각과 지식을 탐구하며, 독자 여러분과 함께 성장하기를 희망합니다. 저희는 전작 ≪호주물리치료사의 13가지 체형교정법≫에서 13가지 체형의 기본 개념과 교정방법을 소개하며 많은 사랑을 받았습니다.

하지만 그 과정에서 미처 다루지 못한 주제들, 특히 근막(Fascia)에 대한 이야기가 늘 마음 한구석에 남아 있었습니다. 이번 책은 바로 그 부족했던 부분을 채우기 위해 시작되었습니다.

근막은 체형교정과 물리치료 분야에서 가장 뜨거운 화두 중 하나입니다. 근막은 단순히 신체를 감싸는 조직이 아니라, 우리 몸의 각 부위를 연결하고 움직임을 조율하는 중요한 역할을 합니다.

이번 책에서는 근막이라는 렌즈를 통해 체형이 어떻게 상호작용하며 연결되는지를 더 깊이 탐구하고, 실제 응용방법까지 알아보려고 합니다. 이를 통해 독자 여러분은 단순히 개별 체형을 이해하는 데 그치지 않고, 체형의 전체적인 맥락을 파악하는 폭넓은 시야를 얻게 될 것입니다.

이 책은 초보 트레이너부터 갓 졸업한 물리치료사, 그리고 이미 풍부한 경험을 쌓아온 전문가까지 모두를 위한 책입니다. 초보자들에게는 체형교정이 더 이상 막연한 영역이 아닌, 명확하고 간단하게 적용할 수 있는 도구가 될 것입니다. 반면, 전문가들에게는 기존의 지식에 새로운 관점을 더해줄 강력한 인사이트를 제공할 것을 약속드립니다.

"감사의 말"

이 책이 나오기까지 많은 분들의 도움과 지지가 있었습니다. 먼저, 전문적인 조언과 아낌없는 지지를 보내주신 더올라운더랩 총괄이사 이동률 물리치료사님과 더올라운더랩 교육이사 이승훈 물리치료사님께 깊은 감사를 드립니다. 그들의 전문성은 이 책의 깊이를 더하는 데 큰 도움이 되었습니다.

또한, 용감한컴퍼니의 김수현 본부장님과 김미희 팀장님께도 진심으로 감사의 말씀을 전합니다. 그들의 지속적인 지원과 격려가 없었다면 이 책은 세상의 빛을 보지 못했을 것입니다.

그리고 직관적이고 매력적인 일러스트를 그려주신 한은비님과 류예정님께도 깊은 감사를 드립니다. 그들의 섬세한 손길은 이 책의 내용을 더욱 풍부하고 이해하기 쉽게 만들어주었습니다.

마지막으로, 이 책을 통해 독자 여러분의 시야가 확장되고, 새로운 지식을 얻으시길 바랍니다. 여러분의 성장이 곧 저희의 기쁨입니다.

대표저자 장원석
베스트셀러 호주물리치료사의 13가지 체형교정법 공동 저자,
피지컬갤러리 초창기 멤버, 더올라운더랩 대표, 스포츠의학 박사, 물리치료사

대표저자 전하윤
베스트셀러 호주물리치료사의 13가지 체형교정법 공동 저자,
前피지컬갤러리 대표, 前라이프에이드 대표

교재 활용법

"Less is more, 단순함의 미학"

초보자들이 가장 흔히 하는 실수는 각 체형마다 특별한 교정 루틴이 필요하다고 생각하는 것입니다. 예를 들어, 10가지 체형이 있고 각 체형별로 15개의 교정법이 있다고 가정하면, 총 150개의 교정법이 필요하다고 생각하게 됩니다.

그러나 본질적으로 어떤 체형이든 독립적으로 나타나지 않는다는 사실에 주목해야 합니다. 굽은 등이 있는 사람들은 대부분 거북목도 함께 나타나며, 일자목이 있는 사람들은 대개 편평 등도 동반합니다.

이런 경우, 거북목과 굽은 등을 위한 교정 운동을 따로따로 해야 할까요? 그렇게 하면 시간과 노력을 낭비하게 됩니다. 시간과 노력은 한정된 자원이므로, 불필요한 교정법은 교정 실패율을 크게 높이는 데 기여합니다.

이에 대한 근본적인 해결책은 각 체형에서 공통적으로 나타나는 키 머슬(Key Muscle)에 집중하는 것입니다. 키 머슬은 체형을 틀어지게 하는 핵심 근육으로, 이 근육들이 긴장되면 다양한 근막경선이 지속적으로 당겨져 체형을 망가뜨립니다.

따라서 키 머슬만 제대로 관리하면 별도의 교정 없이도 동시에 문제를 해결할 수 있습니다. 예를 들어, 흉근과 연결된 근막경선을 교정해주면 거북목과 굽은 등을 동시에 개선할 수 있습니다.

이 점을 유념하여, 책에서 소개하는 동작들을 잘 숙지하시기 바랍니다. 단순함 속에서 효과를 극대화하는 방법을 통해 체형 교정의 성공률을 높일 수 있을 것입니다.

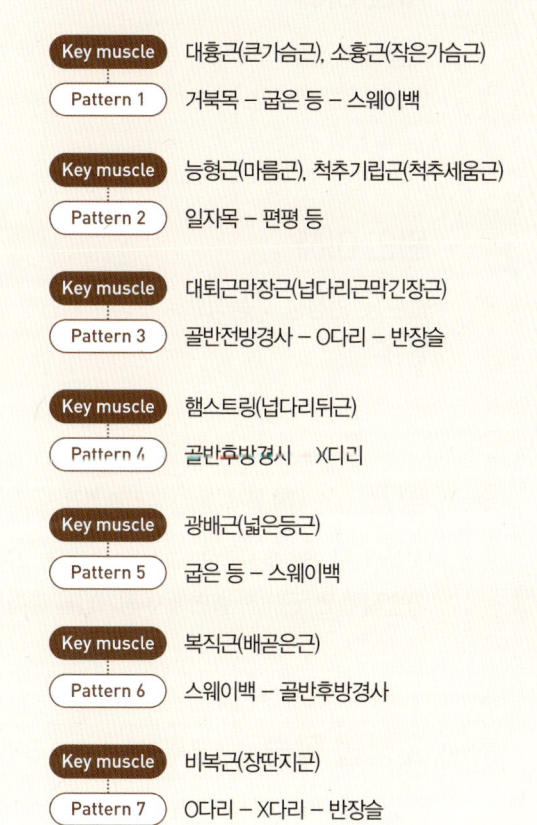

☑ 동일한 키 머슬을 가진 체형들

- **Key muscle** 대흉근(큰가슴근), 소흉근(작은가슴근)
- **Pattern 1** 거북목 – 굽은 등 – 스웨이백

- **Key muscle** 능형근(마름근), 척추기립근(척추세움근)
- **Pattern 2** 일자목 – 편평 등

- **Key muscle** 대퇴근막장근(넙다리근막긴장근)
- **Pattern 3** 골반전방경사 – O다리 – 반장슬

- **Key muscle** 햄스트링(넙다리뒤근)
- **Pattern 4** 골반후방경사 – X다리

- **Key muscle** 광배근(넓은등근)
- **Pattern 5** 굽은 등 – 스웨이백

- **Key muscle** 복직근(배곧은근)
- **Pattern 6** 스웨이백 – 골반후방경사

- **Key muscle** 비복근(장딴지근)
- **Pattern 7** O다리 – X다리 – 반장슬

*본 책에서는 체형별 챕터마다 키 머슬을 별도 표기(★) 하였으니 참고하시길 바랍니다.
키 머슬을 자세히 살펴보면 어떤 방식으로 동반 틀어짐이 나타나게 되는지 이해할 수 있을 것입니다.

교재 로드맵

1단계 — 개념 이해

체형의 특징을 파악하고, 어떤 메커니즘에 의해서 발생하는지 알아봅니다.

2단계 — 원인 이해

습관성, 안정성, 기능성으로 구성된 체형별 원인을 알아봅니다.

3단계 — 평가 (1 외형 평가)⋯(2 기능 평가)⋯(3 근막 평가)

정확한 평가와 효율적인 교정을 위해서, 외형적 측면과 기능적 측면, 근막적 측면에서 평가법을 알아봅니다.

4단계 — 교정법 학습 (1 근육 교정)⋯(2 근막 교정)

1. 과사용되어 긴장된 근육들을 이완하고, 올바른 평형 상태를 만들어냅니다.
2. 이어서, 올바른 몸 상태가 전신으로 동기화될 수 있도록 근막을 교정합니다.

목차

PART 01 목 선과 근막경선
- 01 │ 체형교정 원리 — 012
- 02 │ 거북목 — 028
- 03 │ 일자목 — 068

PART 02 상체 체형과 근막경선
- 04 │ 굽은 등 — 100
- 05 │ 편평 등 — 136
- 06 │ 스웨이백 — 168

PART 03 하체 체형과 근막경선
- 07 │ 골반전방경사 — 214
- 08 │ 골반후방경사 — 250
- 09 │ O다리 — 282
- 10 │ X다리 — 312
- 11 │ 반장슬 — 350

부록 — 381

"호주물리치료사의 13가지 체형교정법" 집필진이 만든
체형교정 전문가를 위한 필독서

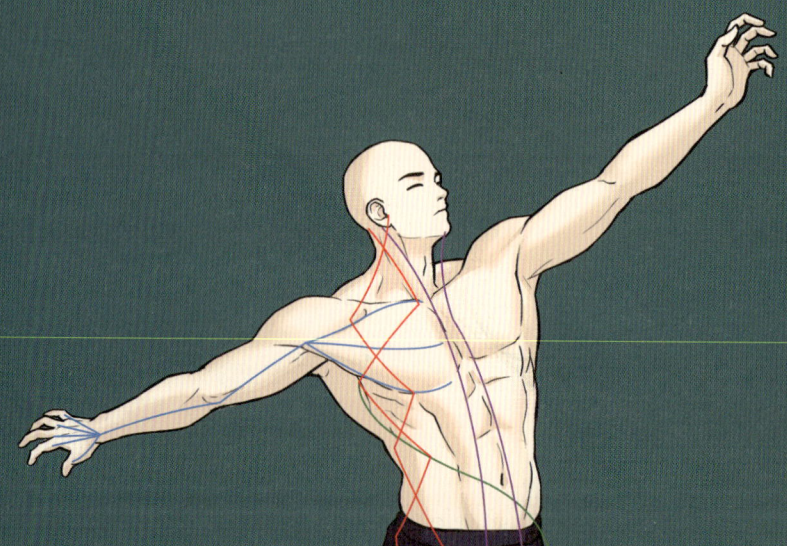

PART

1

목 선과
근막경선

체형교정 원리 | 거북목 | 일자목

01.
체형교정 원리

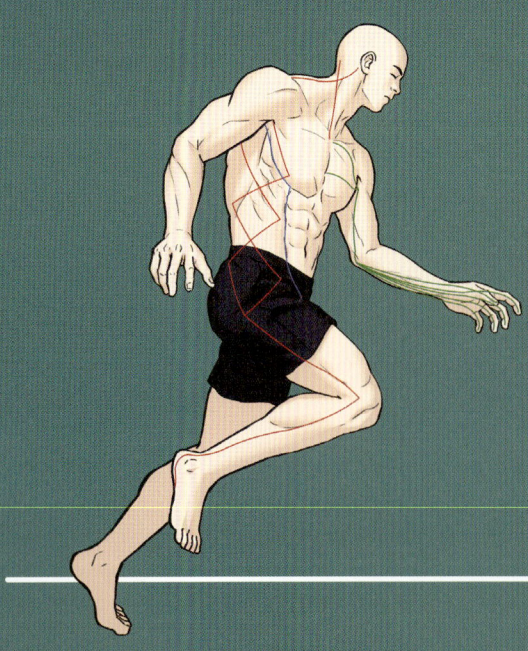

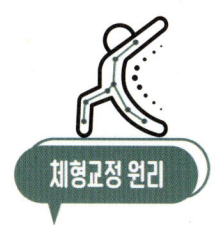

체형교정 솔루션

체형이 틀어졌다는 것은 일종의 불균형이 존재함을 의미합니다. 이러한 불균형은 특정 조직에 과도한 스트레스를 가하게 되어, 각종 퇴행성 질환을 비롯한 수많은 근골격계 질환의 원인이 됩니다. 그래서 체형 불균형은 반드시 교정해주는 것이 바람직하지만, 교정을 위한 구체적인 방법에 대해서는 과거부터 현대에 이르기까지 완벽한 정답이 없는 실정입니다.

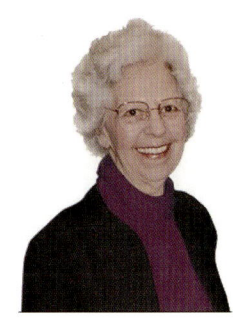

켄달 박사

체형 교정에서 주로 인용되는 켄달 박사의 연구에 따르면, 체형에는 근육 불균형 패턴이 존재하며, 특정 근육군은 긴장되고 반대로 다른 근육군은 약해진다고 주장합니다. 실제로 켄달 박사의 주장을 뒷받침하는 사례들이 발견되어, 많은 전문가들이 긴장된 근육을 풀어주고 약해진 근육을 강화하는 방식으로 접근하게 되었습니다.

그러나 이러한 접근에도 한계점이 존재합니다. 일부 사람들은 정해진 패턴에서 벗어나기도 했고, 아무리 긴장된 근육을 풀어주어도 다시 근육이 긴장되는 현상이 지속되기도 했습니다. 이는 교정 방법의 한계를 보여주는 부분입니다.

필자는 끊임없이 고민하며 무엇을 놓쳤는지, 어떻게 해야 근본적인 해결이 가능한지, 단순히 긴장된 근육을 이완시키고 약해진 근육을 강화하는 방법보다 더 나은 방안이 없는지 계속해서 고찰했습니다. 이 과정에서 인체의 근본적인 특성에 대해 생각해보게 되었는데, 발목은 달릴 때 체중의 최대 13배, 걸을 때는 5배까지의 충격을 견뎌내며, 무릎은 걸을 때 체중의 2~3배의 충격을 견뎌낸다는 사실을 알게 되었습니다. 예를 들어, 체중이 100kg일 경우 달릴 때 발목에 전달되는 충격량은 1.3톤에 달합니다. 이러한 충격을 단 한 번이 아니라 수백, 수천 번이나 견딜 수 있는 원리가 무엇인지 궁금해졌습니다.

텐서그리티의 과학

그 원리는 '텐서그리티Tensorgrity'에 있었습니다. 텐서그리티는 인장Tension과 구조적 안정Structure Integrity의 합성어로, 긴장 상태에서 안정된 구조를 의미합니다. 단단한 압축재와 압축재에 연결된 케이블들이 서로 밀고 당기면서 전체 구조물을 안정적으로 유지하는 구조입니다.

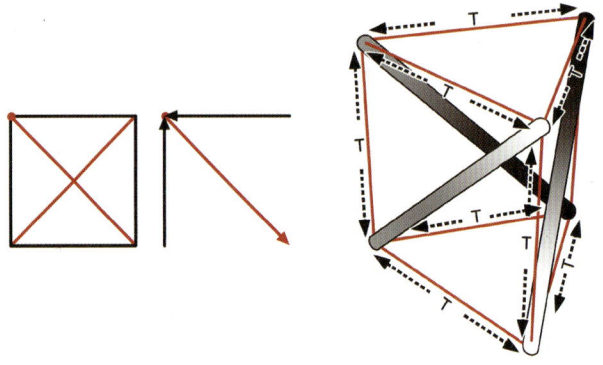

단단한 압축재는 압축력을 받고, 케이블은 당기는 인장력을 받아 이 두 힘이 균형을 이루게 됩니다. 이러한 구조물의 가장 큰 장점은 힘이 어느 방향에서 작용하든 모든 구조물이 함께 반응하여 충격을 분산시킨다는 점입니다.

대표적인 예로, 호주 브리즈번의 쿠릴파 다리는 텐서그리티 구조로 지어졌습니다. 이 다리는 어떤 방향에서 힘이 작용하든 구조 전체로 충격이 분산되어 지진이나 진동에 훨씬 잘 대응할 수 있도록 설계되었습니다. 인체 또한 텐서그리티 구조물로 구성되어 있습니다.

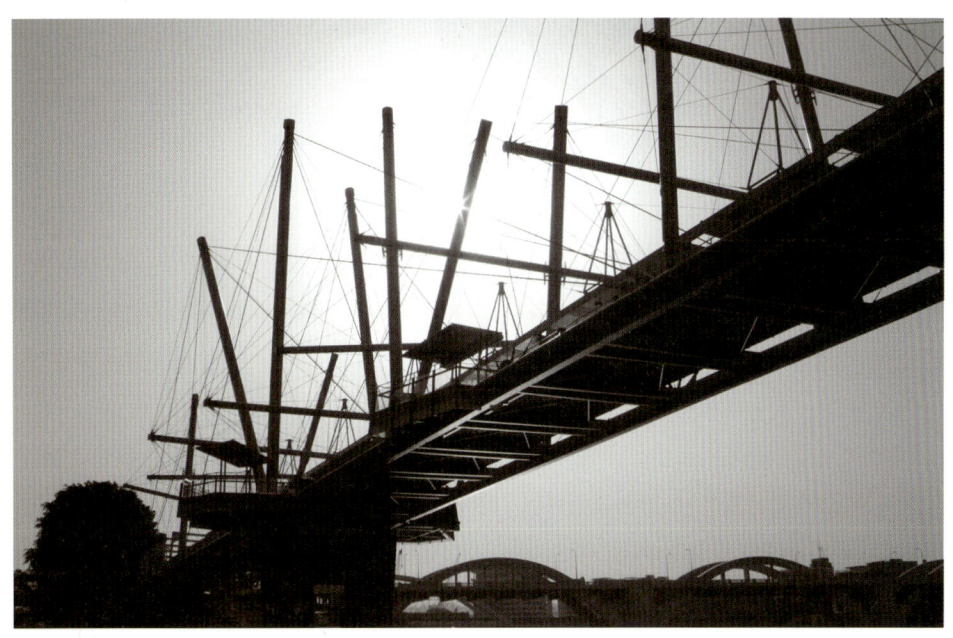

인체 구조물도 단단한 압축재와 압축재에 연결된 케이블로 이루어져 있는데, 여기서 단단한 압축재는 뼈를 의미하고, 압축재에 연결된 케이블은 근육, 힘줄, 인대를 의미합니다.

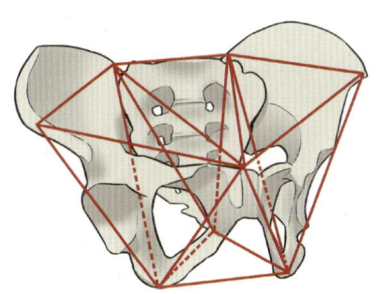 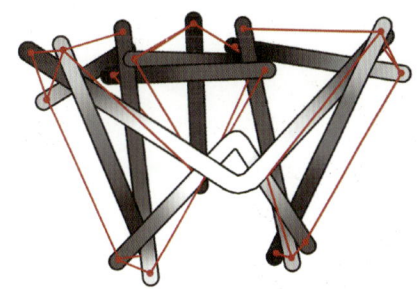

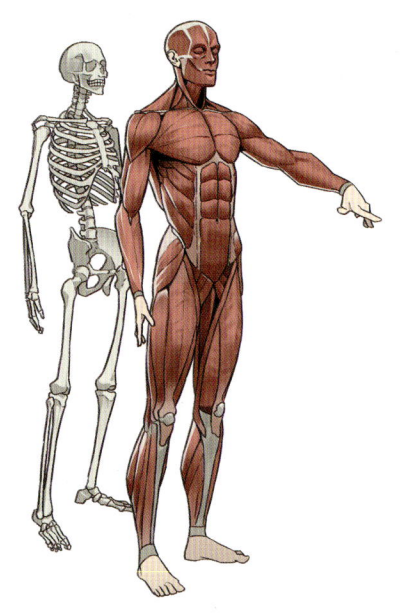

그리고 앞서 언급했듯이, 텐서그리티의 가장 큰 장점은 힘이 어느 방향에서 작용하든 모든 **구조물이 함께 반응하여 충격을 분산시킨다는 점입니다.** 따라서 어느 부위에서든 긴장이나 충격이 발생하면, 마치 거미줄처럼 온 몸으로 퍼져 스트레스를 고르게 분산시킵니다. 인체도 텐서그리티 구조물이기 때문에 인체는 수천 킬로그램에 달하는 충격을 수백, 수천 번이나 견딜 수 있게 됩니다. 예를 들어, 발목에서 발생한 충격도 인체 전체의 구조물이 반응하여 충격을 분산시키기 때문에, 그 충격이 온 몸으로 퍼지게 됩니다.

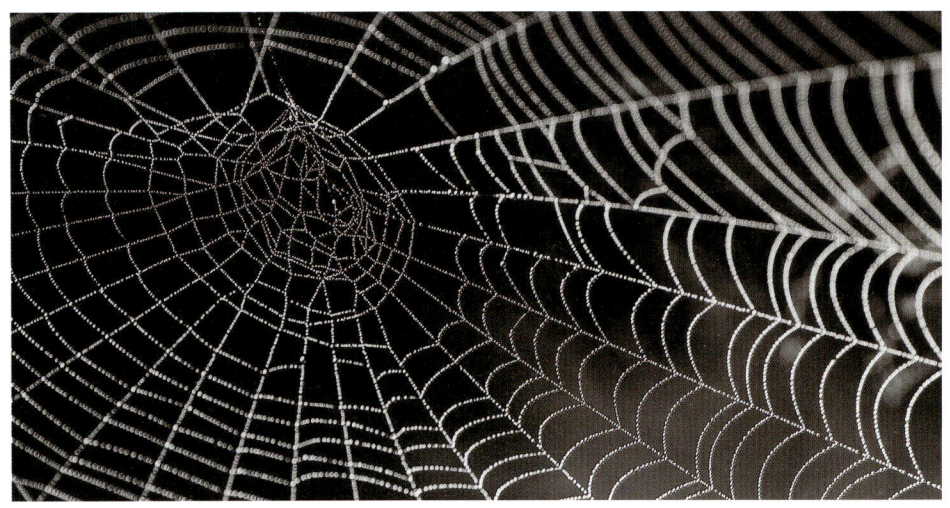

그러나 텐서그리티는 장점만 있는 구조물이 아닙니다. **단점도 분명히 존재합니다.** 어느 한 구조물이 망가지면, 그 망가진 구조물에만 문제가 생기는 것이 아니라 다른 멀쩡한 부위에도 강력한 영향을 미치게 됩니다. 그래서 체형이 틀어진 사람들은 보통 망가진 부위가 한 곳에만 국한되지 않고, 그로 인한 영향이 온 몸으로 퍼져 나갑니다.

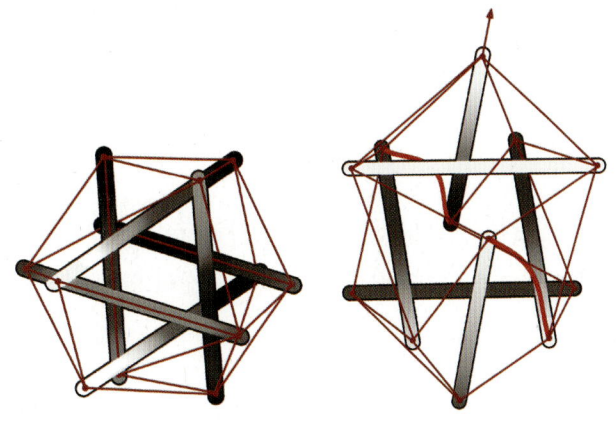

많은 사람들이 이러한 문제를 해결하기 위해 느슨해진 줄은 팽팽하게 만들어주고(약해진 근육을 강화하는 방법), 팽팽해진 줄은 유연하게 만들어주며(긴장된 근육을 이완시키는 방법) 교정을 시도하였습니다. 그러나 텐서그리티 구조물은 모두 연결되어 있기 때문에, 느슨해진 줄을 당기면 또 다른 부위가 느슨해지는 등, 각각의 줄을 잡아당기고 풀어줌으로써 이상적인 상태로 만드는 것은 매우 어려운 일이었습니다. 즉, 긴장된 근육을 이완시키려 할수록 다른 부위에서 새로운 긴장이 발생하는 현상이 나타났던 것입니다.

하지만 우리 몸의 뇌와 신경계는 이러한 문제를 해결할 수 있도록 설계되어 있습니다. 반복적인 자극에 반응하여 전신적인 불균형을 인식하고 최적의 형태로 되돌아가려는 자정작용을 수행하는 것입니다. 즉, 지속적으로 자극을 주면서 오답을 교정해 나가면, 몸은 자연스럽게 정답을 찾아가게 됩니다. 우리 몸은 항상 **최적의 상태**이자 정상적인 상태로 되돌아가려는 **자정작용**이 끊임없이 일어나기 때문에, 지속적인 자극은 이러한 자정작용을 더욱 촉진하게 되는 것입니다.

기존 교정법의 3가지 한계점

그러나 계속하여 자극만 가해주는 것으로는 몇 가지 한계점이 존재합니다.

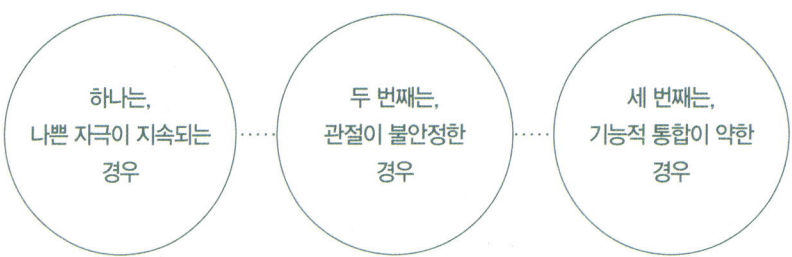

체형을 악화시키는 원인들은 서로 상호작용하며 영향을 주기 때문입니다. 예를 들어, 체형을 악화시키는 습관이 있더라도 기능성과 안정성이 잘 잡혀 있는 경우, 어느 정도 나쁜 습관을 지속해도 체형이 틀어지지 않습니다. 반대로, 자세나 습관이 좋다면 기능성이나 안정성이 다소 약하더라도 체형이 틀어지지 않습니다. 즉, 각각의 요소들이 서로 상호작용하며 보완해주는 것입니다.

따라서 위에서 언급한 세 가지 요소를 모두 관리하면 체형이 훨씬 빠르게 교정될 뿐만 아니라, 교정된 이후에도 강력한 예방 효과를 볼 수 있습니다. 이를 하나씩 살펴보겠습니다.

1 | 나쁜 자극이 지속되는 경우(습관성 측면)

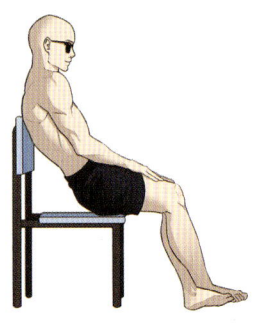

예를 들어, 하루 종일 컴퓨터를 사용하면서 어깨를 둥글게 말고 있다면 등 근육은 계속해서 늘어나는 '나쁜 자극'을 받게 됩니다. 이러한 자극이 지속되면 아무리 열심히 교정을 위한 노력을 해도, 나쁜 습관으로 인한 자극이 몇 배에서 수십 배 이상으로 더 많아 자정작용이 이루어지기 어려워집니다. 따라서 해당 체형을 악화시키는 습관이 있다면 이를 최대한 관리하고 교정할 필요가 있습니다.

2 | 특정 관절이 불안정한 경우(안정성 측면)

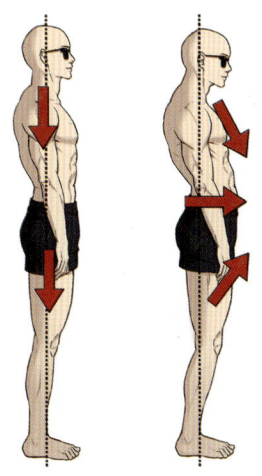

우리 몸은 항상 '최적의 상태'를 유지하려는 성질을 가지고 있습니다. 이 최적화 기능은 특정 부위의 근육이 약해진 경우에도 그대로 적용됩니다. 인장재 역할을 하는 근육이 제 기능을 못하게 되면, 몸은 전체 구조를 바꿔 해당 근육이 제 역할을 하지 못해도 안정성을 확보할 수 있도록 최적화시킵니다.

예를 들어, 허벅지 근육이 체중을 지탱하기 어려울 정도로 약해지면, 몸은 근육에 힘을 주지 않고도 체중을 지지할 수 있는 체형으로 최적화하기 시작합니다. 무릎을 과신전시켜 허벅지 근육의 필요성을 최소화하고, 무릎 인대와 관절에 체중을 싣는 것입니다. 그 결과, 우리가 흔히 알고 있는 스웨이백Sway back 체형이 만들어지게 되지만, 당장의 안정성은 크게 향상됩니다. 즉, 몸은 나름의 불균형 평형 상태Unbalance Equilibrium State를 유지하게 되는 것입니다.

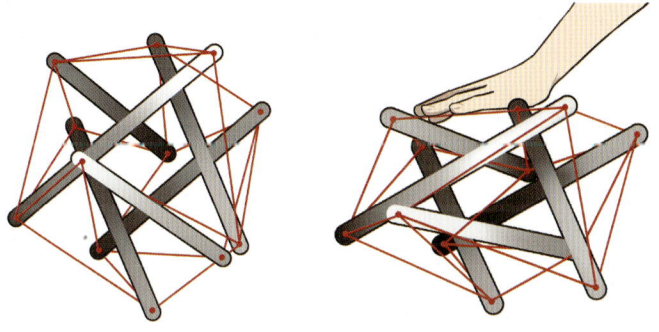

하지만 이러한 평형 상태는 결코 바람직하지 않습니다. 이것은 마치 찌그러진 텐서그리티 장난감처럼 전체적인 모양이 일그러져 일부 줄은 강하게 늘어나고 나머지 줄은 느슨해지는 현상이 나타납니다.

근육은 길지도 짧지도 않은 상태에서 가장 최적의 기능을 수행할 수 있습니다. 약해진 근육을 대신해 인대나 관절에 지속적인 스트레스가 가해지면, 이는 각종 근골격계 질환으로 이어지게 됩니다.

이를 해결하기 위해서는 먼저 짧아진 근육을 늘려주고, 늘어난 근육이 다시 정상적인 길이를 유지할 수 있도록 자극하여 근육 불균형을 완화시킨 다음, 약해진 근육을 강화함으로써 불균형 평형 상태와 같은 보상성 반응이 발생하지 않도록 해야 합니다.

> **TIP 불균형 평형상태 해소하는 방법**
> 짧아진 근육 및 늘어난 근육 자극 ⇒ 약해진 근육 강화 운동

3 | 기능적 통합이 약한 경우(기능성 측면)

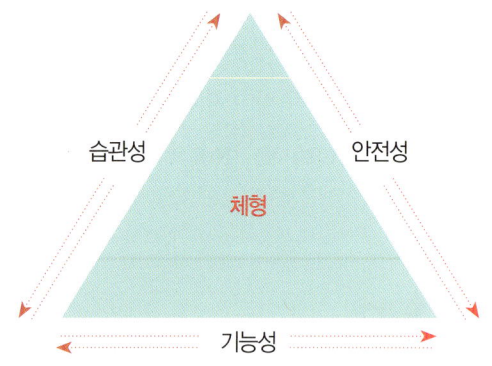

나쁜 체형을 유발하는 습관을 바로잡고, 불균형 평형 상태를 유발하는 근육 불균형을 개선하면 올바른 체형을 유지할 수 있게 됩니다. 그러나 이렇게 자리잡은 구조물은 매우 임시적이며 취약한 경우가 많습니다. 벽돌만 쌓는다고 튼튼한 벽이 완성되는 것은 아니듯이, 적절한 자극을 통해 올바른 정렬을 맞추더라도 그 상태를 유지하는 것은 별개의 문제입니다.

실제로 거북목이 있을 때 후두하근을 자극하면 일시적으로 훨씬 좋은 정렬 상태가 나타났다가 시간이 지나면 다시 되돌아가는 것을 경험할 수 있습니다. 이는 목과 어깨, 허리, 골반 등이 서로 유기적으로 연결되지 않은 상태로, 근육 긴장만 일시적으로 완화시켰기 때문입니다. 다시말해서, 목과 연결된 어깨나 허리, 골반 등이 유기적인 네트워크를 형성하지 못하면, 모양만 그럴듯한 도미노 탑이나 모래성 위에 세운 사상누각처럼 쉽게 무너지게 되는 것입니다. 그래서 아무리 턱을 당기고 가슴을 펴도 그 순간만 좋아지고 다시 돌아오는

것입니다.

그렇다면 어떻게 해야 각 조직들이 서로 유기적인 네트워크를 형성할 수 있도록 만들 수 있을까요?

근막경선 체형교정법

필자는 토마스 마이어가 창안한 근막경선Myofascial Meridian에서 아이디어를 얻을 수 있었습니다. 토마스 마이어는 근육을 서로 분리해서 생각하는 기존의 방식을 비판하며, 이를 '분리된 근육 이론Isolated Muscle Theory'이라 명명했습니다. 기존의 이론은 근육 수축이란 특정 근육의 기시Origin와 정지Insertion가 가까워지는 것이라고 단순하게 정의됩니다.

그러나 토마스 마이어가 제시한 근막경선 해부학 개념은 근육의 수축이 단순히 각 근육의 기시와 정지가 짧아지는 것뿐만 아니라, 거미줄처럼 연결된 근막Fascia을 통해 전신에 걸쳐 긴장도가 연동된다는 점을 강조합니다.

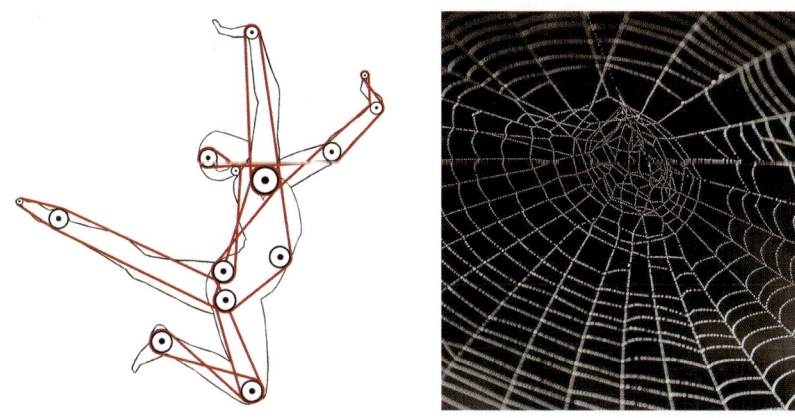

예를 들어, 분리된 근육 이론에서는 손목을 젖히는 동작은 손목 신전근의 기시와 정지가 짧아짐으로써 발생한다고 보지만, 근막경선 이론에서는 손목을 뒤로 젖히면 손목과 연결된 근막을 통해 팔꿈치, 어깨, 목, 심지어 골반이나 무릎까지도 긴장도가 연동된다는 것입니다.

마이어는 이러한 긴장도가 연동되는 11가지 경로를 근막경선Anatomy Train이라고 주장했습니다. 이 경로들은 표면전방선, 표면후방선, 외측선, 나선선, 표면전방상지선, 심부전방상지선, 표면후방상지선, 심부후방상지선, 전방기능선, 후방기능선, 심부전방선으로 구성됩니다.

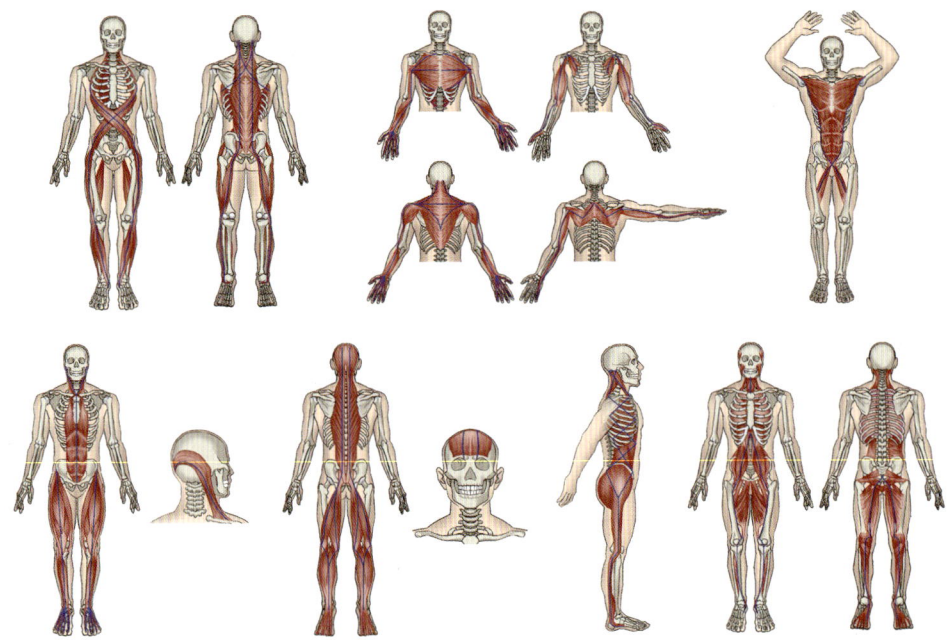

하지만 이 개념은 기존 해부학자들에게는 너무나 생소하여 과거에는 거의 받아들여지지 않았습니다. 동양의 신비로운 개념으로 취급받았고, 일부 사람들은 이를 근막Fascia에서 파생된 파시즘Fascism이나 파시스트Fascist 등으로 조롱하기도 했습니다.

What Is Evidence-Based About Myofascial Chains: A Systematic Review

Jan Wilke [1], Frieder Krause [2], Lutz Vogt [2], Winfried Banzer [2]

Affiliations + expand
PMID: 26281953　DOI: 10.1016/j.apmr.2015.07.023

Abstract

Objective: To provide evidence for the existence of 6 myofascial meridians proposed by Myers based on anatomic dissection studies.

Data sources: Relevant articles published between 1900 and December 2014 were searched in MEDLINE (PubMed), ScienceDirect, and Google Scholar.

Study selection: Peer-reviewed human anatomic dissection studies reporting morphologic continuity between the muscular constituents of the examined meridians were included. If no study demonstrating a structural connection between 2 muscles was found, articles on general anatomy of the corresponding body region were targeted.

Data extraction: Continuity between 2 muscles was documented if 2 independent investigators

그러나 마이어가 주장했던 여러 근막경선^{Anatomy Train}은 현대에 이르러 실제 해부학적으로도 관측이 가능함이 입증되었습니다. 게다가 이들은 단순히 해부학적으로만 검증된 것이 아니라, 해당 경로로 긴장도가 공유된다는 사실 또한 여러 연구를 통해 확인되었습니다. 예를 들어 한 연구에서는 후두하근만 풀어주었을 때 후두하근과 근막경선 상으로 연결된 햄스트링의 유연성이 증가함을 발견했고, 반대로 햄스트링을 풀어주자 후두하근의 긴장도가 줄어들어 두통이 감소하는 연구도 있습니다. 심지어 후두하근을 풀어주면 종아리 근육이 이완되면서 발목의 가동성이 향상된다는 연구도 존재합니다.

이처럼 수많은 연구를 통해 근막경선은 실재하며 임상적으로도 유의미하다는 것이 밝혀졌습니다. 즉, 근육의 수축이 단순히 특정 근육의 기시와 정지가 짧아지는 것을 의미하는 게 아니라, 해당 근육과 연결된 근막을 통해 긴장도가 연동된다는 것입니다.

이러한 관점에서 각 긴장도 경로에 따라 유기적인 연결을 만들어주면 임시적인 정렬 상태를 유지하는 근육들이 단순히 벽돌 쌓기마냥 쌓여만 있는 것이 아니라, 일종의 네트워크를 형성하면서 마치 시멘트가 발라진 벽돌처럼 견고하게 연결될 수 있다는 것을 알 수 있습니다.

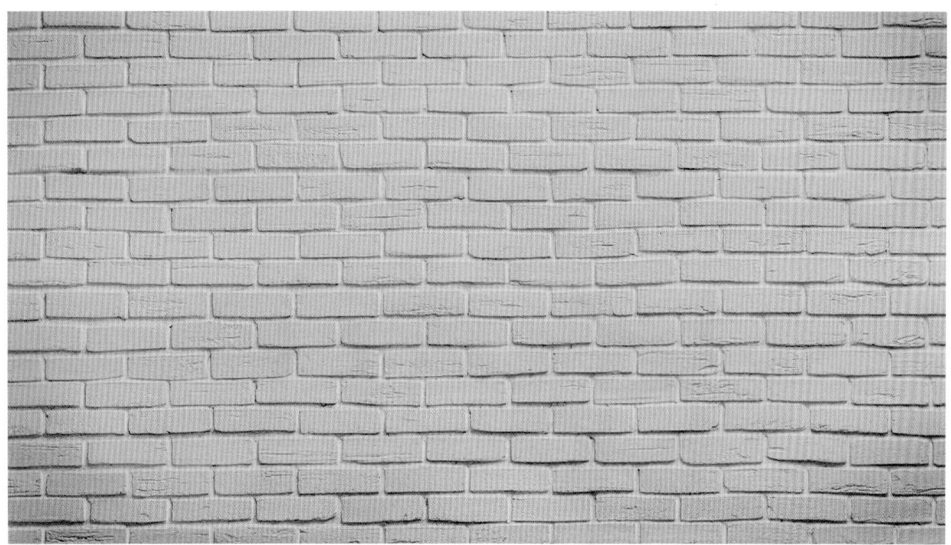

저는 이렇게 각 근육들이 서로 유기적으로 연결된 상태를 '기능적 통합^{Functional integration}'이라고 정의했습니다. 우리는 '기능적 통합'을 통해 비로소 우리 몸을 영구적으로 올바른 정렬 상태를 유지할 수 있게 되는 것입니다.

기능적 통합을 이루는 3단계

단, 기능적 통합 과정은 단순하지 않습니다. 기본적으로 체형이 틀어진 사람들은 이미 틀어진 몸 상태에 적응된Adapted 상태이기 때문입니다. 따라서 체형이 틀어진 사람들은 반드시 재학습 과정을 필요로 합니다. 재학습 과정은 크게 세 단계로 진행됩니다. 가장 먼저 첫 번째 단계는 현재 체형에 근막경선이 어떻게 연결되어 있는지 파악하는 것입니다.

1단계 | 평가

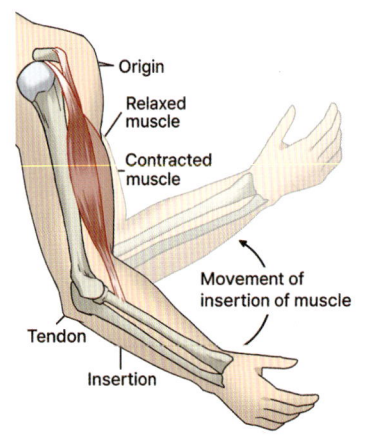

일반적으로 근육은 정지Insertion에서 기시Origin 방향으로 수축하며, 과사용으로 인해 긴장이 나타나는 근육들도 정지에서 기시 방향의 긴장성Tension을 띠게 됩니다. 이러한 긴장성은 특정 근막경선을 당기는 동력Momentum을 제공하기 때문에, 과사용으로 긴장이 나타나는 근육을 살펴보면 근막경선이 어떤 방향으로 당겨지는지 추측할 수 있습니다.

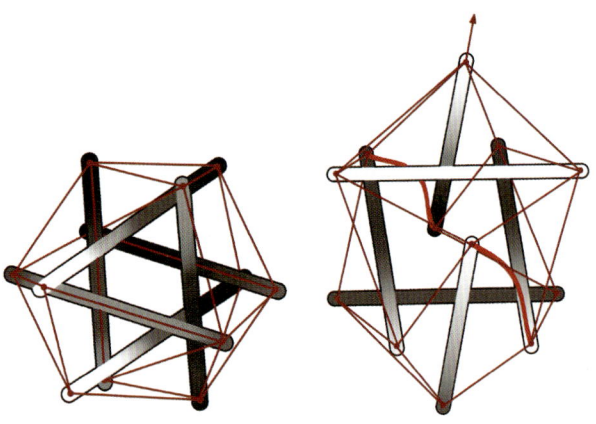

오른쪽 그림의 화살표처럼, 근막의 선을 당기는 동력을 제공하는 것이다.

예를 들어, 거북목이 있는 경우 흉쇄유돌근이나 승모근 같은 근육들은 과사용성 긴장이 나타내며, 이들 근육을 포함한 모든 근막경선은 각 근육의 정지에서 기시 방향으로 당겨집니다.

> ***기시와 정지**
>
> 기시(Origin)는 좀 더 안정적인 부위에 근육이 부착된 지점을 의미하며, 정지(Insertion)는 좀 더 움직이기 쉬운 부위에 근육이 부착된 지점을 의미한다. 따라서 근육의 수축은 일반적으로 정지에서 기시 방향으로 나타나게 된다.

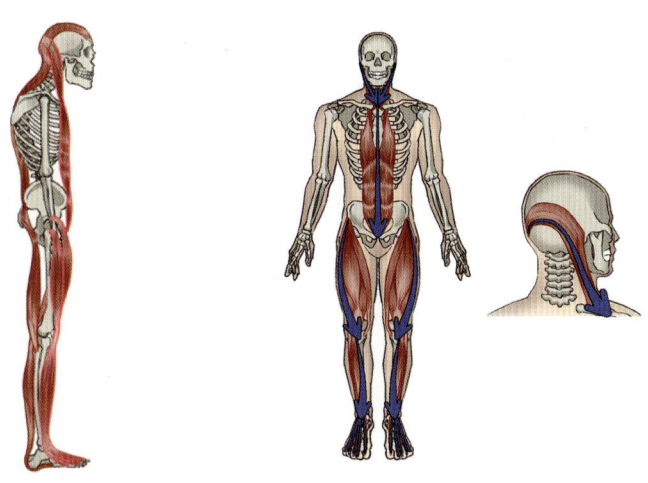

왼: 거북목 체형 / 오: 표면전방선

실제로 거북목을 살펴보면, 과사용 긴장 근육인 흉쇄유돌근이 포함된 표면전방선이 기시 방향으로 당겨진다는 것을 예측할 수 있습니다. 즉, 거북목이 있는 경우 표면전방선이 흉쇄유돌근의 기시 방향으로 당겨진다는 것입니다.

2단계 | 근육 교정

현재 틀어진 체형에서 각 근막경선들이 어떻게 당겨지고 있는지 파악했다면, 두 번째 단계로 과사용성 긴장이 발생하는 근육들을 이완시켜주는 과정이 필요합니다. 예를 들어 거북목의 경우, 흉쇄유돌근과 승모근을 이완시켜주는 것입니다. 이렇게 과사용된 근육들을 이완시켜주면 일시적으로나마 올바른 평형 상태 Balance Equilibrium State를 이루게 되고, 자세 또한 이전보다 훨씬 좋은 형태를 띠게 됩니다.

그러나 이렇게 호전된 근육 불균형 상태는 기능적 통합이 완성되지 않은 상황에서 나타난 일시적인 현상이기 때문에, 시간이 지나면 다시 돌아오게 됩니다. 그래서 가장 중요한 세 번째 단계를 꼭 진행해주는 것이 좋습니다.

3단계 | 근막 교정

올바른 몸 상태가 단순히 자극된 부위에만 국한되지 않고 전신으로 동기화Synchronization 될 수 있도록, 체형과 연결된 근막경선 경로를 따라 움직임을 만들어 줌으로써 기능적 통합Integration을 해주는 과정입니다.

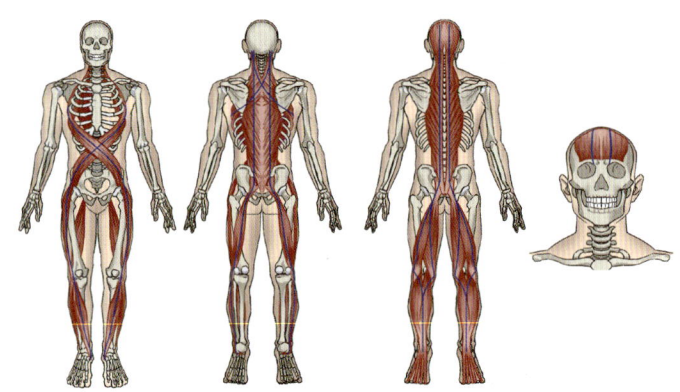

이를 통해 각 근육들의 기능이 서로 유기적으로 통합될 수 있으며, 일시적인 효과가 아닌 지속 가능한 형태로 이어질 수 있게 됩니다.

> **TIP** 올바른 몸상태로 재학습 하는 방법 3단계
> 1. 근막 평가(틀어진 체형의 근막경선 파악)
> 2. 근육 교정(근육 자극을 통한 올바른 평형 상태, Balance Equilibrium State 생성)
> 3. 근막 교정(근막경선 움직임을 통한 전신 동기화 및 기능적 통합)

요약

지금까지의 내용을 정리해보면, 우리 몸은 충격을 효과적으로 분산시키기 위한 긴장통합체 구조로 되어 있으며, 이 덕분에 체형이 틀어지면 틀어진 부위뿐만 아니라 온몸이 영향을 받게 됩니다. 이를 교정하기 위해서는 짧아진 부위는 늘려주고, 느슨해진 부위는 당겨주는 방법을 사용할 수 있으나, 여기에는 세 가지 한계점이 존재합니다.

습관성, 안정성, 기능성 측면입니다. 이 세 가지 특성은 서로 상호작용하며 영향을 주기 때문에, 단순히 자극만 주는 것으로는 해결이 어렵습니다.

습관성은 체형을 악화시키는 요소들을 확인하고 **생활 습관 및 환경을 교정하는 것**을 의미합니다. 안정성은 근육 불균형을 개선하고, **약해진 근육과 관절의 안정성**을 강화시켜 주는 것을 의미합니다. 기능성은 체형과 연결된 **근막경선 경로**를 따라 움직임을 만들어 줌으로써 기능적 통합을 해주는 것을 의미합니다.

이 세 가지 측면을 교정하지 못하면, 일시적으로는 개선될 수 있으나 계속 재발할 가능성이 높아 근본적인 해결이 되었다고 보기 어렵습니다.

그럼 이제부터 각 체형별로 기본적인 교정 방법을 비롯하여, 각각의 체형이 가지고 있는 습관성, 안정성, 기능성 측면을 살펴보도록 하겠습니다.

레퍼런스

Kendall, F. P., McCreary, E. K., Provance, P. G., Rodgers, M. M., & Romani, W. A. (2005). Muscles: testing and function with posture and pain (Vol. 5, pp. 1-100). Baltimore, MD: Lippincott Williams & Wilkins.

Brockett, C. L., & Chapman, G. J. (2016). Biomechanics of the ankle. Orthopaedics and trauma, 30(3), 232-238.

D'Lima, D. D., Fregly, B. J., Patil, S., Steklov, N., & Colwell Jr, C. W. (2012). Knee joint forces: prediction, measurement, and significance. Proceedings of the Institution of Mechanical Engineers, Part H: Journal of Engineering in Medicine, 226(2), 95-102.

Myers, T. W. (2009). Anatomy trains: myofascial meridians for manual and movement therapists. Elsevier Health Sciences.

Wilke, J., Krause, F., Vogt, L., & Banzer, W. (2016). What is evidence-based about myofascial chains: a systematic review. Archives of physical medicine and rehabilitation, 97(3), 454-461.

Aparicio, É. Q., Quirante, L. B., Blanco, C. R., & Sendín, F. A. (2009). Immediate effects of the suboccipital muscle inhibition technique in subjects with short hamstring syndrome. Journal of Manipulative and Physiological Therapeutics, 32(4), 262-269.

Kwon, S. H., Chung, E. J., Lee, J., Kim, S. W., & Lee, B. H. (2021). The Effect of Hamstring Relaxation Program on Headache, Pressure Pain Threshold, and Range of Motion in Patients with Tension Headache: A Randomized Controlled Trial. International Journal of Environmental Research and Public Health, 18(19), 10137.

Kang, H. S., Kwon, H. W., Kim, D. G., Park, K. R., Hahm, S. C., & Park, J. H. (2021, May). Effects of the Suboccipital Muscle Inhibition Technique on the Range of Motion of the Ankle Joint and Balance According to Its Application Duration: A Randomized Controlled Trial. In Healthcare (Vol. 9, No. 6, p. 646). MDPI.

02.

거북목
Forwardhead posture

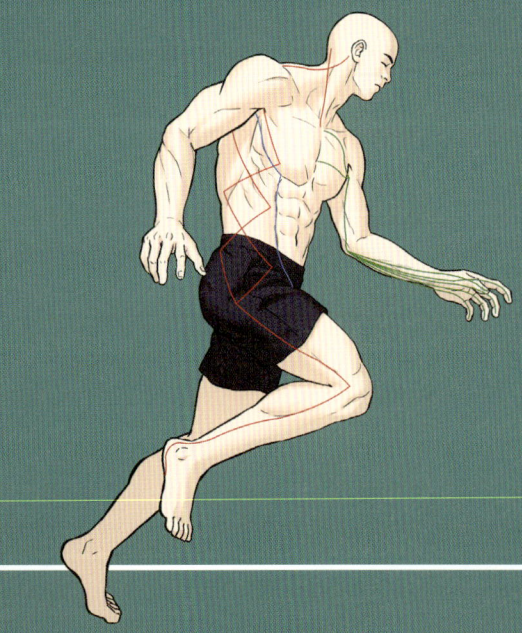

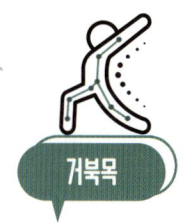

거북목이란

　거북목은 말 그대로 목이 거북이처럼 앞으로 튀어나온 체형을 의미하며, 이렇게 목이 앞으로 튀어나오면 각종 목 통증이나 근골격계 질환으로도 이어지는 것으로 알려져 있습니다. 실제로 목이 앞으로 튀어나오면, 목뼈에는 정상적인 목의 정렬 상태에 비해 3배 이상의 스트레스가 가해질 수 있어, 머리를 지탱하는 인대와 관절을 지속적으로 손상시키는 결과를 초래하게 됩니다.

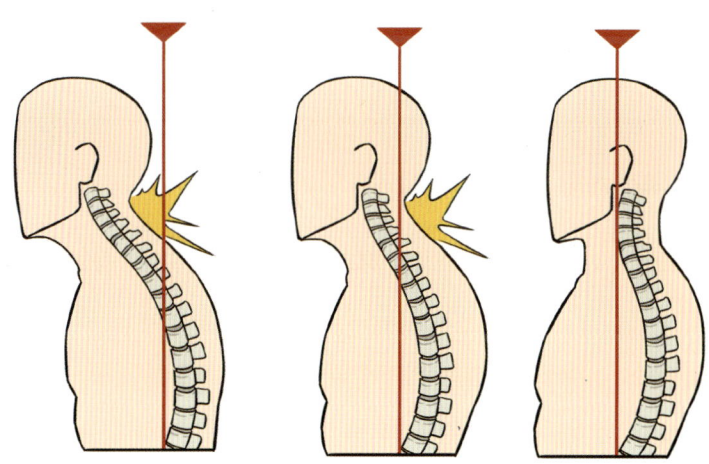

따라서 목이 앞으로 튀어나온 경우 반드시 교정해주는 것이 좋습니다. 체형의 틀어짐은 대부분 복합적인 원인에 의해 발생하기 때문에, 이를 모두 고려하여 교정해줄 필요가 있습니다.

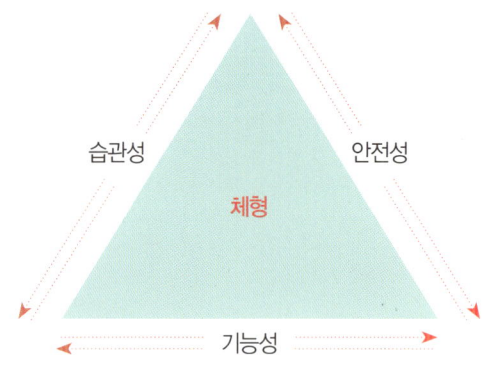

체형 틀어짐은 크게 세 가지 원인에 의해 나타나며, 각각의 원인들은 **서로 상호작용**하기 때문에 모든 원인들을 해결해주어야 합니다. 가장 먼저 습관성부터 살펴보겠습니다.

거북목의 원인 1 습관성

거북목은 장시간 컴퓨터 작업 등으로 인해 유발되는 것으로 알려져 있습니다[Kang, 2012]. 보다 정확히 말하자면, 머리가 앞으로 튀어나오게 하는 환경이나 자세가 지속될 때 나타나는 현상인 것입니다. 이러한 현상을 더욱 악화시키는 세 가지 원인이 있습니다.

1 | 헤드레스트(휴식 제공)

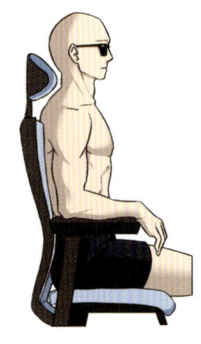

의자에 부착된 헤드레스트는 목 근육이 쉴 수 있는 공간을 제공하며, 머리를 뒤로 젖힐 수 있게 만들어줍니다. 하지만 헤드레스트가 없는 의자에 앉아 장시간 생활하면, 목 근육이 머리를 지탱하면서 지속적으로 긴장될 뿐만 아니라 근육이 완전히 지쳐 점점 머리가 앞으로 쏠리는 현상으로 이어집니다.

2 | 시선 높이(과부하)

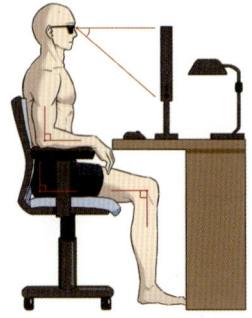

모니터의 위치가 너무 높은 경우, 지속적으로 머리를 위로 젖히게 되어 거북목 자세가 나타납니다. 이 상태가 장시간 지속되면 점점 거북목 체형으로 변하게 됩니다. 이를 예방하기 위해서는 업무 환경(혹은 공부 환경)을 고개가 젖혀지지 않는 범위로 조정해야 합니다. 예를 들어, 의자 높이를 높이거나 조금 낮은 책상으로 변경하는 것이 필요합니다.

3 | 베개 높이

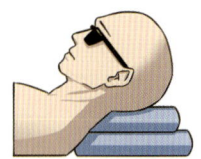

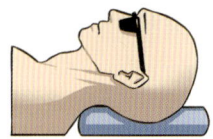

높은 베개를 사용하는 것은 거북목 자세에 매우 치명적입니다. 만약 높은 베개를 베어야 잠이 잘 온다면, 베개를 탓하기보다는 체형을 확인해 보아야 합니다. 라운드 숄더가 심하다면 등이 굽어서 높은 베개를 사용해야 할 수 있습니다.

거북목의 원인 2 　안정성

날개뼈가 불안정한 경우, 날개뼈를 감싸고 있는 승모근과 소흉근이 보상적으로 긴장하게 되어 거북목이 나타납니다. 따라서 날개뼈 주변 근육이 제 기능을 할 수 있도록 만들어 근육 불균형이 발생하지 않도록 해야 합니다. 날개뼈를 안정화시키는 핵심 근육은 회전근개와 전거근으로, 이들은 날개뼈 깊숙한 곳에 부착되어 날개뼈를 몸통에 밀착시키는 역할을 합니다.

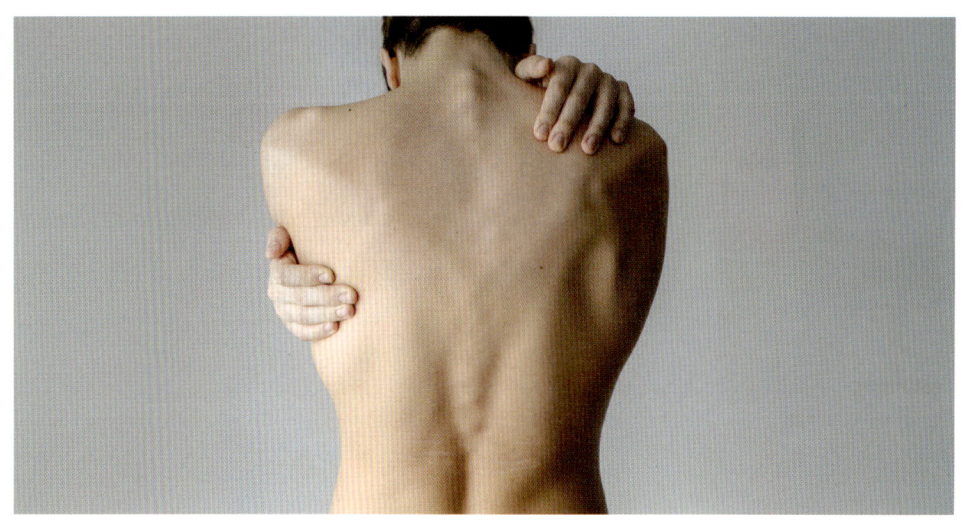

거북목의 원인 3 [기능성]

거북목이 있는 사람들은 목이 앞으로 튀어나온 체형에 적응된Adapted 상태로, 목이 앞으로 튀어나온 상태를 정상으로 인식하게 됩니다. 이러한 비정상적인 적응 상태는 세 가지 단계에 걸친 기능적 통합을 통해 교정할 수 있습니다.

1단계 | 거북목 체형의 근막경선 이해하기

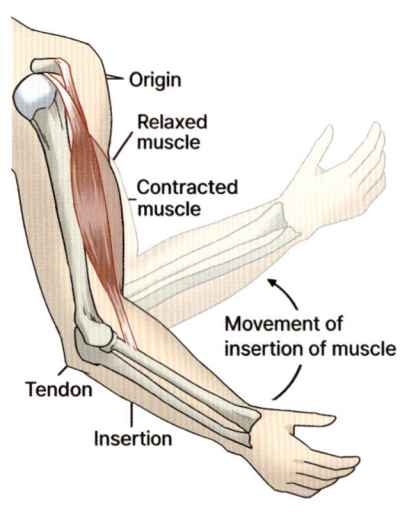

일반적으로 근육은 정지Insertion에서 기시Origin 방향으로 수축하며, 과사용으로 인해 긴장이 나타나는 근육들도 정지에서 기시 방향의 긴장성Tension을 띱니다. 이러한 긴장성은 특정 근막경선을 당기는 동력Momentum을 제공하기 때문에, 과사용으로 긴장이 나타나는 근육을 살펴보면 근막경선이 어떤 방향으로 당겨지는지 추측할 수 있습니다. 예를 들어, 거북목은 흉쇄유돌근(목빗근), 후두하근(뒤통수 밑근), 견갑거근

(어깨올림근), 대흉근(큰가슴근), 소흉근(작은가슴근)이 과사용 긴장을 나타내며, 이들 근육을 포함한 모든 근막경선은 각 근육의 정지에서 기시 방향으로 당겨집니다.

거북목의 근육 불균형

• **과사용 근육**

거북목이 있는 경우 흉쇄유돌근(목빗근), 후두하근(뒤통수밑근), 견갑거근(어깨올림근), 대흉근(큰가슴근), 소흉근(작은가슴근)은 과사용되는 경우가 많습니다.

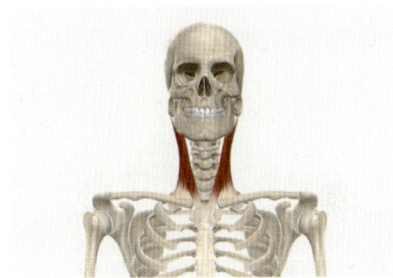
흉쇄유돌근(목빗근)

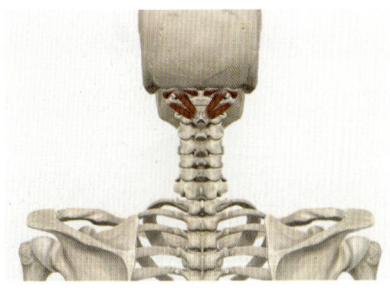
후두하근(뒤통수밑근)

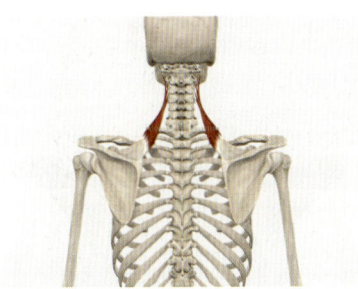
견갑거근(어깨올림근)

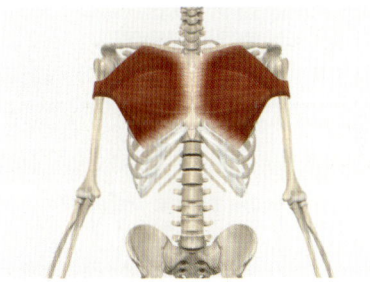
대흉근(큰가슴근)
⭐ Key muscle

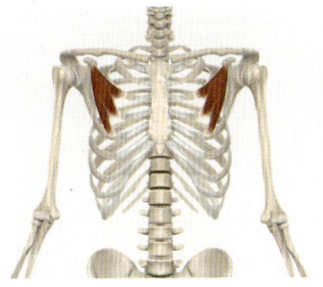
소흉근(작은가슴근)
⭐ Key muscle

* Key muscle은 여러 근막경선과 연결되어 체형을 망가뜨리는 핵심 동력을 제공합니다.

• 약화된 근육

깊은 목 굽힘근이나 사각근(목갈비근), 하부승모근(아래등세모근)과 중부승모근(중간등세모근), 능형근(마름근) 그리고 회전근개(돌림근띠)는 약해져 있는 경우가 많습니다.

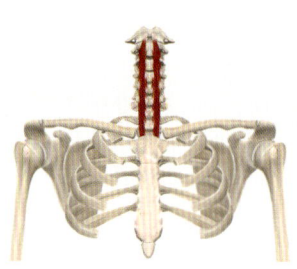

심부경추굴곡근(깊은 목 굽힘근)

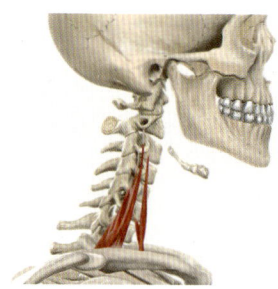

사각근(목갈비근)

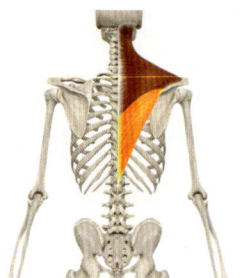

하부승모근(아래등세모근)

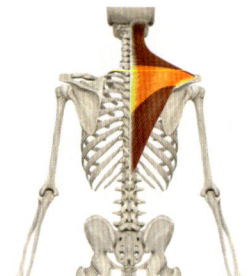

중부승모근(중간등세모근)

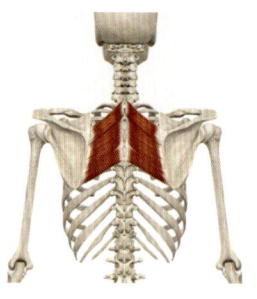

능형근(마름근)

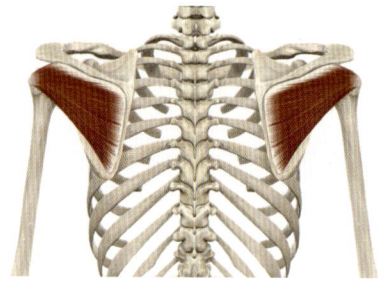

회전근개(돌림근띠)

그림에서는 극하근(가시아래근)을 대표로 표기하였으며, 회전근개는 극하근(가시아래근), 극상근(가시위근) 소원근(작은원근), 견갑하근(어깨밑근)을 의미합니다.

거북목이 있는 경우 근육의 기시 방향으로 당겨지는 근막경선

• 표면전방선

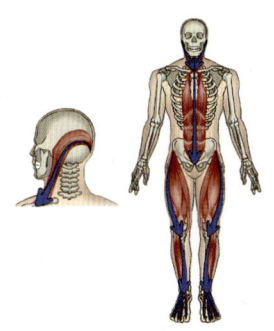 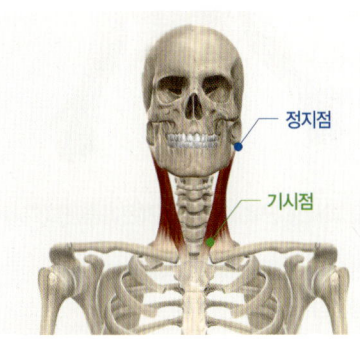

주요 과사용 근육1 – 흉쇄유돌근(목빗근) 〈기시 방향으로 당겨짐〉

· **기시점:** 쇄골(빗장뼈), 흉골(복장뼈)
· **정지점:** 유양돌기(꼭지돌기)

» 거북목이 있는 경우 흉쇄유돌근(목빗근)이 주로 긴장되며, 표면전방선이 유양돌기(꼭지돌기)에서 흉골(복장뼈)과 쇄골(빗장뼈)쪽으로 당겨지게 된다.

• 외측선

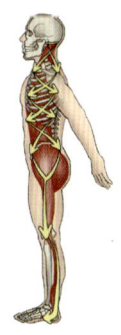 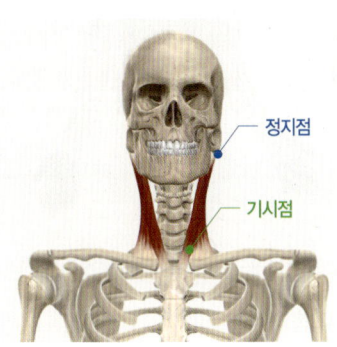

주요 과사용 근육2 – 흉쇄유돌근(목빗근) 〈기시 방향으로 당겨짐〉

· **기시점:** 쇄골(빗장뼈), 흉골(복장뼈)
· **정지점:** 유양돌기(꼭지돌기)

» 거북목이 있는 경우 흉쇄유돌근(목빗근)이 주로 긴장되며, 외측선이 유양돌기(꼭지돌기)에서 흉골(복장뼈)과 쇄골(빗장뼈)쪽으로 당겨지게 된다.

• 표면전방상지선

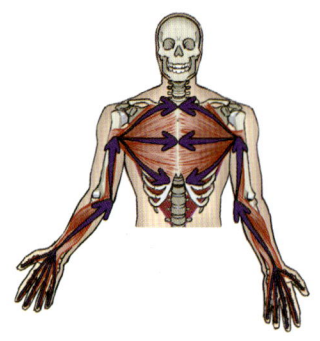 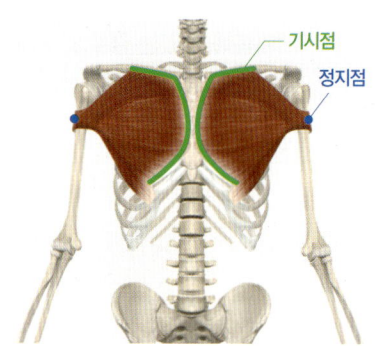

주요 과사용 근육3 – 대흉근(큰가슴근) 〈기시 방향으로 당겨짐〉

· **기시점:** 쇄골(빗장뼈), 흉골(복장뼈)
· **정지점:** 상완골(위팔뼈)

» 거북목이 있는 경우 대흉근(큰가슴근)이 주로 긴장되며, 표면전방상지선이 상완골(위팔뼈)에서 쇄골(빗장뼈)과 흉골(복장뼈)쪽으로 당겨지게 된다.

• 심부전방상지선

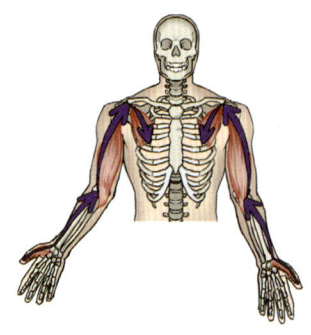 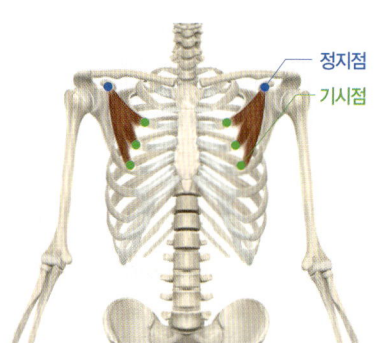

주요 과사용 근육4 – 소흉근(작은가슴근) 〈기시 방향으로 당겨짐〉

· **기시점:** 늑골(갈비뼈)
· **정지점:** 오훼돌기(부리돌기)

» 거북목이 있는 경우 소흉근(작은가슴근)이 주로 긴장되며, 심부전방상지선이 오훼돌기(부리돌기)에서 늑골(갈비뼈)쪽으로 당겨지게 된다.

• 전방기능선

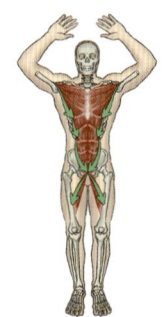
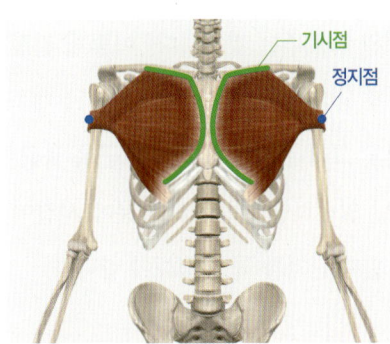

주요 과사용 근육5 – 대흉근(큰가슴근) 〈기시 방향으로 당겨짐〉

- **기시점:** 쇄골(빗장뼈), 흉골(복장뼈)
- **정지점:** 상완골(위팔뼈)

» 거북목이 있는 경우 대흉근(큰가슴근)이 주로 긴장되며, 전방기능선이 상완골(위팔뼈)에서 흉골(복장뼈)쪽으로 당겨지게 된다.

2단계 | 올바른 평형 상태(Balance Equilibrium State) 생성

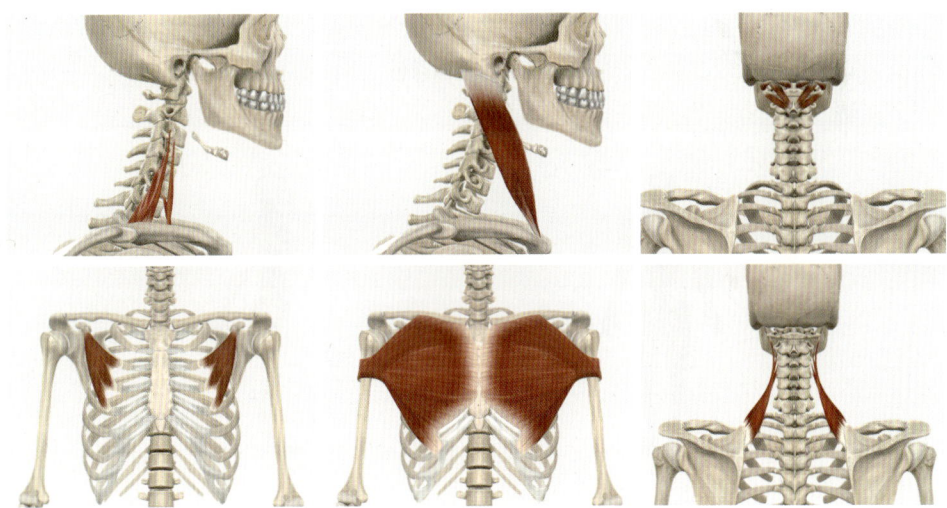

거북목 체형에서 각 근막경선들이 어떻게 긴장되어 있는지 파악했다면, 두 번째 단계로 과사용성 긴장이 발생한 근육들을 이완시켜주는 과정이 필요합니다. 즉, 흉쇄유돌근(목빗

근), 후두하근(아래뒤통수근), 견갑거근(어깨올림근), 대흉근(큰가슴근), 소흉근(작은가슴근)을 이완시켜 주는 것입니다. 이렇게 긴장된 근육들을 이완시켜주면 일시적으로나마 올바른 평형 상태Balance Equilibrium State를 이루게 되고, 자세 또한 이전보다 훨씬 좋은 형태를 띠게 됩니다. 그러나 이렇게 호전된 근육 불균형 상태는 기능적 연결이 완성되지 않은 상황에서 나타난 일시적인 현상이기 때문에 시간이 지나면 다시 돌아오게 됩니다. 그래서 가장 중요한 세 번째 단계를 꼭 진행해야 합니다.

3단계 | 전신 동기화 및 기능적 연결

마지막 단계로, 올바른 몸 상태가 단순히 자극된 부위에만 국한되지 않고 전신으로 동기화Synchronization 될 수 있도록, 체형과 연결된 근막경선 경로를 따라 움직임을 만들어 주어 기능적 연결Integration을 해주는 과정이 필요합니다.

이는 과사용으로 인해 당겨진 방향의 반대 방향으로 움직임을 유도하는 것을 의미합니다. 이를 통해 각 근육들의 기능이 서로 유기적으로 통합될 수 있으며, 일시적인 효과가 아닌 지속 가능한 형태로 이어질 수 있게 됩니다.

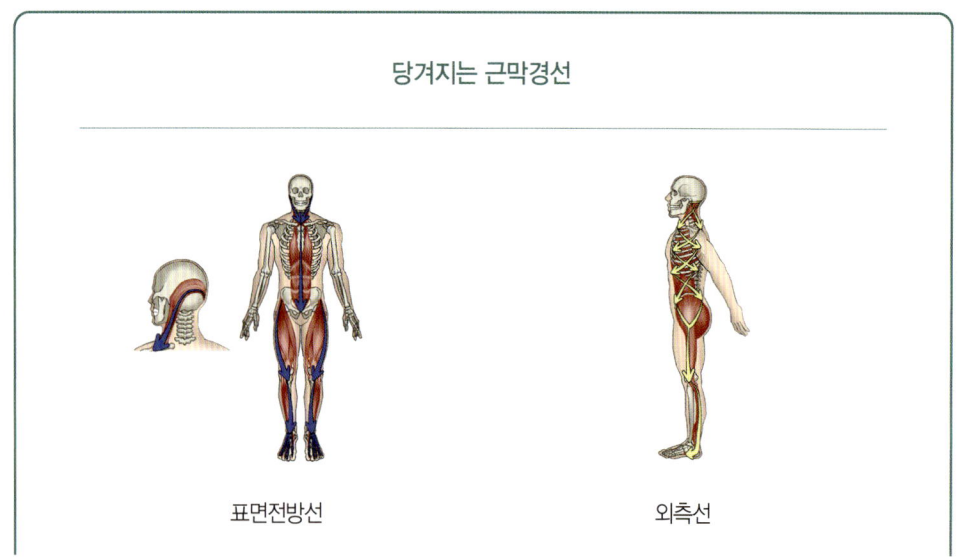

당겨지는 근막경선

표면전방선   외측선

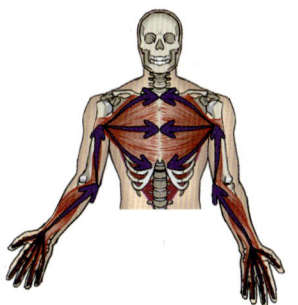
표면전방상지선

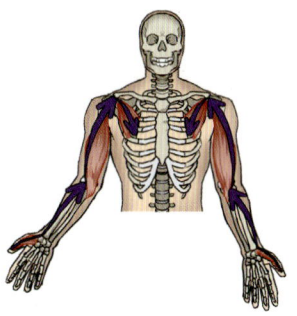
심부전방상지선

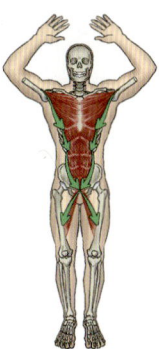
전방기능선

체형 평가

체형 평가는 크게 3가지 유형으로 분류할 수 있습니다.

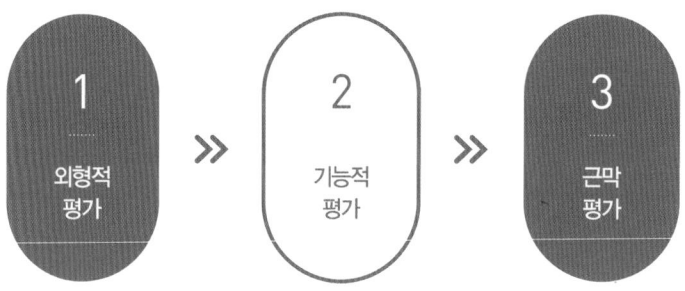

3가지 평가에서 모두 양성 반응이 의심된다면, 매우 높은 확률로 거북목 체형이라고 볼 수 있습니다.

외형적 평가

외형적 평가는, 편안한 자세에서 관측되는 모습이 거북목에 가까운지를 보는 것입니다.

| 평가1 | 튀어나온 정도 확인하기 |

▼ 평가법

1 | 발을 10cm 정도 벽면에서 앞으로 디딘 다음 벽에 기댑니다.
2 | 이때 골반, 양쪽 날개뼈 아래쪽 끝(하각)을 서로 연결한 등 부위가 벽에 붙어 있어야 합니다.
3 | 이렇게 서 있을 때 머리가 자연스럽게 벽에 닿거나 두 손가락이 들어갈 정도의 틈이 있어야 합니다.

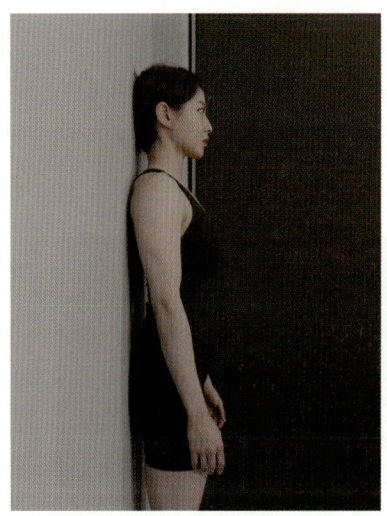

주의
- 억지로 힘을 줘서 머리를 벽에 붙이는 것은 의미가 없습니다.
- 이때 골반, 양쪽 날개뼈 아래쪽 끝(하각)을 서로 연결한 등 부위가 벽에 붙어 있어야 합니다. 만약 골반이 벽에서 떨어져 있는 상태라면 거북목이 있어도 머리가 벽에 붙을 수 있습니다.

거북목

▼ 분석 결과

1 | **정상 기준(둘 다 충족해야 함)**
  - ✓ 골반과 날개뼈가 동시에 벽에 닿을 것
  - ✓ 머리에 힘을 주지 않고 편안하게 벽에 닿을 것

2 | **비정상 케이스(거북목일 가능성이 높음)**
  - ✓ 머리가 벽에서 떨어진 경우 – 손가락 2개 이상(머리가 앞으로 나온 거북목 변형이 와서 벽에 붙지 않는 상태)
  - ✓ 머리를 억지로 닿게 하기 위해서 목을 젖히는 경우(거북목 변형으로 인한 가동 범위 제한으로 벽에 붙이기 힘들어서 보상작용으로 목을 젖혀 벽에 붙인 상태)
  - ✓ 머리를 닿게 하려고 억지로 턱을 밀어주는 경우(거북목 변형으로 인한 가동 범위 제한으로 억지로 벽에 붙이려고 한 상태)

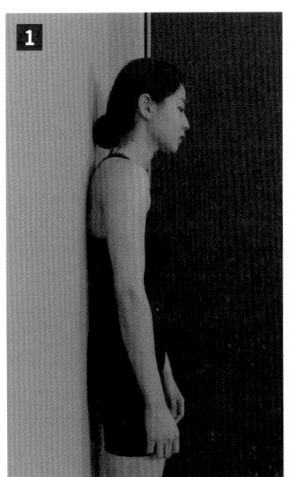 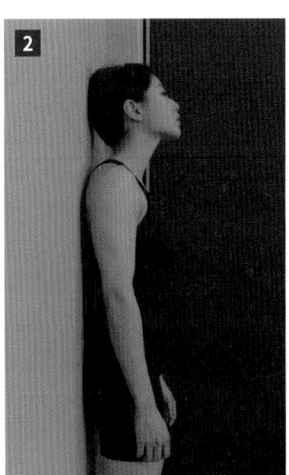 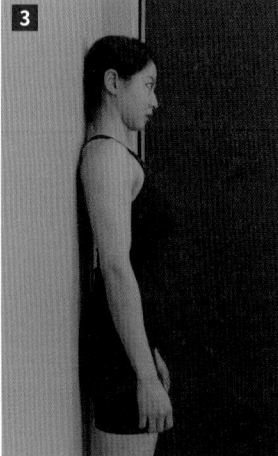

비정상

| 평가2 | 측면 자세 평가하기 |

▼ 평가법

1 | 바로 선 자세를 취하게 합니다.
2 | 옆에서 보았을 때 귀와 어깨뼈 봉우리에 가상의 수직선을 그어봅니다.
3 | 만약 선이 일치하지 않는다면 거북목을 의심할 수 있습니다.

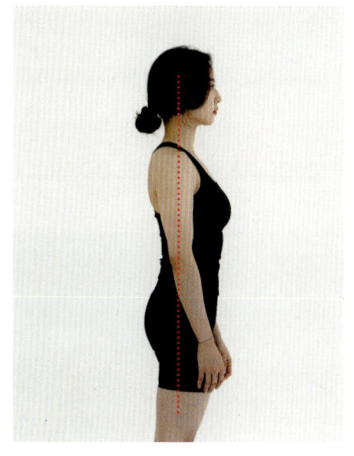
정상

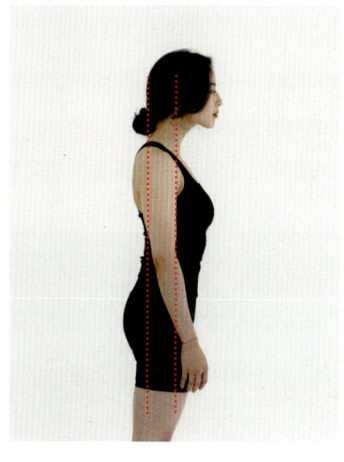
비정상

기능적 평가

기능적 평가는, 목이나 어깨의 움직임이 거북목을 유발할 수 있는지를 보는 것입니다. 만약 움직임에서 거북목 유발 패턴이 발견된다면, 거북목이 있을 가능성이 높습니다.

평가1 목의 정렬 확인하기

▼ 평가법

1 | 벽 앞에 가까이 섭니다.
2 | 양쪽 어깨를 벽에 붙인 뒤 고개를 돌려 한쪽 뺨을 붙여봅니다. 반대쪽 뺨도 붙여봅니다.

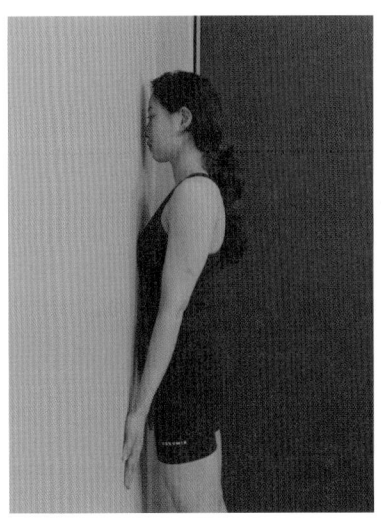 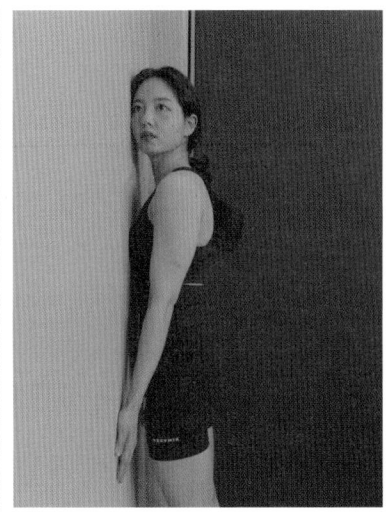

정상

> ▼ 분석 결과

1 | **정상 기준(둘 다 충족해야 함)**
   - ✓ 양쪽 어깨가 완전히 벽에 붙을 것
   - ✓ 뺨이 벽에 붙어 있을 것

2 | **비정상 케이스(거북목일 가능성이 높음)**
   - ✓ 어깨가 떨어진 경우(경추 회전이 제한되는 케이스)
   - ✓ 고개가 덜 돌아간 경우(거북목 변형으로 인해 경추 회전이 제한되는 케이스)
   - ✓ 고개가 뒤로 젖혀진 경우(거북목 변형으로 인해 경추 회전과 젖힘이 동시에 제한되는 케이스)

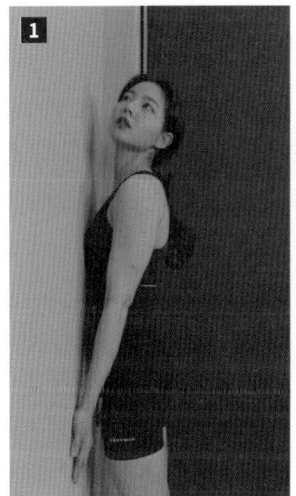 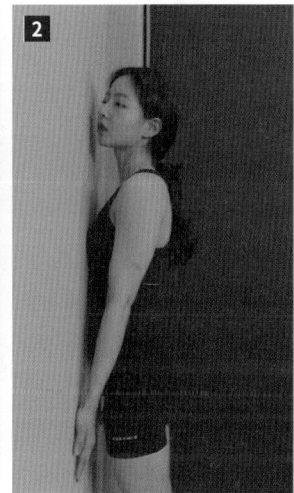 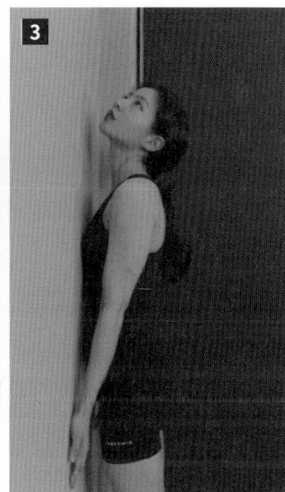

비정상

| 평가2 | 목의 회전 능력 확인하기 |

▼ 평가법

1 | 벽 앞에 서서, 목을 반대쪽으로 최대한 돌려준 다음, 천천히 턱을 쇄골(빗장뼈)에 붙여줍니다.
2 | 이때 턱이 자연스럽게 쇄골(빗장뼈)에 붙는지 확인합니다.

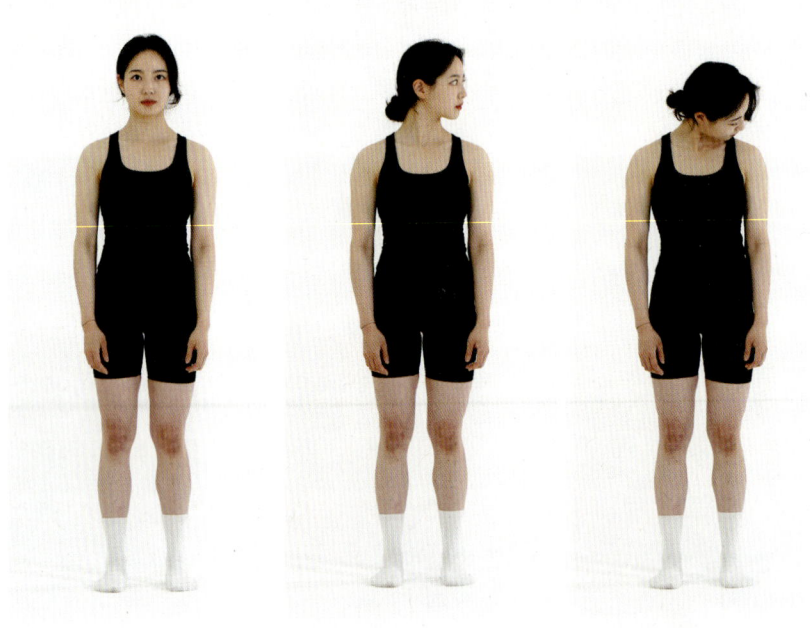

정상

▼ 분석 결과

1 | **정상 기준(둘 다 충족해야 함)**
   - ✓ 편하게 턱이 쇄골(빗장뼈)에 닿을 것
   - ✓ 목이 통증이 전혀 없는 상태로, 완전히 회전돼야 함

2 | **비정상 케이스**
   - ✓ 목이 덜 돌아가는 경우(경추 회전이 제한되는 케이스)
   - ✓ 턱이 벌어지는 경우(경추의 회전과 상부 경추의 굴곡이 제한되는 케이스)
   - ✓ 같은 쪽 어깨가 으쓱하는 경우(경추의 회전과 상부 경추의 굴곡이 제한되는 케이스)

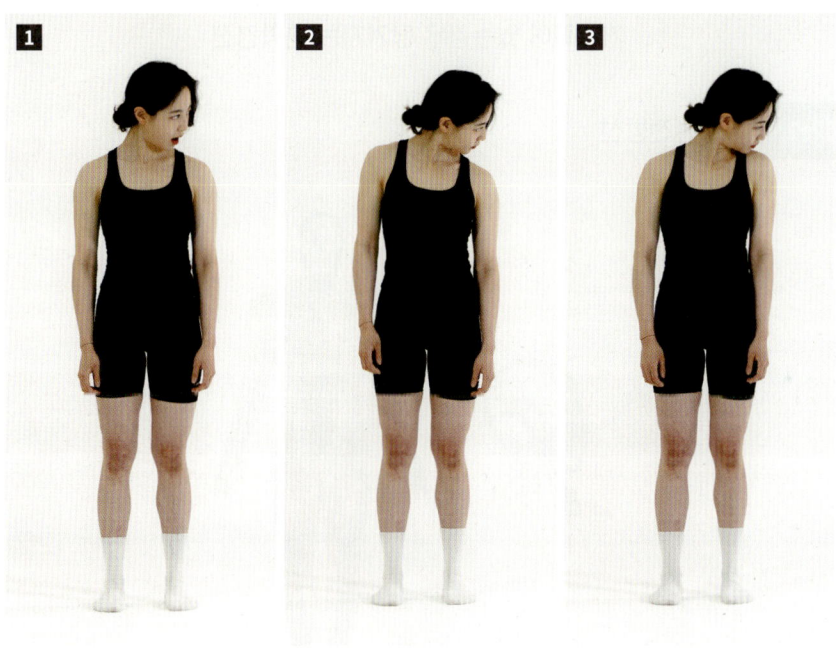

비정상

근막 평가

   근막 평가는, 거북목이 있는 경우 아래쪽으로 당겨지는 근막들이 실제로 아래쪽으로 당겨져 있는지 확인하는 것입니다. 당겨진 근막경선이 많을수록, 거북목 또한 더욱 심할 가능성이 높습니다.

 아래 근막 스트레칭을 수행할 때, 해당 근막평가에서 양성 반응이 나타난 근막에 한해서 스트레칭을 수행하는 게 좋습니다!

거북목이 있는경우 당겨지는 근막경선

평가1   표면전방선

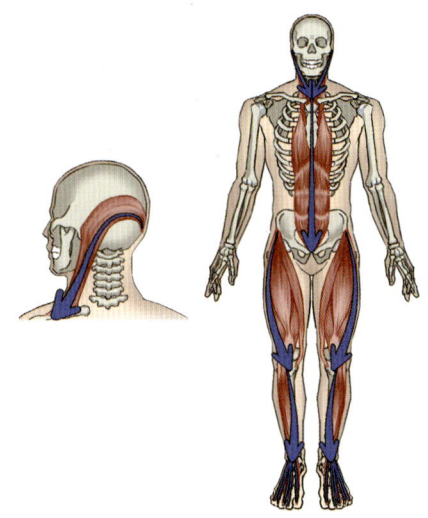

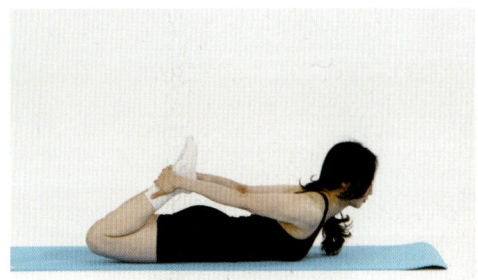 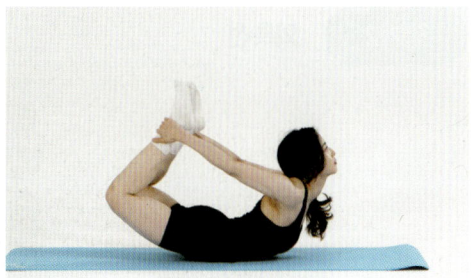

1 시작 자세

1. 매트를 깔고 엎드린 상태로 시작합니다.
2. 양손으로 발목을 잡습니다.

2 진행 방법

1. 숨을 들이마시며 가슴과 다리를 동시에 들어 올립니다.
2. 몸을 활처럼 휘어지게 하여 가슴을 앞으로 밀고, 다리를 위로 들어 올리세요.
3. 시선은 자연스럽게 약간 위를 향하도록 유지합니다.

3 양성 기준

1. 양 팔로 뒤쪽 발목을 아예 잡을 수 없는 경우 양성 반응으로 판단합니다.
2. 몸을 활처럼 휘어지게 할 때 허리에서 꺾이는 느낌이 들거나 통증이 나타나는 경우 양성 반응으로 판단합니다.

평가2   외측선

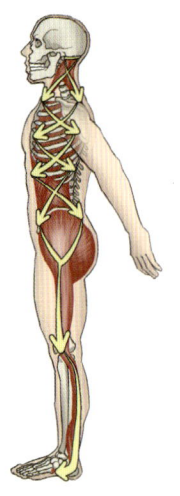

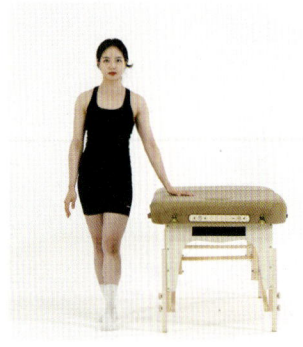

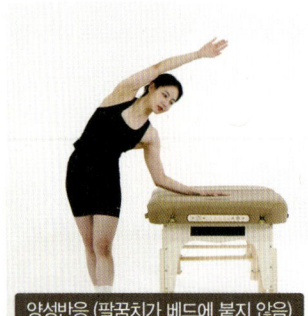
양성반응 (팔꿈치가 베드에 붙지 않음)

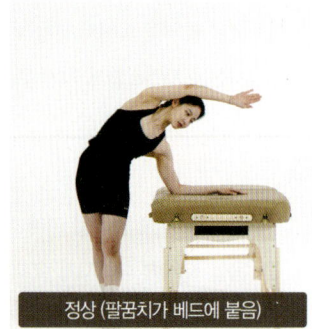
정상 (팔꿈치가 베드에 붙음)

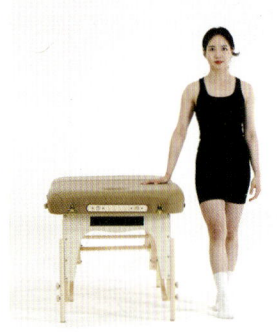

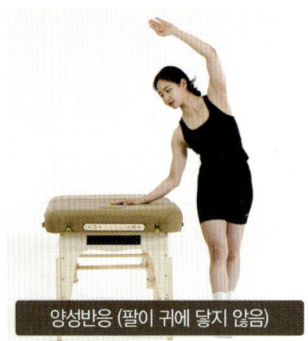
양성반응 (팔이 귀에 닿지 않음)

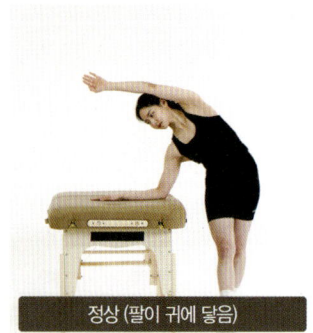
정상 (팔이 귀에 닿음)

1 시작 자세

1. 의자 옆에 서서 한 손은 의자 또는 베드를 가볍게 잡습니다.
2. 다리를 교차하여 시작합니다. 테스트 하고자 하는 외측선의 발이 뒤로 가도록 합니다.

2 진행 방법

1. 테스트하고자 하는 외측선 쪽 손을 머리 위로 올리고 몸을 측면으로 기울입니다.
2. 이때 상체를 가능한 한 멀리 측면으로 기울여 스트레칭 효과를 최대화합니다.
3. 반대쪽도 동일하게 반복합니다.

3 양성 기준

1. 외측선 주행 근육의 긴장
2. 팔꿈치가 베드에 붙지 않고 떨어질 정도로 적게 내려가는 경우 양성 반응으로 판단합니다. (이 때 골반은 과도하게 빠지지 않은 상태로 중립을 유지하고 있어야 합니다)

평가3-4 표면전방상지선 / 심부전방상지선

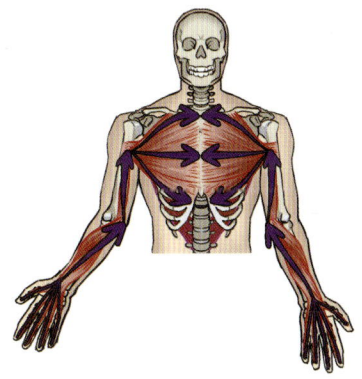 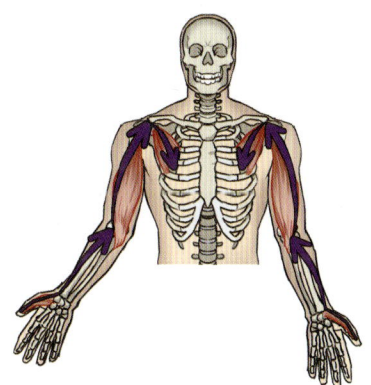

(표면전방상지선과 심부전방상지선의 평가 방법은 동일합니다)

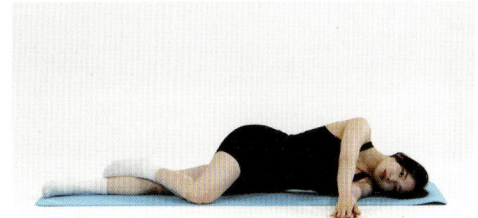 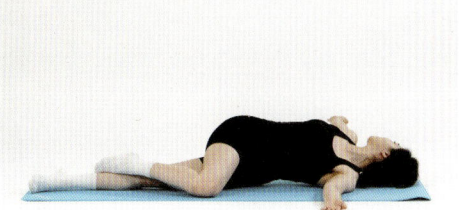

거북목

1 시작 자세

1. 매트에 옆으로 누워 팔을 바닥에 댑니다.
2. 아래쪽 다리는 편안하게 펴고, 위쪽 다리는 무릎을 구부려 바닥에 놓습니다.

2 진행 방법

1. 위쪽 팔을 천천히 뒤로 넘기며 상체를 회전시킵니다.
2. 이때, 시선도 함께 뒤쪽을 향합니다.
3. 상체를 최대한 뒤로 돌려 팔을 바닥에 대려고 합니다.

3 양성 기준

1. 팔이 어깨선과 수평면에 이를 정도로 충분히 내려가지 않고, 가슴 부위에서 강한 긴장감이 느껴지는 경우 양성 반응으로 판단합니다.
2. 팔을 바닥에 대려고 할 때 어깨에서 통증이나 불편감이 나타나는 경우 양성 반응으로 판단합니다.

평가5 　전방기능선

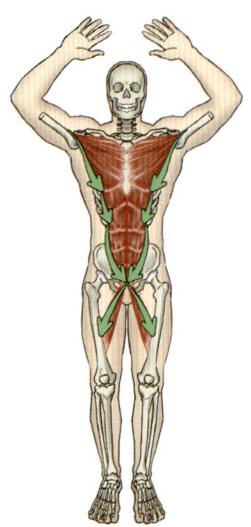

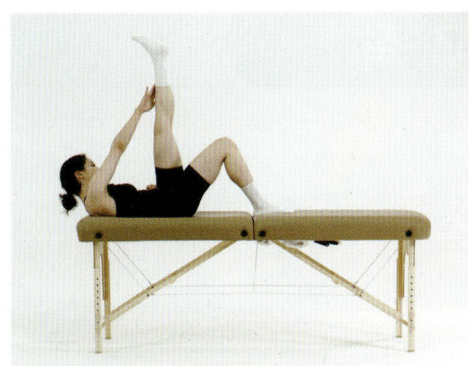 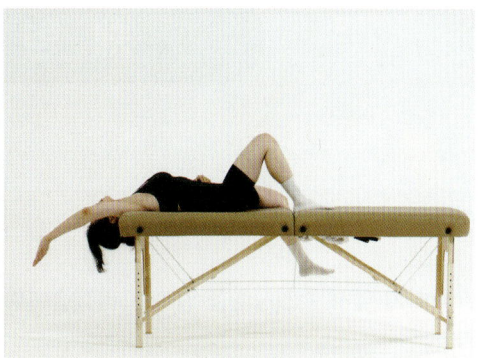

1 시작 자세

1. 피험자는 머리가 베드 끝에 살짝 나오도록 눕습니다.
2. 한쪽 무릎은 굽혀서 체중을 지지하고, 같은 손 반대쪽 다리를 들어 올려 정강이를 잡아줍니다. (유연성이 제한된다면 손끝만 닿아도 좋습니다)

2 진행 방법

1. 들어 올린 다리와 팔을 베드 밖으로 내려뜨립니다.
2. 반대도 마찬가지로 진행합니다.

3 양성 기준

1. 내려뜨린 팔이 각도가 180도 미만으로 나타납니다. (정상적인 경우 베드보다 1~20도 가까이 더 내려가야 합니다)
2. 허벅지가 베드에서 떠 있거나 전방기능선 라인으로 강하게 당겨지는 느낌이 듭니다.

체형교정

거북목 교정 운동법

시작하기 앞서 주의사항을 알려 드리겠습니다.

> **첫 번째** 교정 운동을 할 때 최소한 20~30분 이상은 투자하세요. 짧고 굵게 하는 운동은 재활 운동이 될 수 없습니다.
>
> **두 번째** 아래의 프로그램은 주 2회 운동 프로그램입니다. 이 프로그램을 따라 한다고 즉각적으로 몸이 좋아지지는 않습니다. 다소 시간이 소요될 수 있으니 참고하세요.
>
> **세 번째** 이 프로그램은 몸의 한계를 뛰어넘기 위한 프로그램이 아닙니다. 이 운동을 하는 동안 통증을 호소해서는 안 되니 만약 통증이 있다면 반드시 전문가의 상담을 받도록 합니다.

체형 교정은 크게 2단계로 구성됩니다.

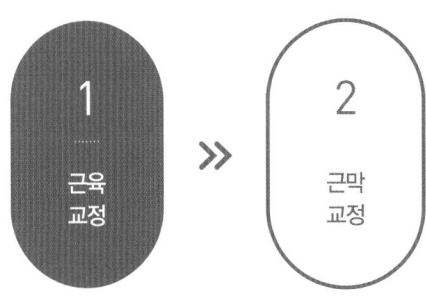

1단계 근육 교정

거북목이 있는 경우, 흉쇄유돌근(목빗근), 후두하근(아래뒤통수근), 사각근(목갈비근), 견갑거근(어깨올림근), 소흉근(작은가슴근), 대흉근(큰가슴근) 등의 근육에 과사용성 긴장이 나타나는 반면, 깊은 목 굽힘근, 사각근(목갈비근), 하부승모근(아래등세모근), 중부승모근(중간등세모근), 능형근(마름근), 그리고 회전근개(돌림근띠)는 약해져 있는 경우가 많습니다.

따라서 과사용되어 긴장된 근육들은 이완시켜주고, 약해진 근육들은 활성화 또는 강화시켜 주어 신경계가 정상적인 근육의 긴장도를 조절할 수 있도록 자극해 주는 것이 중요합니다.

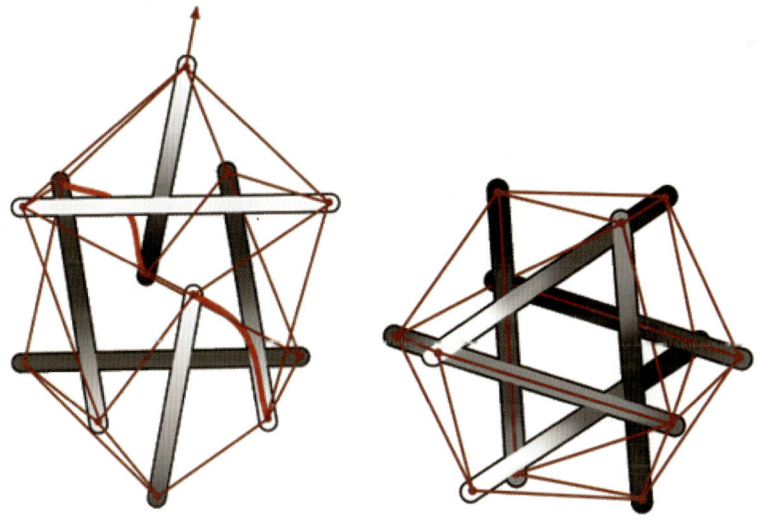

거북목

근육 이완

• 흉쇄유돌근(목빗근)

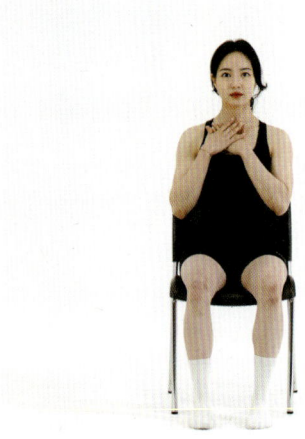 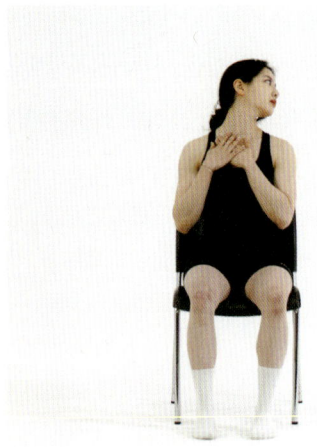

1. 의자에 앉아서 양손으로 쇄골(빗장뼈)을 잡아서 살짝 아래로 내려서 고정해줍니다.
2. 쇄골(빗장뼈)을 고정한 채로, 목을 반대쪽 대각선 방향으로 뻗어줍니다. (이때 시선도 같이 천장을 향하는 게 좋습니다.)
3. 목 앞쪽 근육이 늘어나는 느낌에 집중하면서 15초 3세트 반복해 줍니다.

• 후두하근(아래뒤통수근)

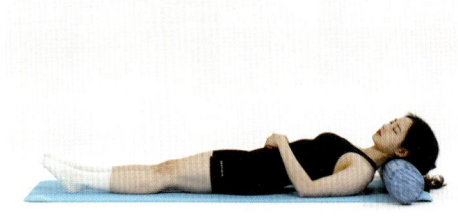 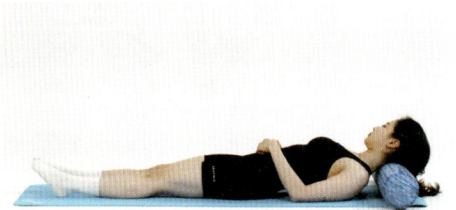

1. 폼롤러 뿐만 아니라 비슷한 모양의 공(마사지 볼)이라면 무엇이든 괜찮습니다.
2. 뒤통수 바로 아래에 마사지 볼(폼롤러)을 놓고 머리의 무게를 이용해서 풀어줍니다.
3. 머리를 좌우/위아래로 돌리면서 아픈 부위를 찾습니다.
4. 아픈 부위를 고정시킨 상태로 5분 동안 지속적으로 압박합니다.
5. 효과적인 이완을 위해 반드시 눈을 감은 채로 시행하는 게 좋습니다.

• 견갑거근(어깨올림근)

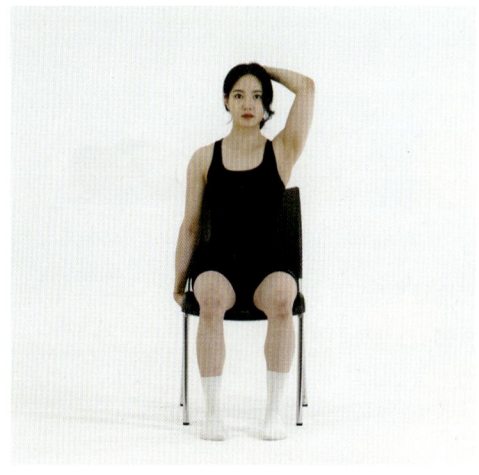
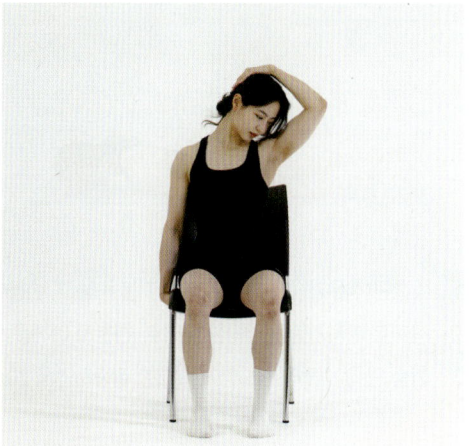

1. 한 손은 의자를 잡아서 고정한 다음, 반대 손으로는 뒤통수를 잡고 그대로 당겨줍니다.
2. 견갑거근(어깨올림근) 부위가 늘어나는 느낌에 최대한 집중하면서 15초씩 3세트 반복합니다.

• 대흉근(큰가슴근)

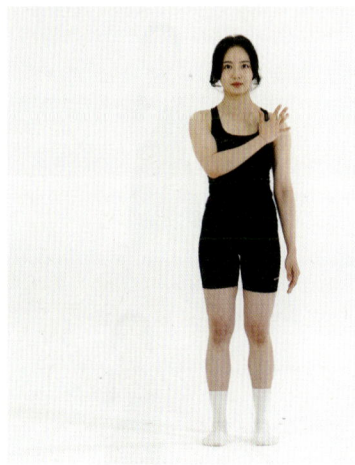
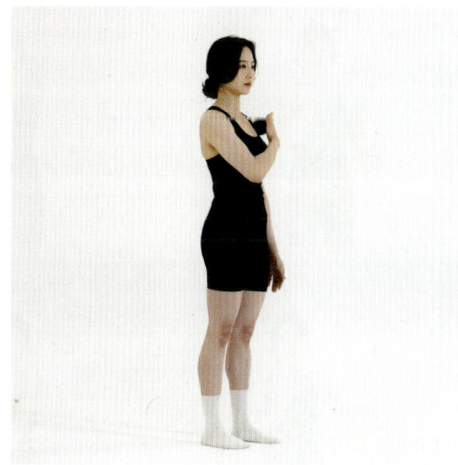

1. 마사지볼을 쇄골(빗장뼈) 바로 아래쪽에 올려놓고, 쇄골(빗장뼈) 라인을 따라서 좌 우로 굴려줍니다.
2. 뻐근한 부위가 완전히 이완될 때까지 반복해준 다음, 이번에는 가슴 안쪽에 마사지볼을 대고 위 아래로 굴려줍니다.
3. 가슴 근육이 풀리는 느낌에 최대한 집중하면서 20초 유지합니다.

• 소흉근(작은가슴근)

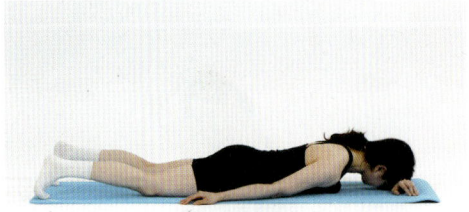 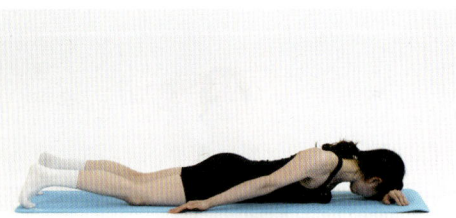

1. 소흉근(작은가슴근) 부위에 마사지볼을 놓고, 손등이 천장을 향하도록 바닥에 엎드립니다.
2. 상체로 마사지볼을 압박한 상태로, 천천히 어깨를 으쓱했다가 내려줍니다.
3. 가슴 근육이 풀리는 느낌에 최대한 집중하면서 20초간 반복합니다.

활성화 및 강화

• 쇄골(빗장뼈) 안정화 운동

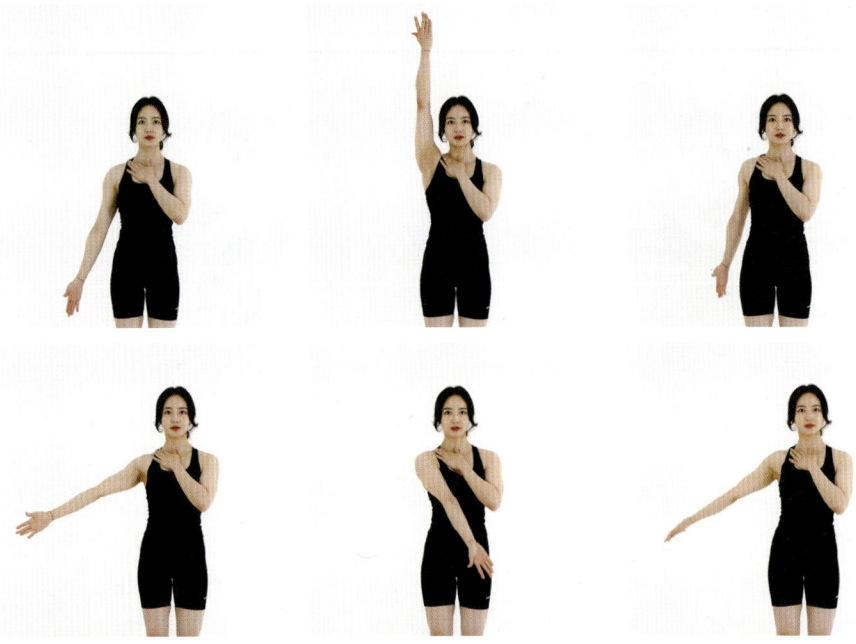

1. 쇄골(빗장뼈)은 올림, 내림, 전인, 후인 움직임 외에도 회전 움직임까지 존재합니다. 이러한 쇄골(빗장뼈)의 움직임과 팔의 움직임을 병행하여 쇄골(빗장뼈)의 기능을 회복시키고, 쇄골(빗장뼈)과 어깨 복합체의 안정성을 확보합니다.

2 해부학적 자세(손바닥이 앞을 향하는 자세)에서 한 손은 쇄골(빗장뼈)을 잡아서 고정한 상태로, 움직이는 손은 어깨 굴곡, 외전, 내전, 신전 움직임을 시행합니다.
3 10번씩 3세트 반복합니다.

• 날개뼈 안정화 운동

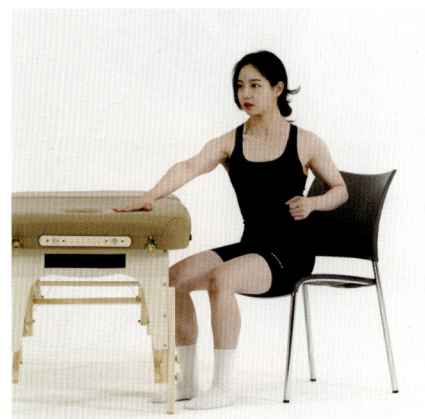 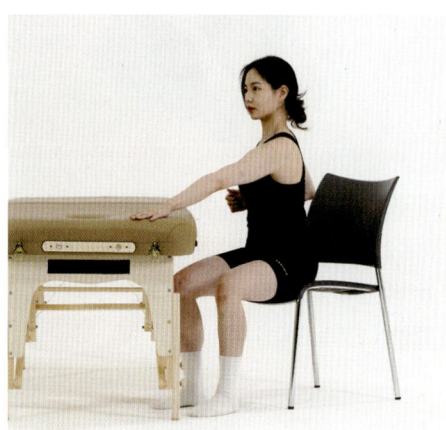

1 의자에 앉아서, 책상이나 베드에 손을 올려놓습니다.
2 한 손은 앞으로 쭉 뻗어서 마치 장풍을 쏘듯이 뻗어주고, 반대 손은 활을 당기듯이 당겨줍니다.

• 턱 당기기(깊은 목 굽힘근)

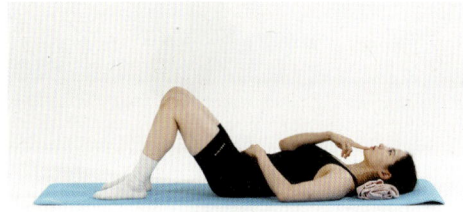 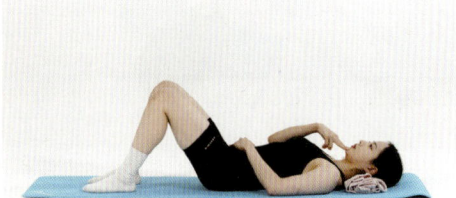

1 아주 얇은 베개를 베고 바로 눕습니다.
2 부드럽게 턱을 당겨줍니다. (마치 '응응, 그거야.' 하는 포즈입니다.)
3 이 운동을 하는 동안 목 뒤쪽 근육이 늘어나는 것도 느껴지겠지만, 앞쪽에 있는 목 근육들이 움직이는 것 또한 느껴질 것입니다.
4 이때 중요한 것은 앞쪽에 있는 목 근육들이 부풀어 오르는 게 아닌, 움직이는 것입니다.
5 5초 동안 유지하고, 30번 반복해 줍니다.

• 하부승모근(아래등세모근)

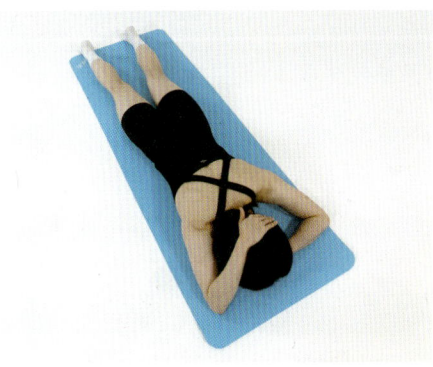 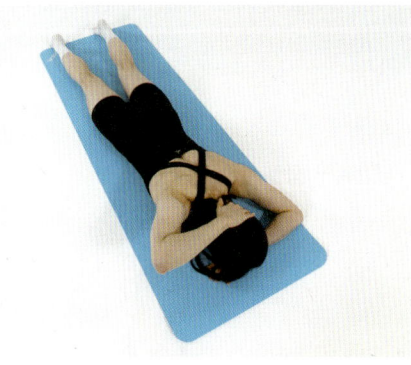

1 바닥에 엎드려서, 한 손은 이마를 받쳐주고, 나머지 한 손은 뒤통수를 잡아줍니다.
2 뒤통수를 잡은 손의 팔꿈치를 천천히 바닥에서 들어올립니다.
3 날개뼈 아래쪽 근육이 수축하는 느낌에 최대한 집중하고, 어깨가 으쓱하지 않도록 주의합니다.
4 12번씩 2세트 반복합니다.

• 중부승모근(중간등세모근)

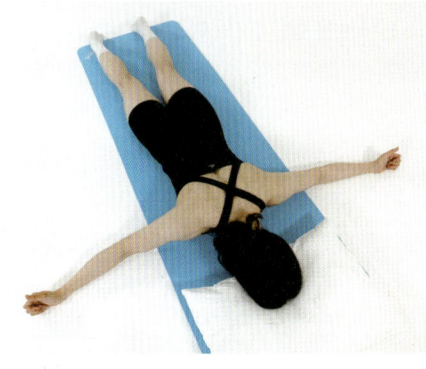 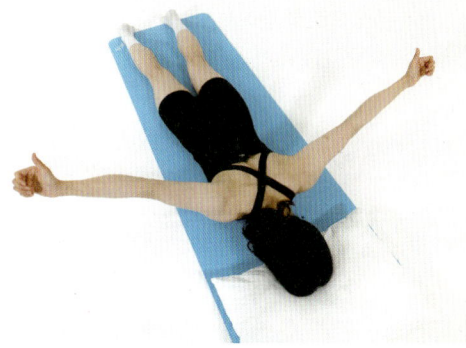

1 바닥에 엎드려서, 이마 아래에 베개를 받쳐주고, 양 손은 좌우로 뻗어줍니다.
2 양쪽 엄지손가락이 천장을 향하게끔 하여, 천천히 양 팔을 들어올립니다.
3 이 때 날개뼈가 안으로 모이는 느낌에 최대한 집중하고, 어깨가 으쓱하지 않도록 주의합니다.
4 12번씩 2세트 반복합니다.

• 회전근개 운동

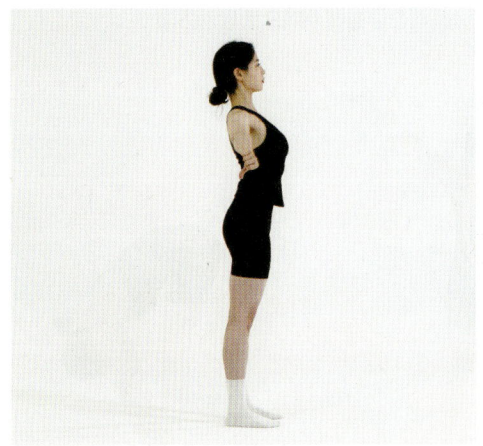 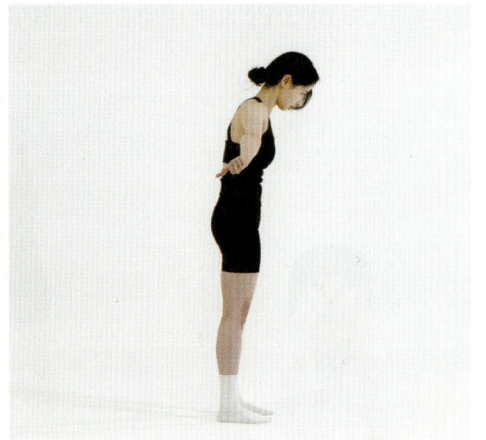

1 바로 선 자세에서 양 손을 좌우로 최대한 뻗어줍니다.
2 양 손 엄지손가락이 아래쪽을 향하도록 어깨 내회전을 유도하며 상체를 젖혀줍니다.
3 그리고 다시, 양 손 엄지손가락이 위로 향하도록 어깨 외회전을 유도하며 상체를 둥글게 말아줍니다.
4 이렇게 총 12번씩 2세트 반복합니다.

2단계 근막 교정

근육의 긴장만 교정하게 되면 다시 재발하기 쉽습니다. 이를 방지하기 위해서는 올바른 몸 상태가 단순히 자극된 부위에만 국한되지 않고 전신으로 동기화Synchronization 될 수 있도록, 체형과 연결된 근막경선 경로를 따라 움직임을 만들어 주어 기능적 연결Integration을 해주는 과정이 필요합니다.

즉, 과사용 긴장으로 인해 지속적으로 당겨지는 방향의 반대쪽으로 움직임을 유도해주는 것입니다. 예를 들어, 거북목이 있는 경우 표면전방선, 외측선, 표면전방상지선, 심부전방상지선, 전방기능선이 당겨지게 됩니다. 이렇게 당겨진 방향의 반대쪽으로 움직임을 유도함으로써 정상적인 기능적 통합을 만들어줍니다.

• 표면전방선

(거북목이 있는 경우 표면전방선이 아래쪽으로 당겨지며, 스트레칭을 통해 위쪽으로 당겨준다)

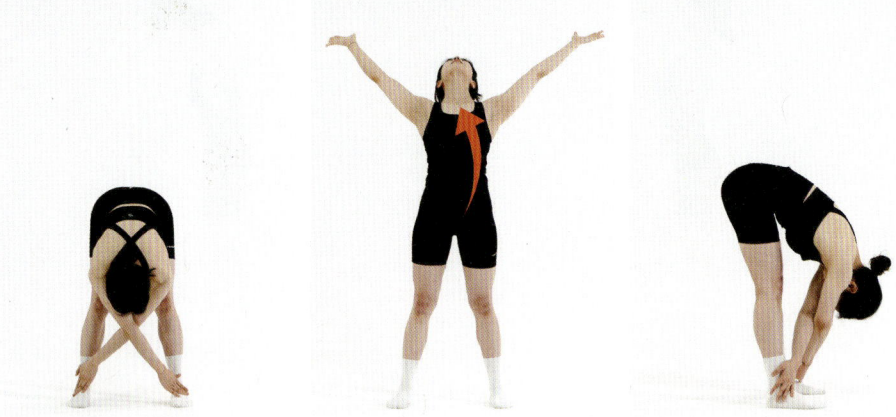

1 시작 자세

1. 다리를 어깨 너비로 벌리고 섭니다.
2. 두 팔을 앞으로 교차하면서 내밀어 손가락 끝이 바닥에 닿도록 합니다.
3. 머리를 숙여 몸 전체가 앞으로 굽혀지도록 합니다.

2 스트레칭 동작

1. 천천히 상체를 일으켜 두 팔을 머리 위로 올립니다.
2. 팔을 벌려 손가락 끝이 천장을 향하도록 합니다.
3. 이때 허리를 살짝 뒤로 젖혀 몸 전체가 펴지도록 합니다.
4. 목을 뒤로 젖히며 시선은 위를 바라봅니다.
5. 이 자세를 유지하며 천천히 깊게 호흡합니다.
6. 10~15초간 유지한 후 천천히 시작 자세로 돌아옵니다.

3 주의사항

1. 스트레칭 중 통증이 발생하면 동작을 멈추고, 무리하지 않도록 합니다.

• 외측선

(거북목이 있는 경우 외측선이 아래쪽으로 당겨지며, 스트레칭을 통해 위쪽으로 당겨준다)

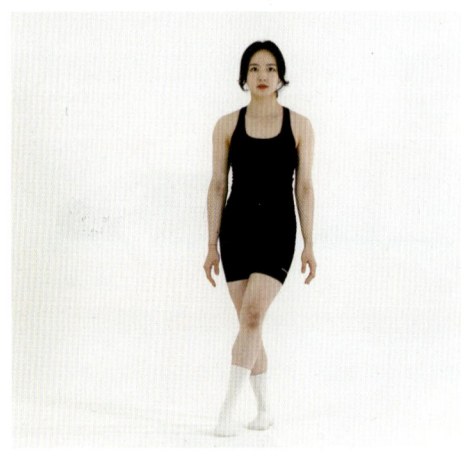 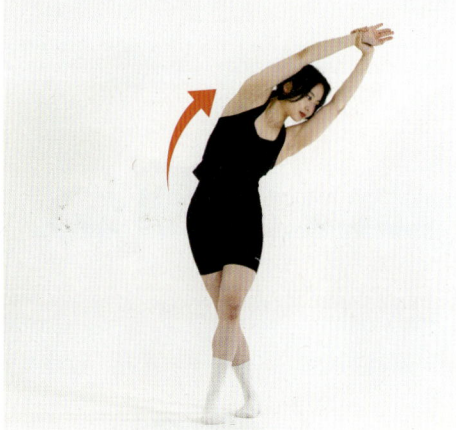

1 시작 자세

1. 바르게 서서 발을 어깨 너비로 벌리고, 양팔은 몸 옆에 자연스럽게 둡니다.
2. 왼쪽 다리를 반대쪽 다리 앞에 교차시킵니다.

2 스트레칭 동작

1. 양손을 머리 위로 들어 올립니다.
2. 왼손으로 오른손을 잡고 늘리며 상체를 오른쪽 방향으로 천천히 구부려줍니다.
3. 이때, 몸의 측면이 늘어나는 느낌을 받으셔야 합니다.
4. 스트레칭 동작을 유지하면서 15~30초간 호흡을 천천히 유지합니다.
5. 반대쪽도 동일한 방법으로 진행합니다.

3 주의사항

1. 이 동작을 반복해서 수행하면서 외측선 근육을 스트레칭 해줍니다.
2. 중요한 것은 천천히 움직이고, 무리하게 스트레칭 하지 않는 것입니다.

• 표면전방상지선 / 심부전방상지선

(거북목이 있는 경우 표면전방상지선과 심부전방상지선이 몸쪽으로 당겨지며, 스트레칭을 통해 바깥쪽으로 당겨준다)

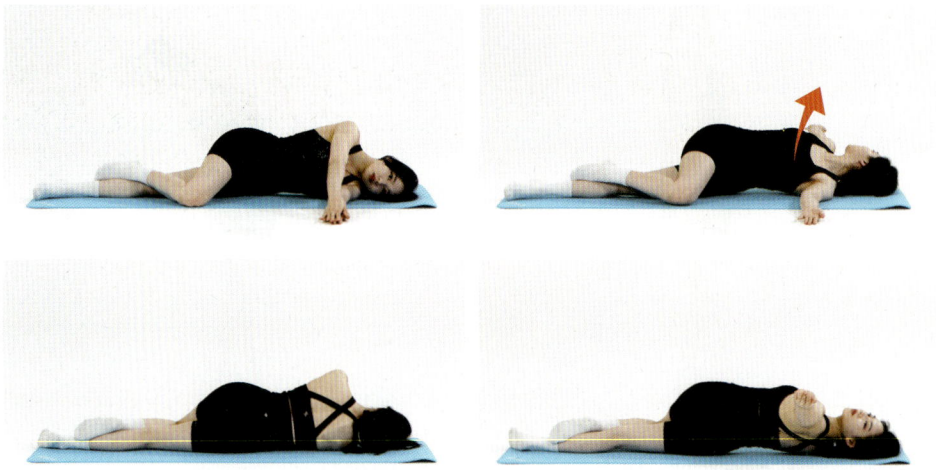

1 시작 자세

1. 매트에 옆으로 누워, 양팔을 쭉 펴고 손바닥을 마주보게 모아 줍니다. 이때 위쪽 다리를 살짝 구부려 줍니다.

2 스트레칭 동작

1. 위쪽 팔을 넘겨서 반대쪽으로 쭉 뻗습니다.
2. 동시에 다리는 반대 방향으로 약간 굽혀줍니다.
3. 팔과 다리를 최대한 멀리 뻗어 상체와 하체를 늘려줍니다.
4. 이때, 몸이 편안하게 늘어나는 것을 느끼면서 스트레칭을 유지합니다.
5. 20-30초간 유지한 후 천천히 원래 자세로 돌아옵니다.
6. 반대쪽도 동일한 방법으로 스트레칭을 진행합니다.

• 전방기능선 스트레칭

(거북목이 있는 경우 전방기능선이 아래쪽으로 당겨지며, 스트레칭을 통해 위쪽으로 당겨준다)

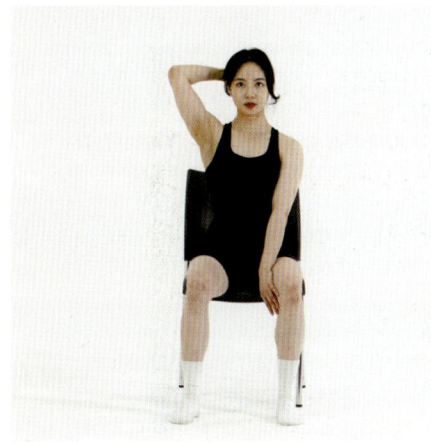 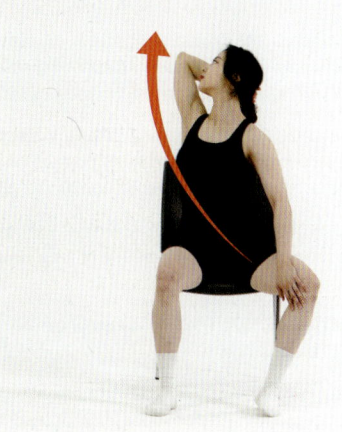

1 시작 자세

1. 의자에 앉아 두 다리를 약간 벌리고 안정된 자세를 취합니다.
2. 한 손은 머리 뒤쪽에, 다른 손은 허벅지 안쪽에 둡니다.

2 스트레칭 동작

1. 머리 뒤쪽에 둔 손과 함께 흉추를 돌려 줍니다.
2. 동시에 허벅지에 둔 손으로는 몸통을 반대 방향으로 회전시켜줍니다.
3. 이때 전방기능선이 늘어나는 느낌을 유지합니다.
4. 고개는 뒤로 젖히고, 시선은 천장을 향하게 하여 가슴과 복부의 앞쪽 라인이 늘어나는 것을 느낍니다.
5. 이 자세를 15-30초간 유지하며 호흡은 천천히 고르게 합니다.
6. 반대쪽도 동일한 방법으로 스트레칭합니다.

3 주의사항

1. 스트레칭 동안 통증이 느껴지면 즉시 멈추고, 무리하지 않도록 주의합니다.
2. 천천히 부드럽게 동작을 수행하여 근육과 관절을 보호합니다.
3. 이 스트레칭은 전방기능선의 근육과 근막을 이완시키는 데 효과적입니다.
4. 규칙적으로 시행하여 근육 긴장을 완화하고 유연성을 증가시킬 수 있습니다.

레퍼런스

Tiric-Campara, M., Krupic, F., Biscevic, M., Spahic, E., Maglajlija, K., Masic, Z., ... & Masic, I. (2014). Occupational overuse syndrome (technological diseases): carpal tunnel syndrome, a mouse shoulder, cervical pain syndrome. *Acta Informatica Medica, 22*(5), 333.

Mahmoud, N. F., Hassan, K. A., Abdelmajeed, S. F., Moustafa, I. M., & Silva, A. G. (2019). The relationship between forward head posture and neck pain: a systematic review and meta-analysis. *Current reviews in musculoskeletal medicine, 12*(4), 562-577.

Kang, J. H., Park, R. Y., Lee, S. J., Kim, J. Y., Yoon, S. R., & Jung, K. I. (2012). The effect of the forward head posture on postural balance in long time computer based worker. *Annals of rehabilitation medicine, 36*(1), 98-104.

Kapandji, I. A. (2007). *The Physiology of the Joints: The spinal column, pelvic girdle and head* (Vol. 3). Churchill Livingstone.

Takeuchi, T., & Shono, Y. (2007). Importance of preserving the C7 spinous process and attached nuchal ligament in French-door laminoplasty to reduce postoperative axial symptoms. European Spine Journal, 16, 1417-1422.

Ourieff, J., Scheckel, B., & Agarwal, A. (2023). Anatomy, Back, Trapezius. In StatPearls [Internet]. StatPearls Publishing.

Lewit K. Manipulative therapy in rehabilitation of the motor system. London: Butterworths; 1985

McCouch GP, Deering ID, Ling TH. Location of receptors for tonic neck reflexes. J Neurophysio 1951;14:191-5

Kulkarni, V., Chandy, M. J., & Babu, K. S. (2001). Quantitative study of muscle spindles in suboccipital muscles of human foetuses. *Neurology India, 49*(4), 355.

Kang, H. S., Kwon, H. W., Kim, D. G., Park, K. R., Hahm, S. C., & Park, J. H. (2021, May). Effects of the Suboccipital Muscle Inhibition Technique on the Range of Motion of the Ankle Joint and Balance According to Its Application Duration: A Randomized Controlled Trial. In *Healthcare* (Vol. 9, No. 6, p. 646). MDPI.

MEMO

03.
일자목
Flat neck posture

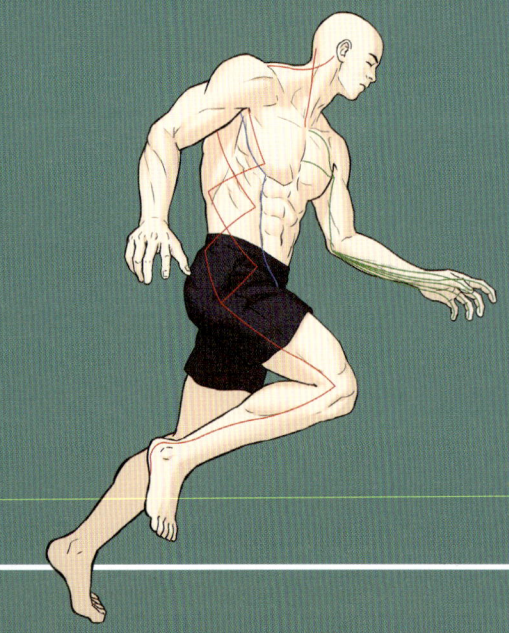

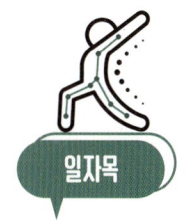

일자목이란

일자목은 말 그대로 목뼈가 일자 형태로 변형된 체형을 의미합니다. 정상적인 목은 커브가 있어서 목에 가해지는 스트레스를 효과적으로 줄여줄 수 있지만, 일자목은 커브가 전혀 없기 때문에 목에 가해지는 스트레스가 그대로 전달되어 목 디스크나 협착증 등의 목 질환으로 이어지는 경우가 많습니다.

따라서 목이 일자 형태로 나타나는 경우 반드시 교정해주는 것이 좋습니다. 체형의 틀어짐은 대부분 복합적인 원인에 의해 발생하기 때문에, 이를 모두 고려하여 교정해줄 필요가 있습니다.

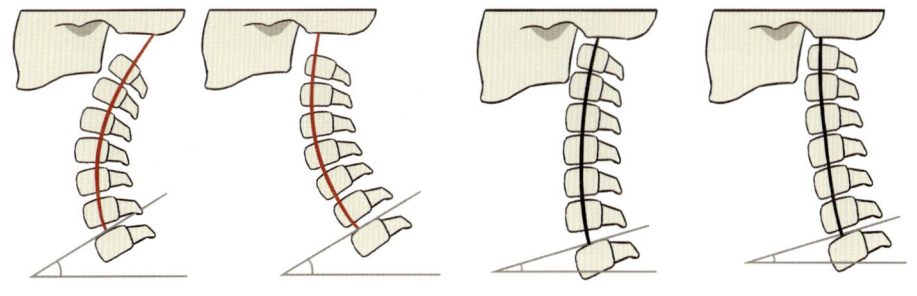

거북목   일자목

특히 일자목은 거북목과 혼동하기 쉬운 체형으로, 사실 일자목과 거북목은 완전히 다른 체형이며, 교정 방법도 전혀 다릅니다. 기본적으로 거북목은 흉추 1번의 각도가 크지만, 일자목은 흉추 1번의 각도가 작습니다.

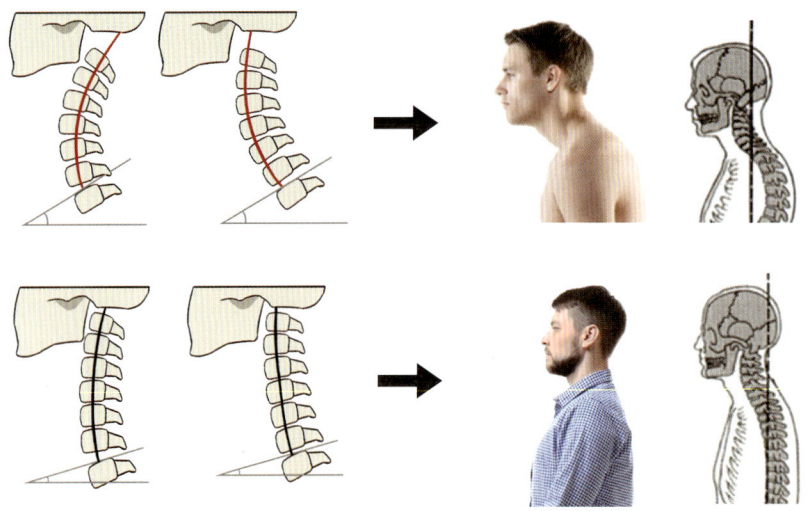

흉추 1번의 각도가 크면 등이 둥글게 말리는 체형이 나타나고, 흉추 1번의 각도가 작으면 등이 일자로 펴진 체형이 나타납니다. 그래서 흉추 1번 각도가 큰 거북목 체형에 도움이 되는 운동들이, 흉추 1번 각도가 작은 일자목 체형에는 오히려 나쁠 수 있습니다.

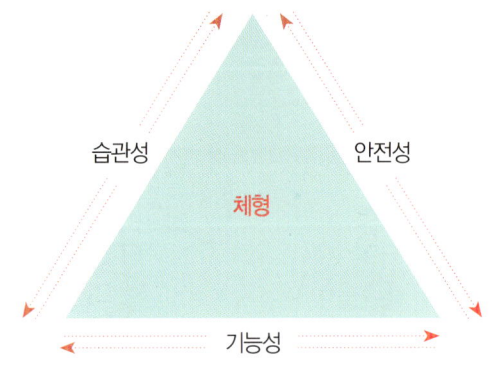

체형 틀어짐은 크게 세 가지 원인에 의해 나타나며, 각각의 원인들은 서로 상호작용하기 때문에 모든 원인들을 해결해줘야 합니다. 가장 먼저 습관성부터 살펴보겠습니다.

일자목의 원인 1 습관성

일자목의 원인은 습관성, 안정성, 기능성 원인으로 크게 세 가지로 구성됩니다. 이 각각의 원인들은 서로 상호작용하며 영향을 주기 때문에, 동시에 개선시키는 것이 예방 측면이나 교정 효과 측면에서 훨씬 효과적일 것입니다. 일자목을 만드는 습관은 턱을 당기고 목을 펴주는 습관이라고 할 수 있으며, 이는 크게 세 가지 유형이 있습니다.

1 | 군인 자세

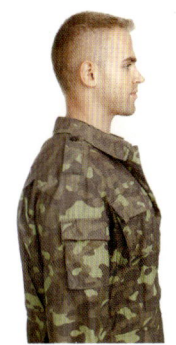

일자목은 장시간 서서 근무하는 군인들에게서 흔하게 나타납니다. 심지어 외국에서는 일자목을 'Military Neck Syndrome'(군인 목)이라고도 부르죠. 이는 차렷 자세를 할 때, 턱을 당긴 상태로 온 몸을 일자로 편평하게 세우기 때문입니다. 잠깐 턱을 당긴 상태를 유지하는 것은 상관없지만, 턱을 당긴 상태로 장시간 근무하게 되면 필연적으로 일자목이 나타나게 됩니다.

2 | 바른 자세 증후군

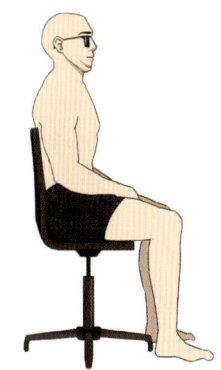

목이 앞으로 내밀어지고 등이 굽은 자세는 '나쁜 자세'로 알려져 있으며, 이런 자세가 나타나게 되면 의식적으로 이를 바로잡으려고 시도합니다. 그래서 턱을 계속 집어넣음으로써 목이 앞으로 튀어나오지 않게 억제하는 것이죠. 문제는 이러한 습관이 튀어나온 부분을 강제로 밀어넣는 것과 다를 바 없다는 점입니다. 사실 목이 앞으로 튀어나오는 이유는 습관에 의한 경우도 있지만, 모니터 높이 조절이나 목의 불안정성 등 매우 다양한 원인이 존재하기 때문에, 목은 자연스럽게 앞으로 튀어나가려 하고, 턱은 뒤로 당겨지는 현상으로 이어집니다. 그래서 거북목과 일자목이 동시에 나타나는 체형이 만들어집니다.

3 | 베개 높이

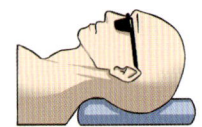
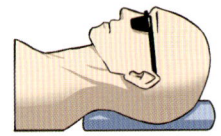

낮은 베개를 사용하는 것은 일자목 체형에 매우 치명적입니다. 만약 낮은 베개를 베어야 잠이 잘 온다면, 베개를 탓하기보다는 체형을 확인해 보아야 합니다. 일자목이 심하다면 낮은 베개를 사용해야 편하게 느껴집니다.

일자목의 원인 2 　안정성

목뼈가 불안정한 경우, 목뼈를 감싸고 있는 설골근(목뿔근)과 견갑거근(어깨올림근) 같은 근육들이 보상적으로 지속적으로 긴장하게 되어 일자목이 나타납니다. 특히 설골근(목뿔근)이 긴장하게 되면 턱이 당겨지면서 일자목을 유발하는 주요 원인이 되기도 합니다.

따라서 목 뼈 주변 근육이 제 기능을 할 수 있도록 만들어 근육 불균형이 발생하지 않도록 해야 합니다. 목뼈를 안정화시켜주는 핵심 근육은 심부 목 굴곡근과 경추부 다열근으로, 이 두 근육은 목뼈 앞뒤에 부착되어 목뼈를 안정적으로 조정해주는 역할을 수행합니다.

일자목의 원인 3 　기능성

일자목이 있는 사람들은 턱이 당겨진 체형에 적응된(Adapted) 상태로, 턱이 당겨져서 목이 일자가 된 상태를 정상으로 인식하게 됩니다. 이러한 비정상적인 적응 상태는 세 가지 단계에 걸친 기능적 통합을 통해 교정할 수 있습니다.

1단계 | 일자목 체형의 근막경선 이해하기

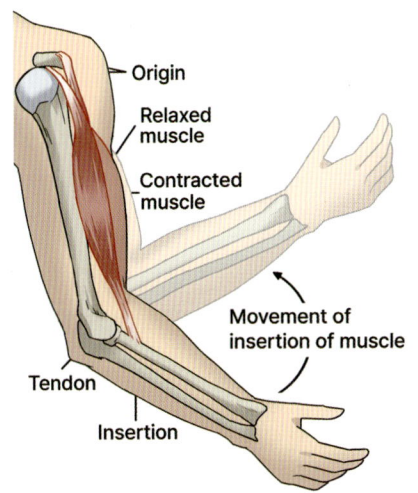

일반적으로 근육은 정지Insertion에서 기시Origin 방향으로 수축하며, 과사용으로 인해 긴장이 나타나는 근육들도 정지에서 기시 방향의 긴장성Tension을 띱니다. 이러한 긴장성은 특정 근막경선을 당기는 **동력**Momentum을 제공하기 때문에, 과사용으로 긴장이 나타나는 근육을 살펴보면 근막경선이 어떤 방향으로 당겨지는지 추측할 수 있습니다.

일자목의 근육 불균형

일자목이 있는 경우 능형근(마름근), 장늑근(긴갈비근), 최장근(엉덩갈비근)은 과사용되는 경우가 많으며 후두하근(뒤통수밑근)과 상부승모근(위등세모근), 견갑거근(어깨올림근), 흉쇄유돌근(목빗근)은 약해져 있는 경우가 많습니다.

• 과사용 근육

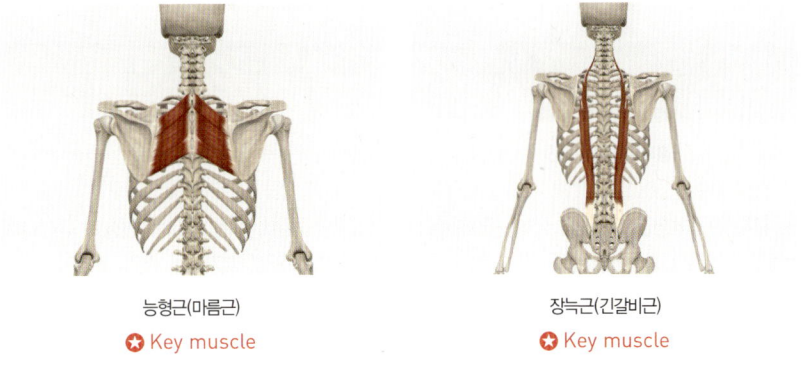

능형근(마름근)　　　　　　　장늑근(긴갈비근)
★ Key muscle　　　　　　　★ Key muscle

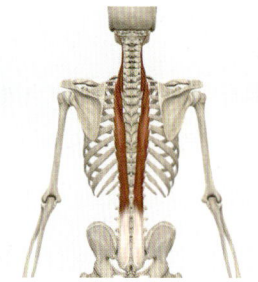

최장근(엉덩갈비근)

⭐ Key muscle

• 약화된 근육

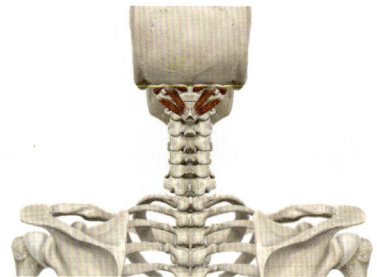

후두하근(뒤통수밑근)   상부승모근(위등세모근)

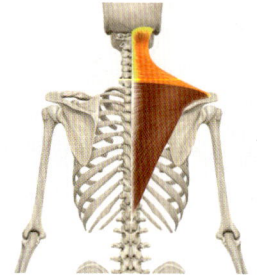

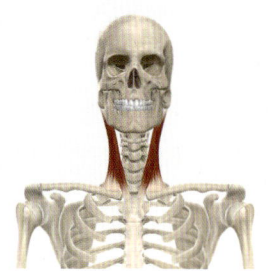

흉쇄유돌근(목빗근)   견갑거근(어깨올림근)

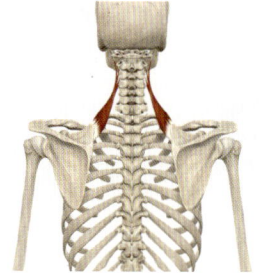

즉, 일자목은 능형근(마름근), 장늑근(긴갈비근), 최장근(엉덩갈비근)은 과사용 긴장이 나타나며, 이들 근육을 포함한 근막경선은 각 근육의 정지에서 기시 방향으로 당겨지는 것입니다.

일자목이 있는 경우 근육의 기시 방향으로 당겨지는 근막경선

- **표면후방선**

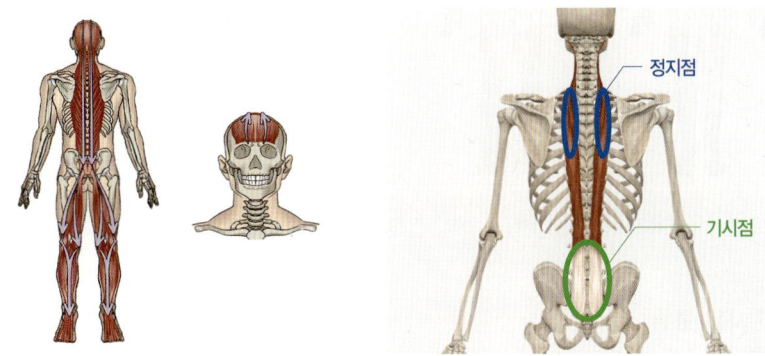

주요 과사용 근육1 – 척추 기립근(최장근(엉덩갈비근), 장늑근(긴갈비근)) 〈기시 방향으로 당겨짐〉

- **기시점:** 하부 흉추 or 골반
- **정지점:** 상부 흉추

» 일자목이 있는 경우 척추 기립근이 주로 긴장되며 표면후방선이 상부 흉추에서 골반 방향으로 당겨지게 된다.

- **심부후방상지선**

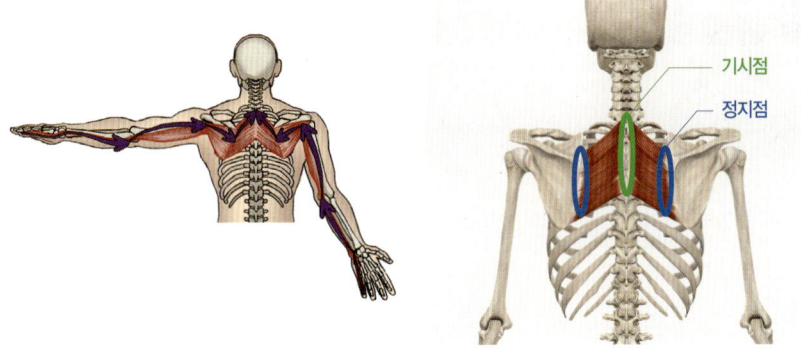

주요 과사용 근육2 – 능형근(마름근) 〈기시 방향으로 당겨짐〉

- **기시점:** 흉추
- **정지점:** 날개뼈

» 일자목이 있는 경우 능형근(마름근)이 주로 긴장되며 심부후방상지선이 날개뼈에서 흉추방향으로 당겨지게 된다.

- 나선선

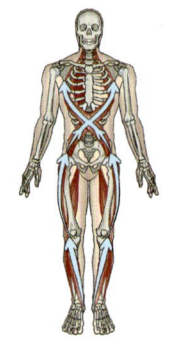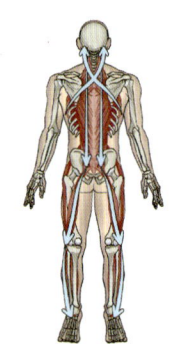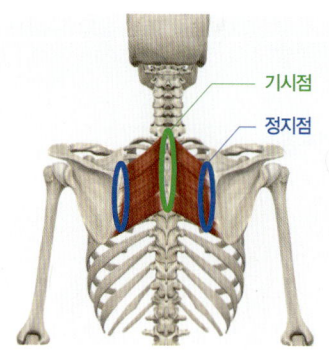

주요 과사용 근육3 – 능형근(마름근), 최장근(엉덩갈비근), 장늑근(긴갈비근) 〈기시 방향으로 당겨짐〉

능형근(마름근)
· 기시점: 흉추
· 정지점: 날개뼈

최장근(엉덩갈비근), 장늑근(긴갈비근)
· 기시점: 하부 흉추 or 골반
· 정지점: 상부 흉추

» 일자목이 있는 경우 능형근(마름근)과 최장근(엉덩갈비근), 장늑근(긴갈비근)이 주로 긴장되며 나선선이 기립근에서 타고 내려와서, 능형근까지 타고 올라가는 방향으로 당겨지게 된다.

2단계 | 올바른 평형 상태(Balance Equilibrium State) 생성

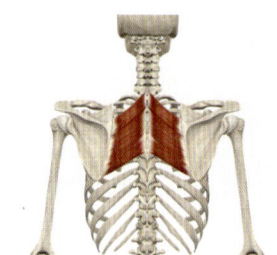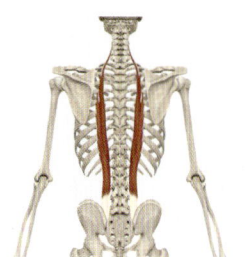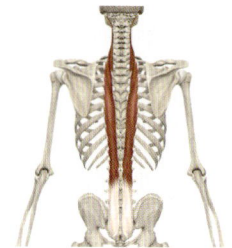

일자목 체형에서 각 근막경선들이 어떻게 긴장되어 있는지 파악했다면, 두 번째 단계로 과사용성 긴장이 발생한 근육들을 이완시켜주는 과정이 필요합니다. 즉 능형근(마름근), 장늑근(긴갈비근), 최장근(엉덩갈비근)을 이완시켜 주는 것입니다. 이렇게 긴장된 근육들을 이완시켜주면 일시적으로나마 올바른 평형 상태Balance Equilibrium State를 이루게 되고, 자세 또한 이전보다 훨씬 좋은 형태를 띠게 됩니다. 그러나 이렇게 호전된 근육 불균형 상태는 기능적 연결이 완성되지 않은 상황에서 나타난 일시적인 현상이기 때문에 시간이 지나면 다시 돌아오게 됩니다. 그래서 가장 중요한 세 번째 단계를 꼭 진행해야 합니다.

3단계 | 전신 동기화 및 기능적 연결

　올바른 몸 상태가 단순히 자극된 부위에만 국한되지 않고 전신으로 동기화Synchronization 될 수 있도록, 체형과 연결된 근막경선 경로를 따라 움직임을 만들어 주어 기능적 연결Integration을 해주는 과정이 필요합니다.

　이는 과사용으로 인해 당겨진 방향의 반대 방향으로 움직임을 유도하는 것을 의미합니다. 이를 통해 각 근육들의 기능이 서로 유기적으로 통합될 수 있으며, 일시적인 효과가 아닌 지속 가능한 형태로 이어질 수 있게 됩니다.

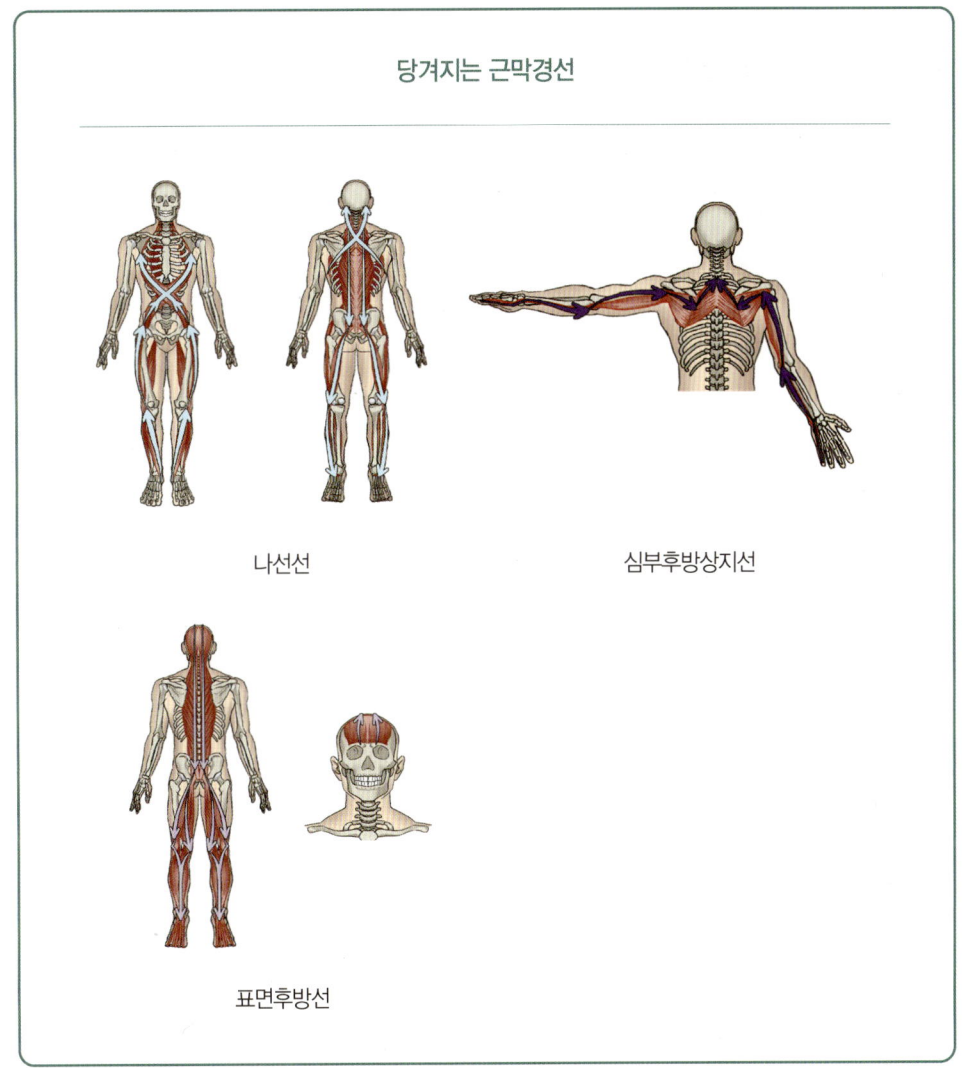

당겨지는 근막경선

나선선　　　심부후방상지선

표면후방선

일자목

체형 평가

체형 평가는 크게 3가지 유형으로 분류할 수 있습니다.

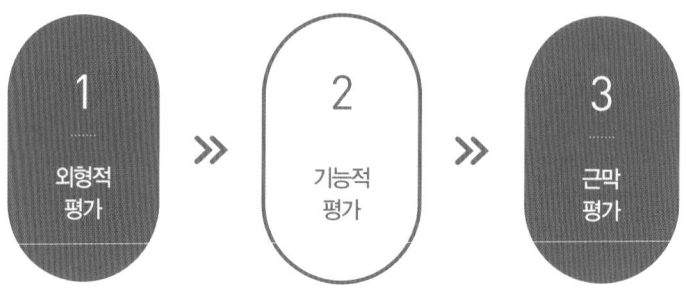

3가지 평가에서 모두 양성 반응이 의심된다면, 매우 높은 확률로 일자목 체형이라고 볼 수 있습니다.

외형적 평가

외형적 평가는, 편안한 자세에서 관측되는 모습이 일자목에 가까운지를 보는 것입니다.

평가1 척추 관찰 검사

▼ 평가법

1 | 거울을 보고 옆으로 섭니다.
2 | 옆모습을 봤을 때, 척추가 S자 모양인지 확인합니다.

▼ 분석 결과

1 | 정상 기준
   ✓ 옆에서 봤을 때 척추가 S자 형을 유지해야 함.

2 | 비정상 케이스
   ✓ 옆에서 봤을 때 척추가 I자 형으로 나타남.(혹은 커브의 깊이가 매우 얕음)

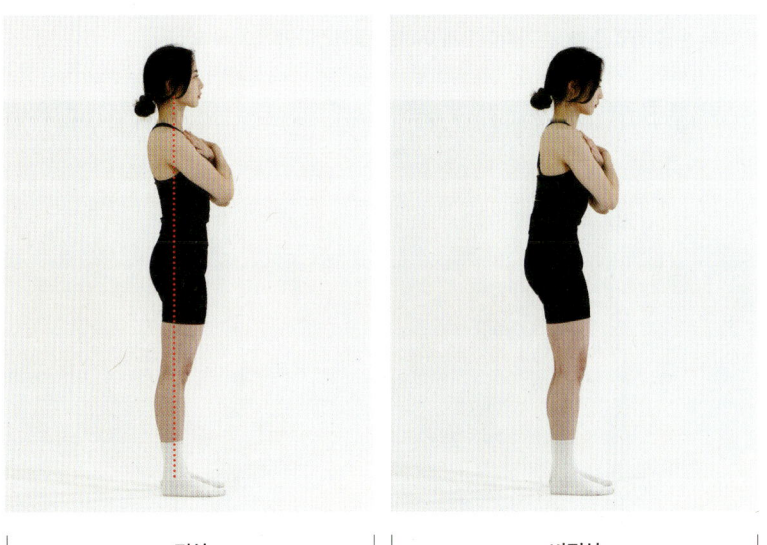

정상   비정상

일자목

평가2   벽에 붙여보기

▼ 평가법

1. 벽에 날개뼈와 골반이 붙도록 섭니다.
2. 그 다음 뒤통수와 어깨를 벽에 붙여봅니다.(목에 억지로 힘을 주지 않도록 합니다)
3. 자세가 준비되면 목 뒤에 손가락을 넣어봅니다.

▼ 분석 결과

1. **정상 기준(둘 다 충족해야 함)**
   - ✓ 골반과 날개뼈가 동시에 벽에 닿을 것.
   - ✓ 목과 벽 사이의 거리가 손가락 2개 이상 들어갈 정도의 간격이 나올 것.

2. **비정상 케이스**
   - ✓ 목에 손을 넣었을 때, 손가락이 2개 이하로 들어간다면 일자목 의심.

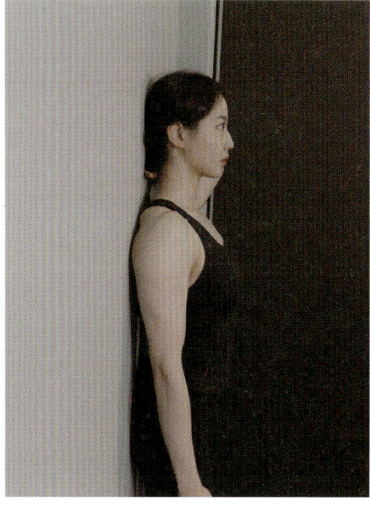
정상

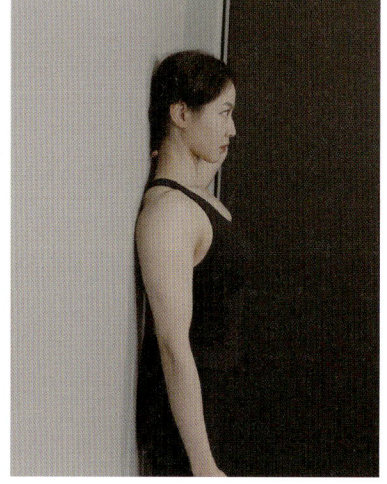
비정상

기능적 평가

 기능적 평가는, 척추의 움직임이 일자목을 유발할 수 있는지를 보는 것입니다. 만약 움직임에서 일자목 유발 패턴이 발견된다면, 일자목이 있을 가능성이 높습니다.

평가 | 선 자세에서 45도로 숙여보기

▼ 평가법

1 | 선 자세에서 시작해서, 팬티라인을 접어준다고 상상하면서 허리를 천천히 숙여줍니다.
2 | 사진과 같이 척추가 S자 형으로 나타나는지 확인합니다.

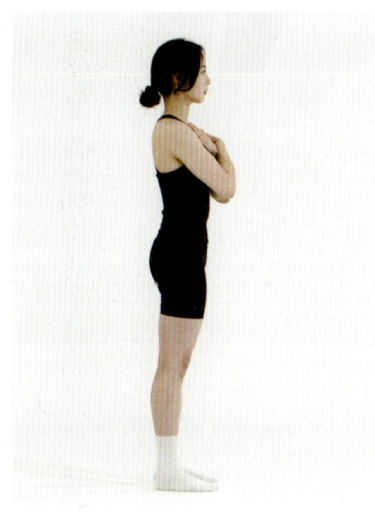 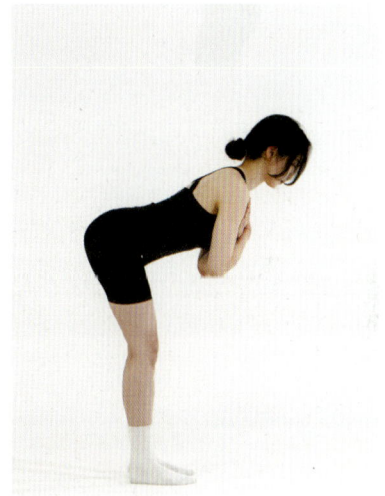

정상

▼ 분석 결과

1 | 정상 기준
   ✓ 허리를 숙였을 때 자연스럽게 S자형 척추가 나타나야 함.

2 | 비정상 케이스
   ✓ 허리를 숙였을 때 허리는 둥글게 굽고, 등은 펴짐.

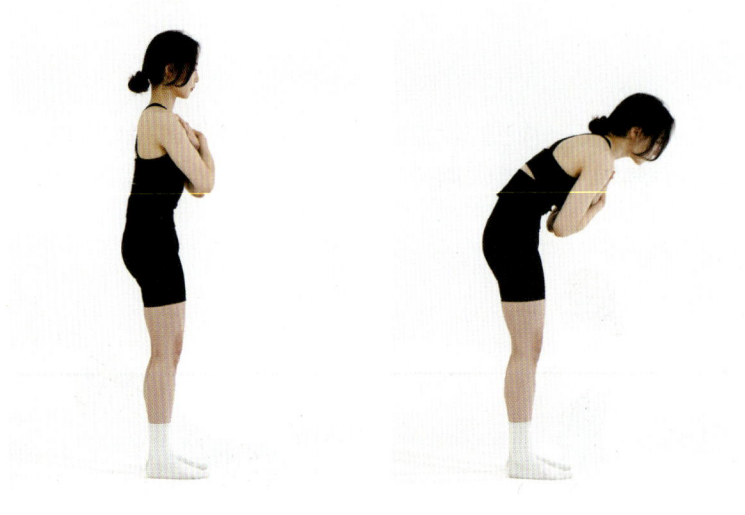

비정상

근막 평가

근막 평가는, 일자목이 있는 경우 아래쪽으로 당겨지는 근막들이 실제로 아래쪽으로 당겨져 있는지 확인하는 것입니다. 당겨진 근막경선이 많을수록, 일자목 또한 더욱 심할 가능성이 높습니다.

 아래 근막 스트레칭을 수행할 때, 해당 근막평가에서 양성 반응이 나타난 근막에 한해서 스트레칭을 수행하는 게 좋습니다!

일자목이 있는경우 당겨지는 근막경선

평가1 표면후방선

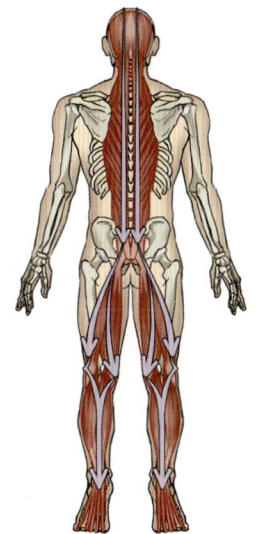
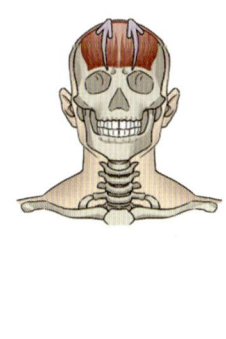

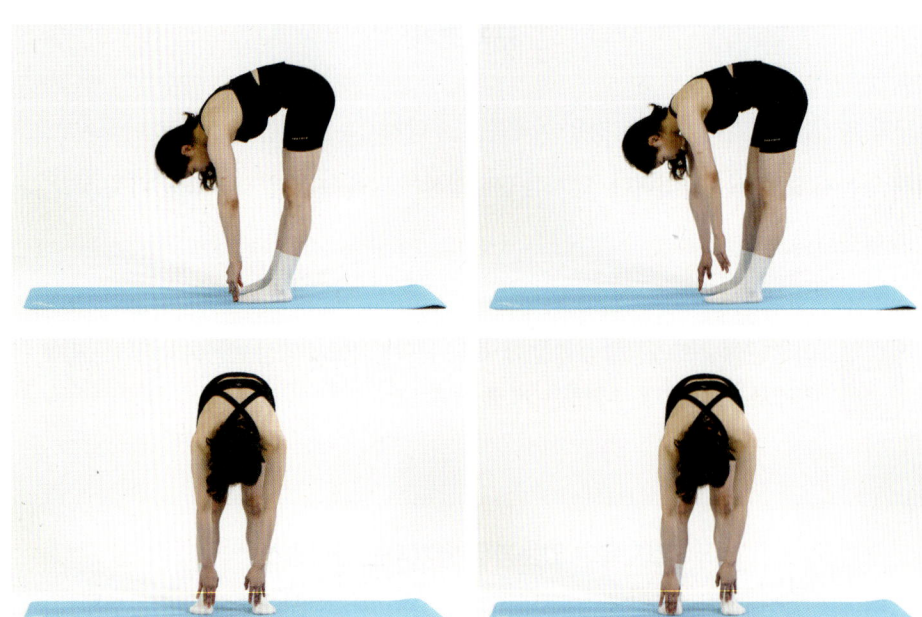

1 시작 자세

1. 대상자는 양 발을 골반 너비로 벌리고 바르게 서서 시작합니다.
2. 양 팔은 쭉 뻗어 몸통 앞에 자연스럽게 내립니다.

2 진행 방법

1. 피검자는 천천히 상체를 앞으로 굽히며 손가락 끝이 발가락에 닿도록 노력합니다.

3 양성 기준

1. 상체를 굽혔을 때 한 쪽 손이 더욱 많이 내려가고, 상체가 회전되는 경우 양성 반응으로 판단합니다.
2. 상체를 굽혔을 때 양 손이 바닥에서 15cm 이상 떨어져 있는 경우 양성 반응으로 판단합니다.

| 평가2 | 심부후방상지선 |

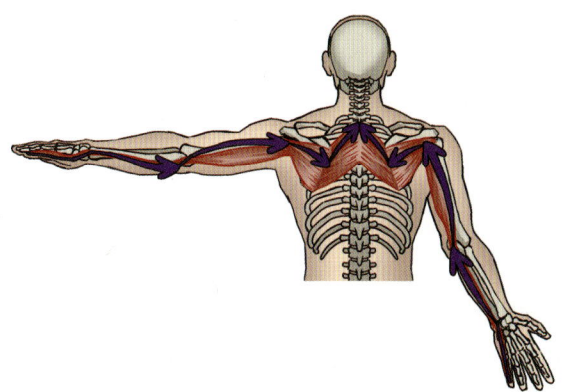

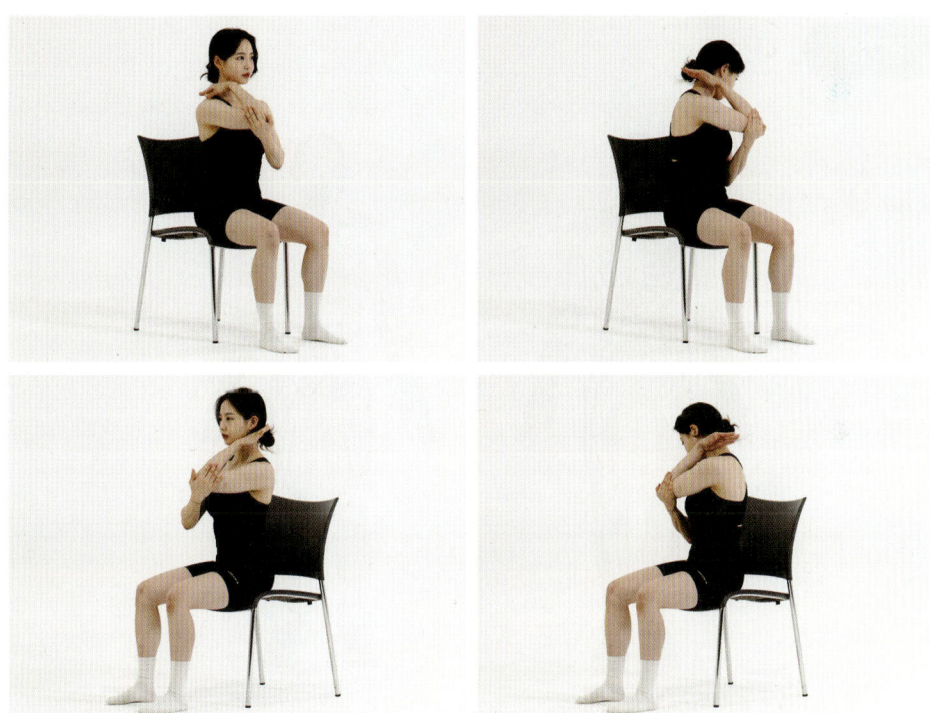

1 시작 자세

1 의자에 앉아 척추를 똑바로 세운 상태에서 시작합니다.

일자목

2 진행 방법

1. 테스트할 쪽 팔을 구부리며 어깨 위로 넘깁니다. (손목은 중립을 유지)
2. 반대 팔을 이용해 팔꿈치를 가슴 쪽으로 당깁니다. 몸통, 목과 시선도 동시에 돌려주며 늘려줍니다.
3. 이때, 어깨가 위로 올라가지 않도록 주의합니다.
4. 반대쪽도 동일하게 테스트합니다.

3 양성 기준

1. 팔을 당길 때 어깨에서 소리가 나타나거나, 찝히는 느낌이 드는 경우 양성 반응으로 판단합니다.
2. 팔을 당길 때 어깨가 뽑힐 것 같은 불안감이 드는 경우 양성 반응으로 판단합니다.

평가3 나선선

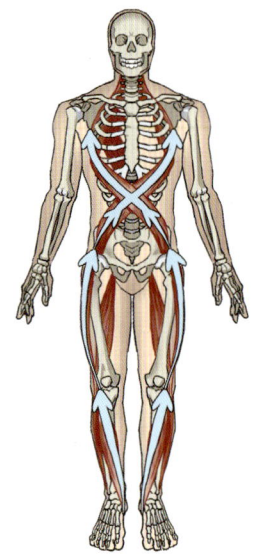 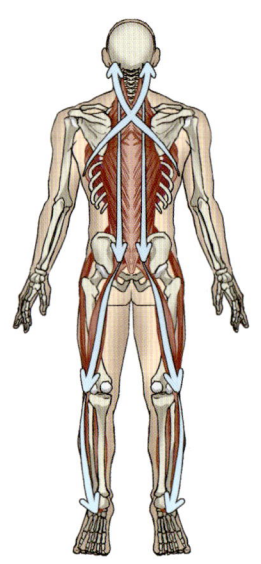

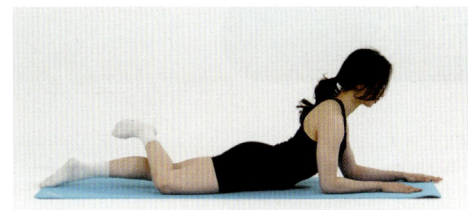 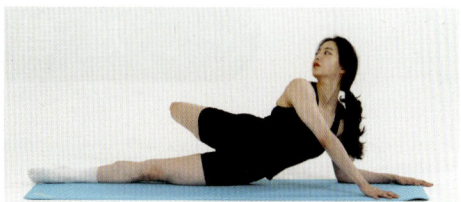
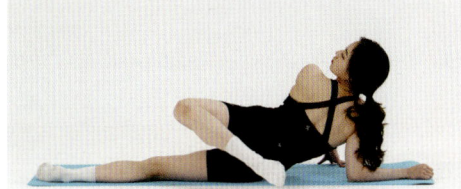 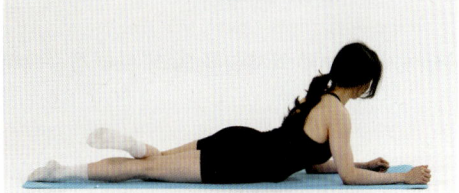

1 시작 자세

1. 매트에 엎드려 팔꿈치를 바닥에 대고 상체를 지탱합니다.
2. 양 다리는 바닥에 편안하게 놓습니다.
3. 한쪽 다리를 무릎을 구부려 위로 들어 올립니다.
4. 이때, 상체는 바닥에 안정적으로 지탱한 상태를 유지합니다.

2 진행 방법

1. 이렇게 준비 자세에서 상체를 반대 방향으로 천천히 돌립니다.
2. 시선은 상체가 돌아가는 방향을 따라갑니다.
3. 팔꿈치는 여전히 바닥에 대고 상체를 지탱합니다.
4. 위로 들어 올린 다리를 반대쪽 다리 위로 넘겨 교차합니다.
5. 무릎을 구부린 상태로 유지합니다.
6. 반대쪽도 동일하게 반복합니다.

3 양성 기준

1. 다리를 뒤로 넘길 때, 손이 바닥에서 떨어지는 경우, 양성 반응으로 판단합니다.
2. 다리를 뒤로 넘길 때, 허리에 힘이 풀리고 과도하게 꺾이는 경우, 양성 반응으로 판단합니다.

체 형 교 정

일자목 교정 운동법

시작하기 앞서 주의사항을 알려 드리겠습니다.

첫 번째 교정 운동을 할 때 최소한 20~30분 이상은 투자하세요. 짧고 굵게 하는 운동은 재활 운동이 될 수 없습니다.

두 번째 아래의 프로그램은 주 2회 운동 프로그램입니다. 이 프로그램을 따라 한다고 즉각적으로 몸이 좋아지지는 않습니다. 다소 시간이 소요될 수 있으니 참고하세요.

세 번째 이 프로그램은 몸의 한계를 뛰어넘기 위한 프로그램이 아닙니다. 이 운동을 하는 동안 통증을 호소해서는 안 되니 만약 통증이 있다면 반드시 전문가의 상담을 받도록 합니다.

체형 교정은 크게 2단계로 구성됩니다.

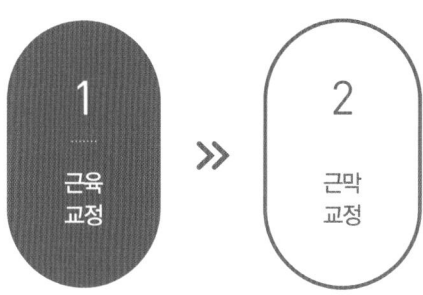

1단계   근육 교정

일자목이 있는 경우, 능형근(마름근), 장늑근(긴갈비근), 최장근(엉덩갈비근) 등의 근육에 과사용성 긴장이 나타납니다. 따라서 해당 근육들을 늘려줌으로써 신경계가 정상적인 근육의 긴장도를 조절할 수 있도록 자극해주는 것이 좋습니다.

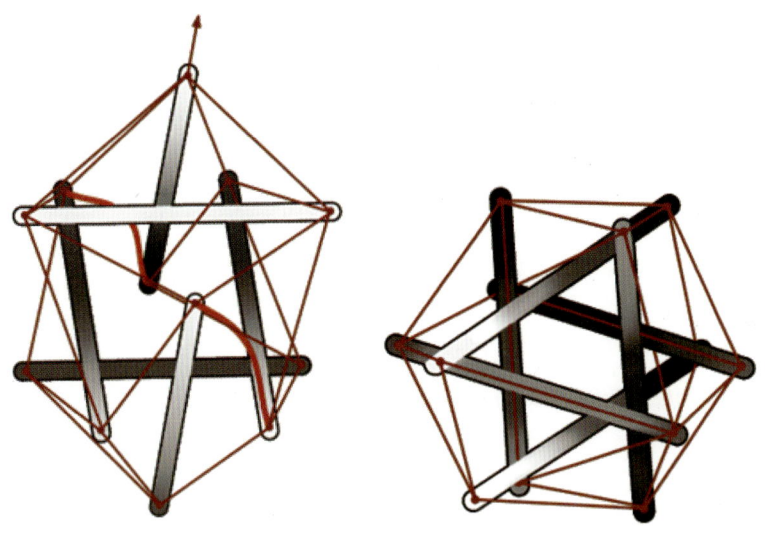

근육 이완

- 능형근(마름근) 스트레칭

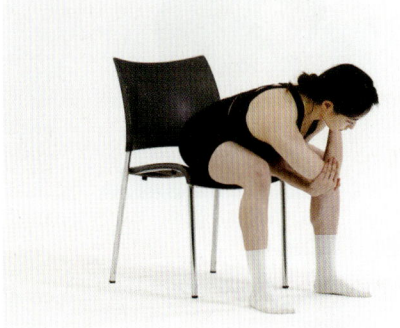 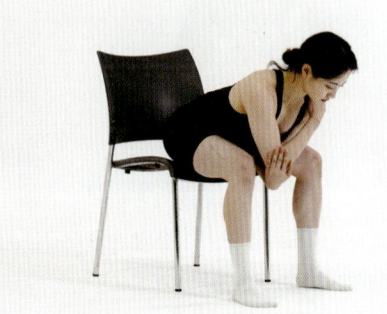

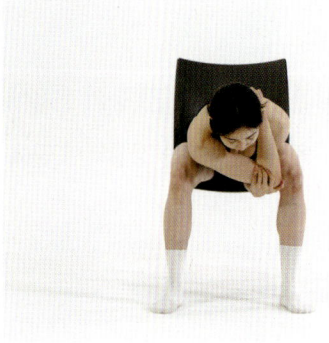 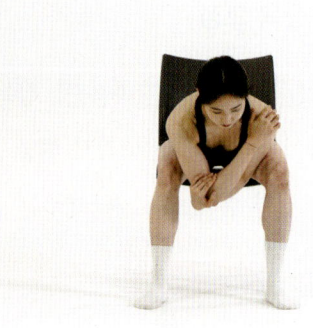

1   의자에 앉아서, 허리를 앞으로 숙여줍니다.
2   한 손으로 반대쪽 팔꿈치를 잡아준 다음, 그대로 몸쪽으로 당겨줍니다.
3   능형근(마름근) 부위가 늘어나는 느낌에 최대한 집중하면서 20초간 유지합니다.
4   2세트 반복합니다.

• 장늑근(긴갈비근)/최장근(엉덩갈비근) 스트레칭

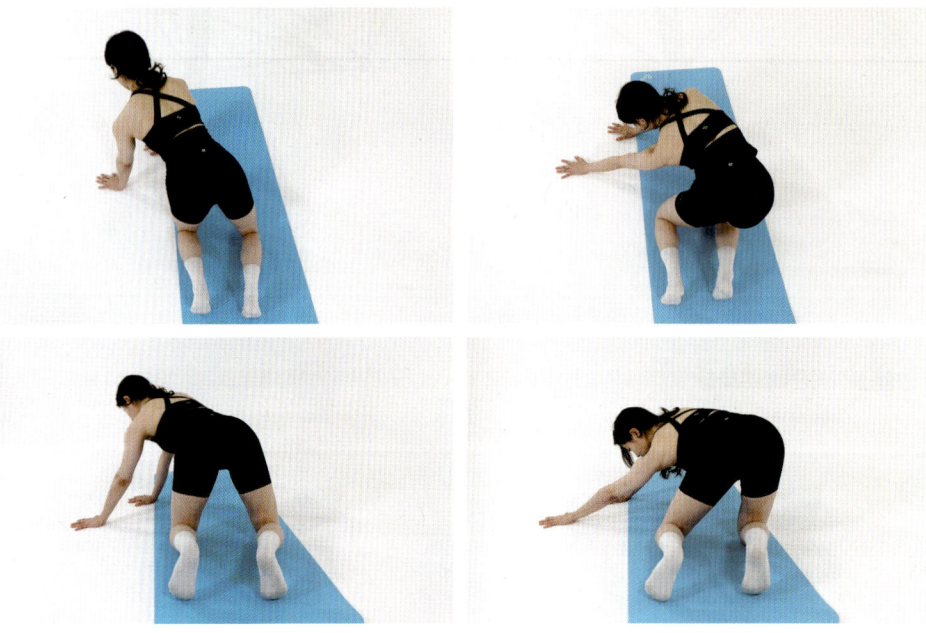

1   네발 기기 자세로 엎드린 다음, 양 손은 대각선 왼쪽을 짚어 균형을 유지합니다.
2   그 상태로, 오른쪽 등허리 부위가 최대한 늘어나게끔 천천히 골반을 오른쪽으로 밀어주고, 20초간 유지합니다.
3   2세트 반복합니다.

활성화 및 강화

목뼈가 불안정한 경우, 목뼈를 감싸고 있는 견갑거근(어깨올림근) 같은 근육들이 보상적으로 긴장하여 불균형 평형상태에 이르게 됩니다. 그래서 목뼈의 안정성을 강화시켜 줌으로써 우리 몸으로 하여금 보상성 근육 불균형이 나타나지 않도록 해주는 게 좋습니다.

• 목뼈 안정화 운동

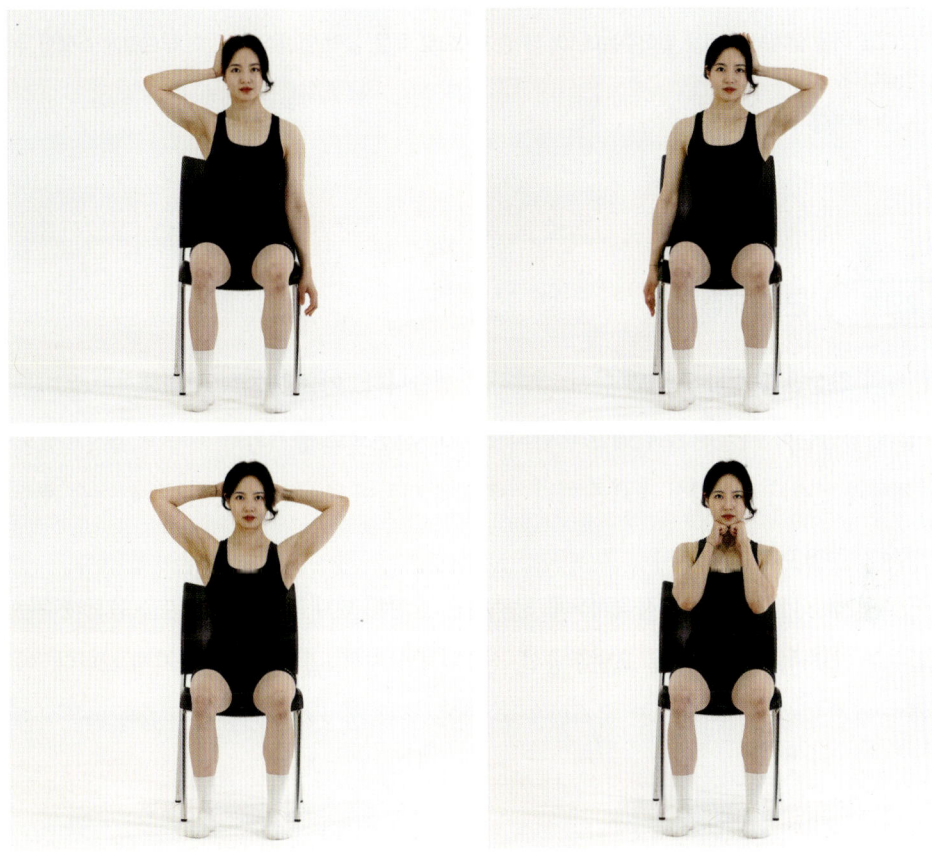

1. 첫 번째로 목 측면 근육을 강화하기 위해서, 목에 힘을 주어 목의 측굴을 유도하고, 이를 옆통수를 잡아서 버팁니다.
2. 두 번째로 목 뒤쪽 근육을 강화하기 위해서, 목에 힘을 주어 목의 신전을 유도하고, 이를 뒤통수에 깍지를 껴줌으로써 버팁니다.
3. 세 번째로 목 앞쪽 근육을 강화하기 위해서, 목에 힘을 주어 목의 굴곡을 유도하고, 이를 턱 밑에 주먹을 받쳐줌으로써 버팁니다.

일자목

• 심부 목 굴곡근 활성화 운동

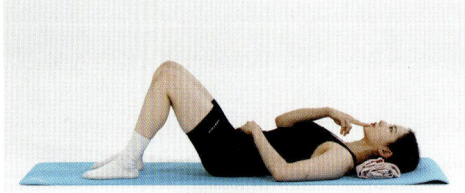 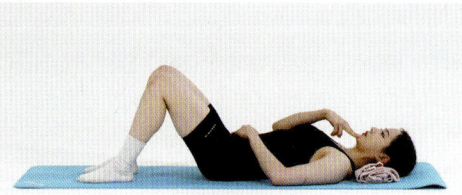

1 반듯이 누워서, 목 아래쪽에 수건을 돌돌 말아 깔아줍니다.
2 그리고 턱을 당겨서 수건을 밀어주는데, 이 때 손가락으로 턱을 살짝 밀어주면 좀 더 부드럽게 수행할 수 있습니다.
3 12번 반복합니다.

2단계 근막 교정

근육의 긴장만 교정하게 되면 다시 재발하기 쉽습니다. 이를 방지하기 위해서는 올바른 몸 상태가 단순히 자극된 부위에만 국한되지 않고 전신으로 동기화Synchronization 될 수 있도록, 체형과 연결된 근막경선 경로를 따라 움직임을 만들어 주어 기능적 연결Integration을 해주는 과정이 필요합니다.

즉, 과사용 긴장으로 인해 지속적으로 당겨지는 방향의 반대쪽으로 움직임을 유도해주는 것입니다. 일자목이 있는 경우 표면후방선, 심부후방상지선, 나선선이 당겨지게 됩니다. 이렇게 당겨진 방향의 반대쪽으로 움직임을 유도함으로써 정상적인 기능적 통합을 만들어줍니다.

- 표면후방선

(일자목이 있는 경우 표면후방선이 아래쪽으로 당겨지며, 스트레칭을 통해 위쪽으로 당겨준다)

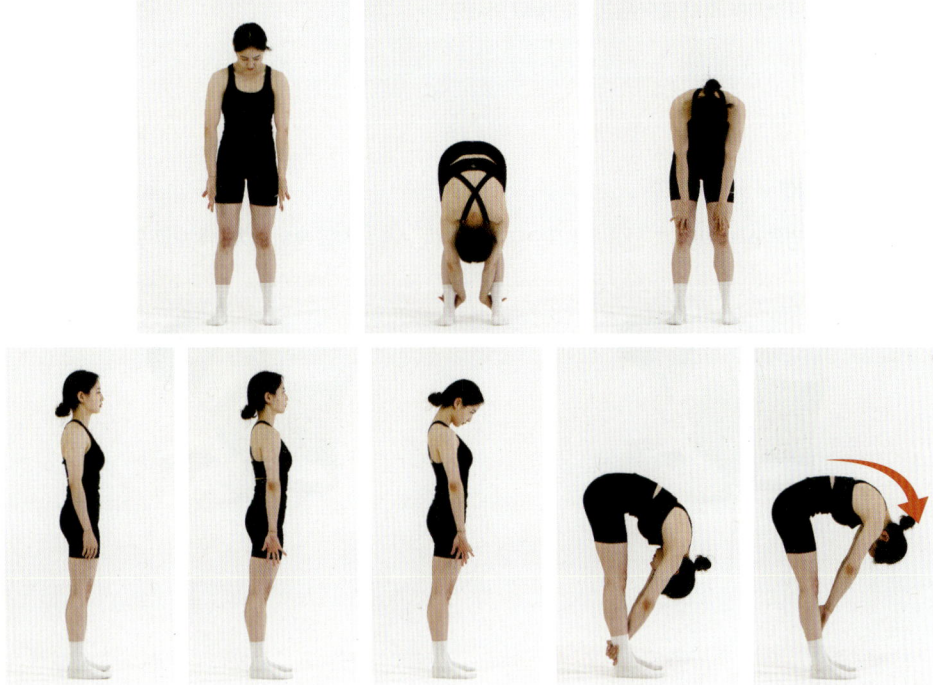

1 시작 자세

1. 편안하게 서서 다리를 어깨너비로 벌립니다.
2. 팔은 몸 옆에 자연스럽게 내려놓습니다.
3. 손바닥은 바깥쪽을 바라보도록 팔 안쪽돌림을 해줍니다.

2 스트레칭 동작

1. 천천히 고개를 앞으로 숙여 턱이 가슴에 닿도록 합니다.
2. 어깨와 팔을 늘어뜨린 채, 상체를 천천히 앞으로 숙여 손이 발 뒷꿈치 안쪽에 닿도록 합니다.
3. 가능한 만큼 상체를 숙인 후, 이 자세를 몇 초간 유지합니다.
4. 천천히 상체를 들어 올려 준비 자세로 돌아갑니다.
5. 이 과정을 반복합니다.

일자목

3 주의사항

1. 천천히 움직이며 호흡을 자연스럽게 유지하세요.
2. 통증이 느껴지면 즉시 중단하고 무리하지 마세요.

• 심부후방상지선

(일자목이 있는 경우 심부후방상지선이 척추쪽으로 당겨지며, 스트레칭을 통해 날개뼈쪽으로 당겨준다)

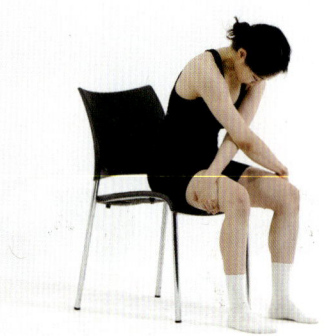 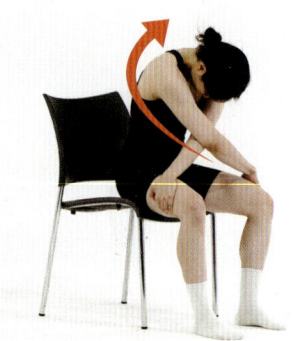

1 시작 자세

1. 의자에 앉아 척추를 곧게 세우고, 발은 바닥에 편안하게 두세요.
2. 양손은 무릎 바깥쪽으로 교차해서 두고, 편안한 자세를 유지합니다. 이때 숨을 내쉬면서 몸의 긴장을 풀어줍니다.

2 스트레칭 동작

1. 상체를 숙이고, 양 다리를 벌려 등이 늘어나도록 합니다. 이 자세를 20~30초간 유지합니다.
2. 천천히 원래 자세로 돌아옵니다. 반대쪽도 같은 방법으로 스트레칭을 실시합니다.

• 나선선

(일자목이 있는 경우 나선선이 척추쪽으로 당겨지며, 스트레칭을 통해 날개뼈 쪽으로 당겨준다)

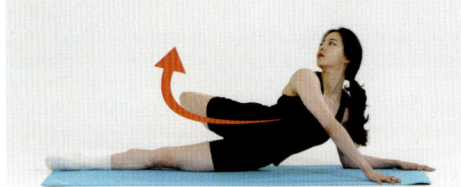 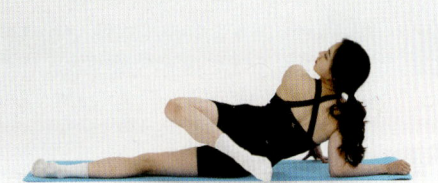

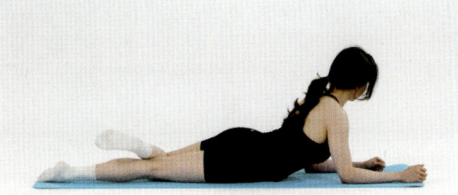

1 시작 자세

1. 매트에 엎드려 팔꿈치를 바닥에 대고 상체를 지탱합니다.
2. 양 다리는 바닥에 편안하게 놓습니다.
3. 한쪽 다리를 무릎을 구부려 위로 들어 올립니다.
4. 이때, 상체는 바닥에 안정적으로 지탱한 상태를 유지합니다.

2 스트레칭 동작

1. 이렇게 준비 자세에서 상체를 반대 방향으로 천천히 돌립니다.
2. 시선은 상체가 돌아가는 방향을 따라갑니다.
3. 팔꿈치는 여전히 바닥에 대고 상체를 지탱합니다.
4. 위로 들어 올린 다리를 반대쪽 다리 위로 넘겨 교차합니다.
5. 무릎을 구부린 상태로 유지합니다.
6. 이 자세를 유지하며 15-30초 동안 깊게 호흡합니다.
7. 스트레칭을 충분히 느끼면서 근육이 이완되는 것을 느낍니다.
8. 천천히 원래 자세로 돌아가 반대쪽도 동일하게 반복합니다. 이 자세를 유지하면서 천천히 호흡합니다.
9. 15-30초 동안 이 자세를 유지하며 근육이 이완되도록 합니다.

레퍼런스

Li, J., Zhang, D., & Shen, Y. (2020). Impact of cervical sagittal parameters on axial neck pain in patients with cervical kyphosis. *Journal of Orthopaedic Surgery and Research, 15*, 1-7.

Lee, S. H., Hyun, S. J., & Jain, A. (2020). Cervical sagittal alignment: literature review and future directions. *Neurospine, 17*(3), 478.

Lan, Z., Wu, Z., Huang, Y., & Xu, W. (2021). Increased Neck Tilt/T1 slope ratio may play an important role in patients with cervical kyphosis. *BMC Musculoskeletal Disorders, 22*, 1-7.

Khalil, N., Bizdikian, A. J., Bakouny, Z., Salameh, M., Bou Zeid, N., Yared, F., ... & Assi, A. (2018). Cervical and postural strategies for maintaining horizontal gaze in asymptomatic adults. *European Spine Journal, 27*, 2700-2709.

MEMO

"호주물리치료사의 13가지 체형교정법" 집필진이 만든
체형교정 전문가를 위한 필독서

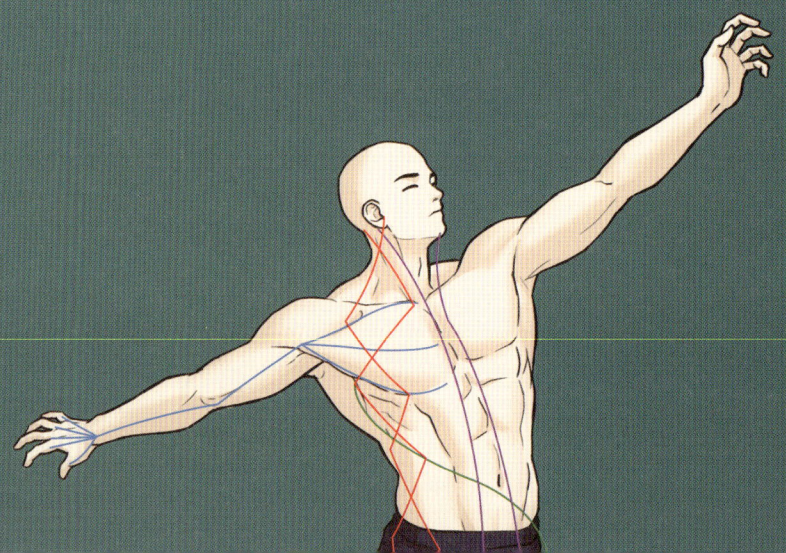

PART

2

상체 체형과 근막경선

굽은 등 | 편평 등 | 스웨이백

04.
굽은 등
Rounded shoulder

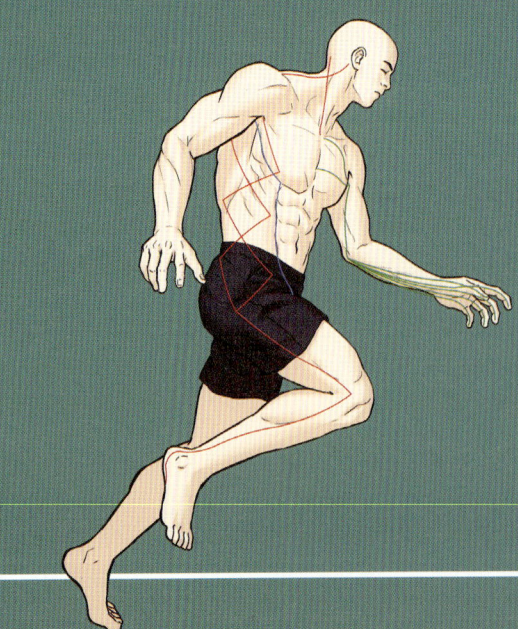

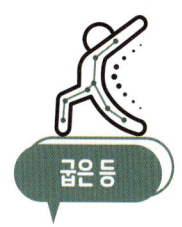

굽은 등이란

    굽은 등은 말 그대로 등이 둥글게 굽은 체형을 의미하며, 날개뼈가 앞쪽으로 당겨지고 어깨가 안쪽으로 말려 있는 상태를 말합니다. 이러한 체형에서는 팔을 들어 올릴 때 정상적인 가동 범위가 나오지 않고 지속적으로 충돌이 발생하게 됩니다.

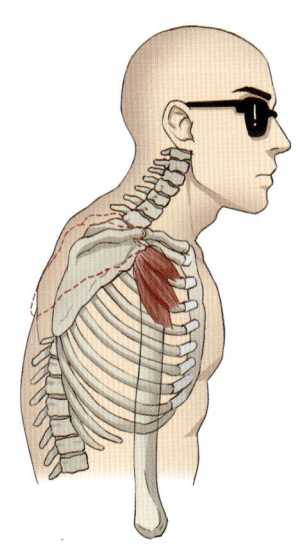

정상적인 경우, 팔을 들어 올릴 때 날개뼈가 뒤로 기울어져야 하지만, 날개뼈가 앞쪽으로 당겨진 굽은 등 체형에서는 계속해서 충돌이 발생하게 됩니다.

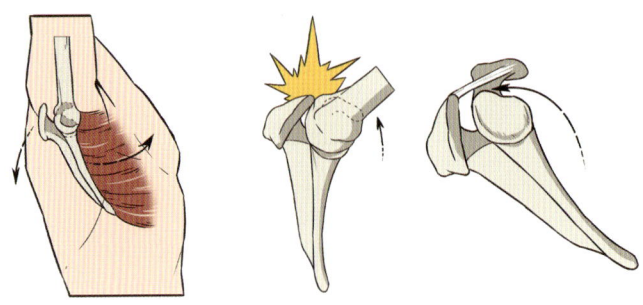

실제로 굽은 등 자세와 어깨 충돌 증후군 사이에는 매우 높은 연관성이 있으며, 굽은 등 자세가 어깨의 움직임과 통증에 강력한 영향을 미친다는 연구도 존재합니다. 즉, 굽은 등을 방치하면 어깨를 들어 올릴 때마다 끊임없이 충돌이 발생하여 어깨 충돌 증후군이나 회전근개염과 같은 어깨 질환으로 이어지기 쉽습니다.

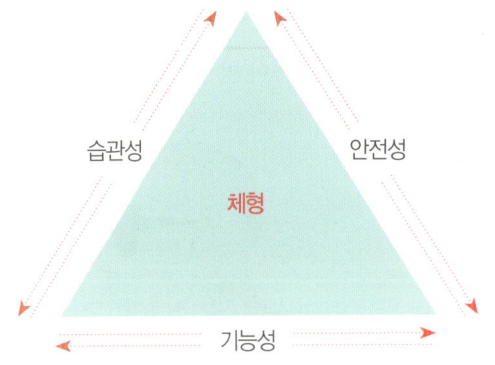

따라서 굽은 등이 있는 경우 반드시 교정해주는 것이 좋습니다. 체형의 틀어짐은 대부분 복합적인 원인에 의해 발생하기 때문에, 이를 모두 고려하여 교정해줄 필요가 있습니다. 체형의 틀어짐은 크게 세 가지 원인에 의해 발생하며, 각각의 원인들은 서로 상호작용하기 때문에 모든 원인을 해결해줘야 합니다. 가장 먼저 습관성부터 살펴보겠습니다.

굽은 등의 원인 1 습관성

굽은 등의 원인은 습관성, 안정성, 기능성 원인으로 크게 세 가지로 구성됩니다. 이 각각의 원인들은 서로 상호작용하며 영향을 주기 때문에, 동시에 개선시키는 것이 예방 측면이나 교정 효과 측면에서 훨씬 더 효과적일 것입니다. 굽은 등을 만드는 습관은 등이 둥글게 말리는 습관이라고 할 수 있으며, 이는 크게 두 가지 유형이 있습니다.

1 | 굽은 등 자세(아기 안기, 스마트폰)

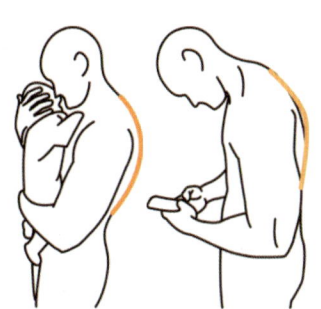

굽은 등은 일상생활 동안 나쁜 자세를 지속하게 되면 발생하는 경우가 많습니다. 예를 들어, 아기를 안아주느라 계속 굽은 등 자세를 유지하거나, 스마트폰이나 태블릿을 사용할 때 서서 굽은 등 자세를 유지하는 것입니다. 잠깐 동안 등이 말린 상태를 유지하는 것은 문제가 없지만, 이 상태를 장시간 지속하게 되면 필연적으로 굽은 등이 나타나게 됩니다. 이러한 경우 자세를 지속적으로 바꾸거나, 등이 둥글게 말리지 않도록 세운 자세를 유지하는 것이 중요합니다. 예를 들어, 머리를 숙여 스마트폰을 보는 대신 정면에 놓고 보거나, 아기를 직접 안는 대신 힙시트를 활용하여 등이 둥글게 말리는 자세를 예방할 수 있습니다.

2 | 수면 자세

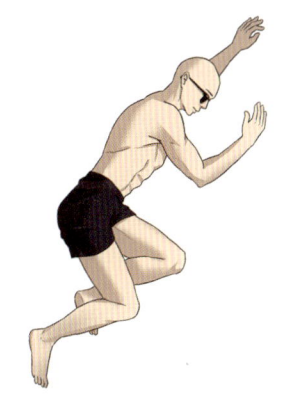

옆으로 누워서 자면 자연스럽게 등이 둥글게 말리는 것을 볼 수 있습니다. 즉, 수면 시간 내내 굽은 등 자세가 유지되는 것입니다. 만약 옆으로 누워서 자야 잠이 잘 온다면, 안고 잘 수 있는 바디필로우를 활용하는 것도 방법입니다. 바디필로우를 사용하면 옆으로 누워서 자면서 동시에 굽은 등 자세를 예방할 수 있습니다.

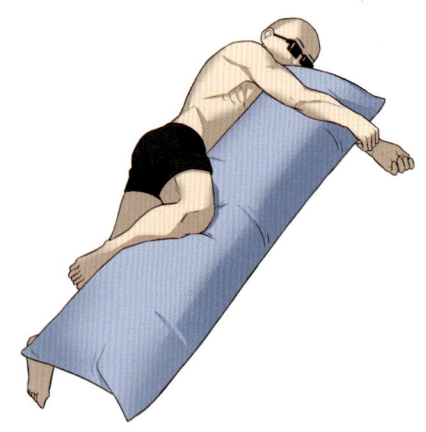

굽은 등의 원인 2 안정성

굽은 등은 주로 등 상부와 어깨 주변의 근육 불균형에서 비롯됩니다. 날개뼈(견갑골)가 불안정해질 때, 이를 보상하려는 근육들이 지속적으로 긴장하게 됩니다. 특히, 등 상부의 승모근(등세모근)과 소흉근(작은가슴근)이 보상적으로 긴장하게 되어 굽은 등이 나타날 수 있습니다. 이러한 근육들은 날개뼈를 앞으로 당기려는 경향이 있어, 굽은 등을 초래합니다.

따라서 날개뼈 주변 근육이 제 기능을 할 수 있도록 만들어 근육 불균형이 발생하지 않도록 해야 합니다. 날개뼈를 안정화시켜주는 핵심 근육은 회전근개와 전거근(앞톱니근)으로, 이들은 날개뼈 깊숙한 곳에 부착되어 날개뼈를 몸통에 밀착시켜주는 역할을 수행합니다. 이 근육들이 강화되고 균형을 이룰 때, 날개뼈의 위치가 정상적으로 유지되어 굽은 등을 방지할 수 있습니다.

굽은 등의 원인 3 기능성

굽은 등이 있는 사람들은 등이 둥글게 말리고 어깨가 내회전된 체형에 적응된(Adapted) 상태로, 등이 둥글게 말리고 어깨가 내회전된 상태를 정상으로 인식하게 됩니다. 이러한 비정상적인 적응 상태는 세 가지 단계에 걸친 기능적 통합을 통해 교정할 수 있습니다.

1단계 | 굽은 등 체형의 근막경선 이해하기

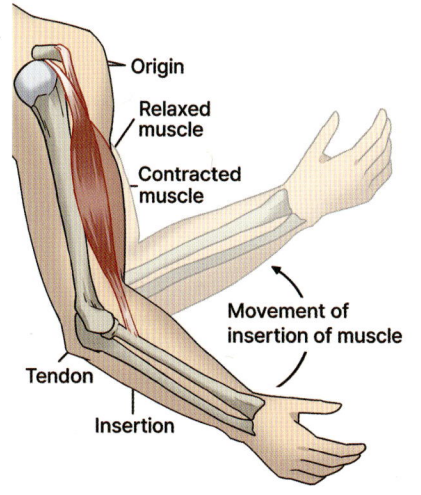

일반적으로 근육은 정지Insertion에서 기시Origin 방향으로 수축하며, 과사용으로 인해 긴장이 나타나는 근육들도 정지에서 기시 방향의 긴장성Tension을 띕니다. 이러한 긴장성은 특정 근막경선을 당기는 동력Momentum을 제공하기 때문에, 과사용으로 긴장이 나타나는 근육을 살펴보면 근막경선이 어떤 방향으로 당겨지는지 추측할 수 있습니다.

굽은 등의 근육 불균형

• 과사용 근육

굽은 등이 있는 경우 대흉근(큰가슴근), 소흉근(작은가슴근), 광배근(넓은등근), 삼각근(어깨세모근), 승모근(능세모근)은 과사용되는 경우가 많습니다.

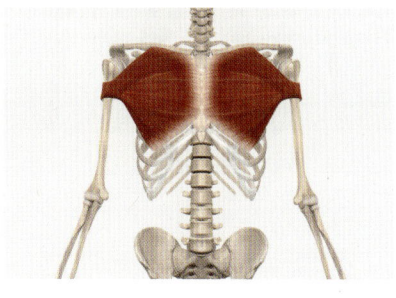

대흉근(큰가슴근)
⭐ Key muscle

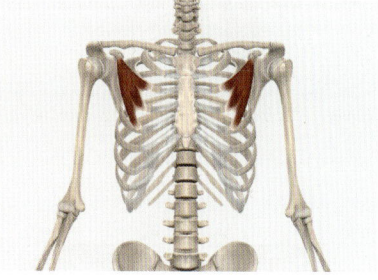

소흉근(작은가슴근)
⭐ Key muscle

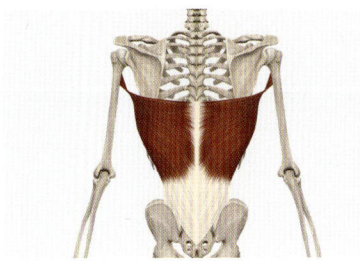
광배근(넓은등근)

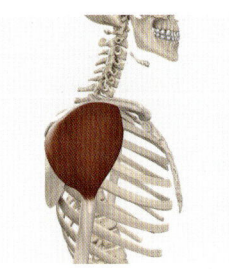
삼각근(어깨세모근)

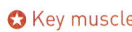

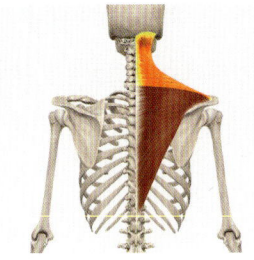
승모근(등세모근)

• 약화된 근육

전거근(앞톱니근), 능형근(마름근), 극상근(위가시근), 극하근(아래가시근)은 약해져 있는 경우가 많습니다.

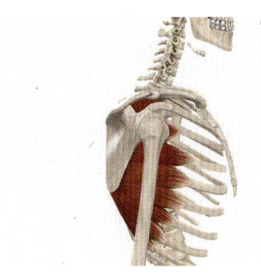
전거근(앞톱니근)

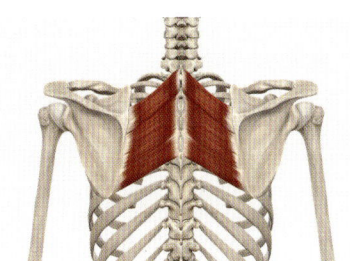
능형근(마름근)

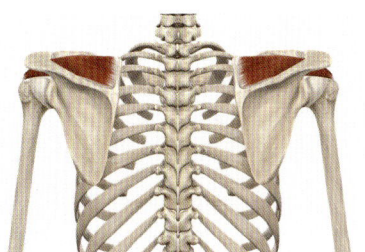
극상근(위가시근)

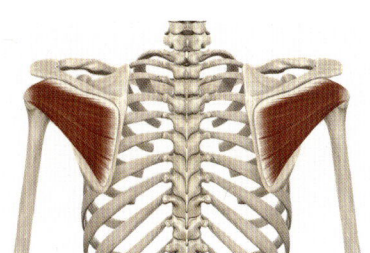
극하근(아래가시근)

굽은 등이 있는 경우 근육의 기시 방향으로 당겨지는 근막경선

- 심부전방상지선

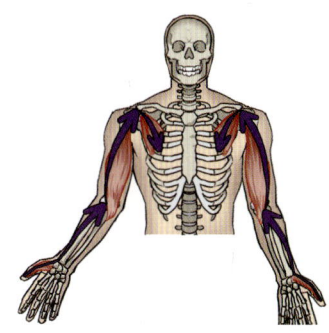 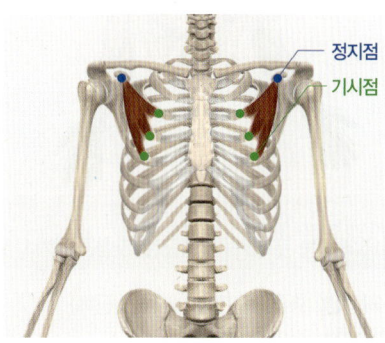

주요 과사용 근육1 – 소흉근(작은가슴근) 〈기시 방향으로 당겨짐〉

- **기시점**: 3, 4, 5번 늑골(갈비뼈)
- **정지점**: 오훼돌기(부리돌기)

» 굽은 등이 있는 경우 소흉근(작은가슴근)이 주로 긴장되며, 심부전방상지선이 오훼돌기(부리돌기)에서 늑골(갈비뼈)쪽으로 당겨지게 된다.

- 전방기능선

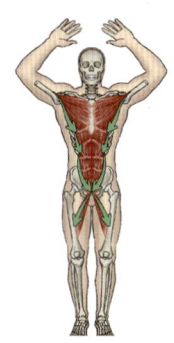 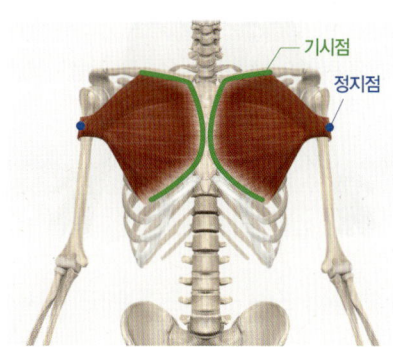

주요 과사용 근육2 – 대흉근(큰가슴근) 〈기시 방향으로 당겨짐〉

- **기시점**: 흉골(복장뼈)과 쇄골(빗장뼈)
- **정지점**: 상완골(위팔뼈)

» 굽은 등이 있는 경우 대흉근(큰가슴근)이 주로 긴장되며, 전방기능선이 상완골(위팔뼈)에서 흉골(복장뼈)쪽으로 당겨지게 된다.

• 표면전방상지선

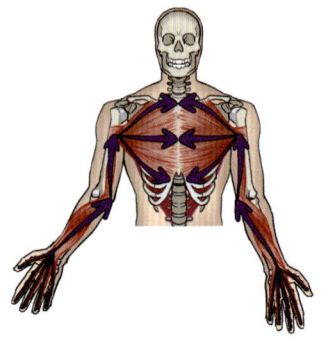 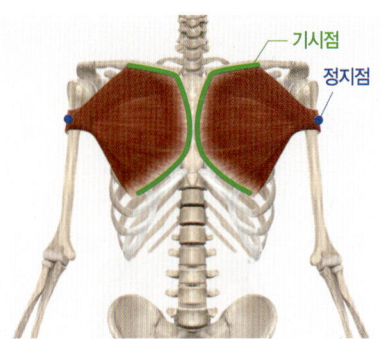

주요 과사용 근육3 – 대흉근(큰가슴근) 〈기시 방향으로 당겨짐〉

- **기시점:** 흉골(복장뼈)과 쇄골(빗장뼈)
- **정지점:** 상완골(위팔뼈)

» 굽은 등이 있는 경우 대흉근(큰가슴근)이 주로 긴장되며, 표면전방상지선이 상완골(위팔뼈)에서 흉골(복장뼈)쪽으로 당겨지게 된다.

• 표면후방상지선

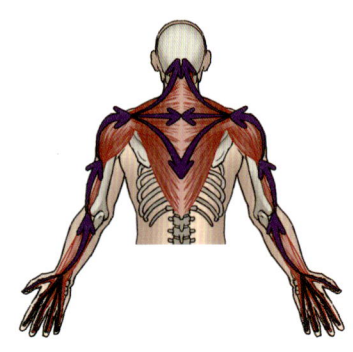 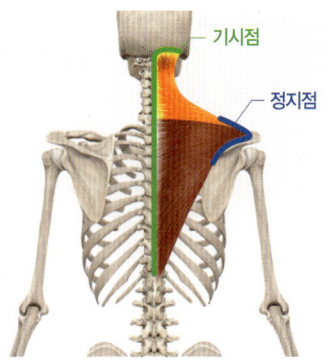

주요 과사용 근육4 – 승모근(등세모근) 〈기시 방향으로 당겨짐〉

- **기시점:** 척추뼈 극돌기
- **정지점:** 날개뼈와 쇄골(빗장뼈)

» 굽은 등이 있는 경우 승모근(등세모근)이 주로 긴장되며, 표면후방상지선이 날개뼈에서 척추뼈 쪽으로 당겨지게 된다.

• 후방기능선

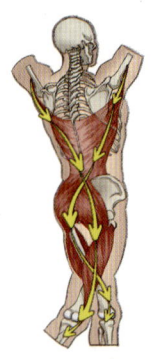 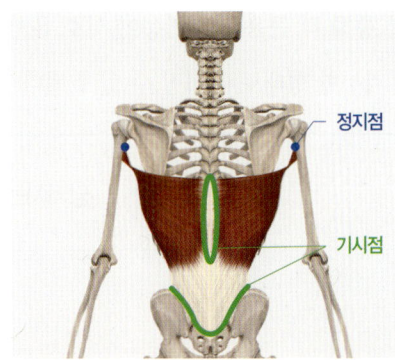

정지점
기시점

주요 과사용 근육5 – 광배근(넓은등근) 〈기시 방향으로 당겨짐〉

· **기시점**: 흉추, 골반
· **정지점**: 상완골(위팔뼈)

» 굽은 등이 있는 경우 광배근(넓은등근)이 주로 긴장되며, 후방기능선이 상완골(위팔뼈)에서 골반 쪽으로 당겨지게 된다.

2단계 │ 올바른 평형 상태(Balance Equilibrium State) 생성

굽은 등 체형에서 각 근막경선들이 어떻게 긴장되어 있는지 파악했다면, 두 번째 단계로 과사용성 긴장이 발생한 근육들을 이완시켜주는 과정이 필요합니다. 즉, 대흉근(큰가슴근), 소흉근(작은가슴근), 이두근, 광배근(넓은등근), 삼각근(어깨세모근), 승모근(등세모근)을 이완시켜 주는 것입니다. 이렇게 긴장된 근육들을 이완시켜주면 일시적으로나마 올바른 평형 상태Balance Equilibrium State를 이루게 되고, 자세 또한 이전보다 훨씬 좋은 형태를 띠게 됩니다. 그러나 이렇게 호전된 근육 불균형 상태는 기능적 연결이 완성되지 않은 상황에서 나타난 일시적인 현상이기 때문에 시간이 지나면 다시 돌아오게 됩니다. 그래서 가장 중요한 세 번째 단계를 꼭 진행해야 합니다.

3단계 │ 전신 동기화 및 기능적 연결

마지막 단계로, 올바른 몸 상태가 단순히 자극된 부위에만 국한되지 않고 전신으로 동기화Synchronization 될 수 있도록, 체형과 연결된 근막경선 경로를 따라 움직임을 만들어 주어 기능적 연결Integration을 해주는 과정이 필요합니다.

이는 과사용으로 인해 당겨진 방향의 반대 방향으로 움직임을 유도하는 것을 의미합니다. 이를 통해 각 근육들의 기능이 서로 유기적으로 통합될 수 있으며, 일시적인 효과가 아닌 지속 가능한 형태로 이어질 수 있게 됩니다.

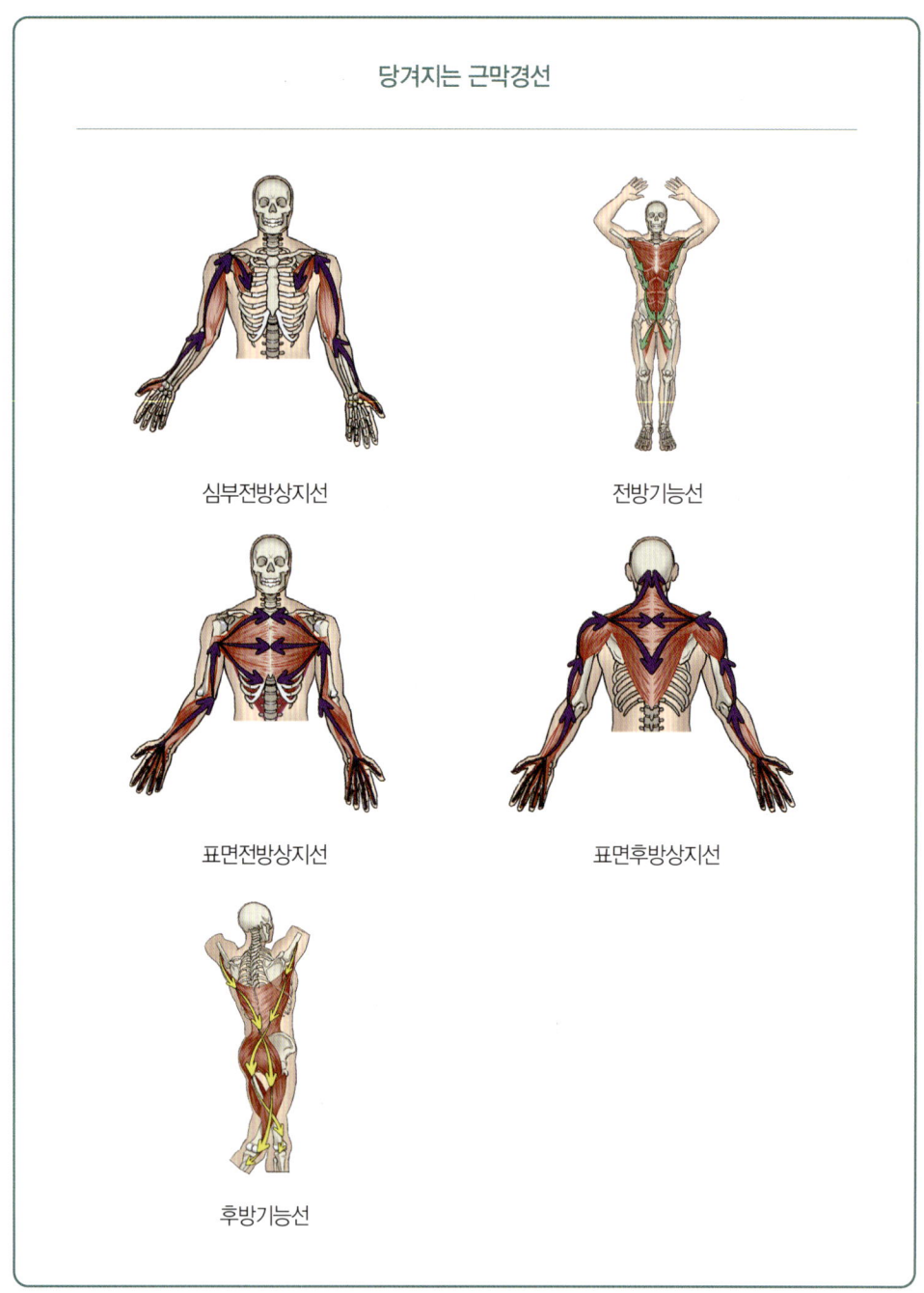

체형 평가

체형 평가는 크게 3가지 유형으로 분류할 수 있습니다.

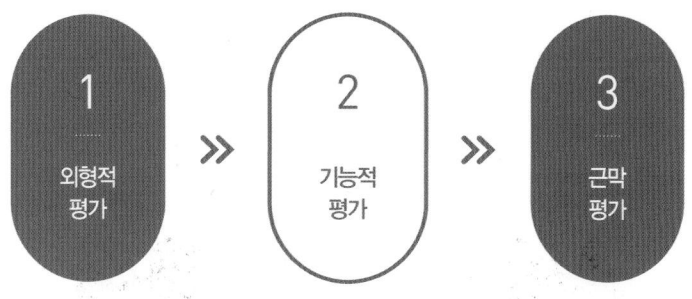

3가지 평가에서 모두 양성 반응이 의심된다면, 매우 높은 확률로 굽은 등 체형이라고 볼 수 있습니다.

외형적 평가

외형적 평가는, 편안한 자세에서 관측되는 모습이 굽은 등에 가까운지를 보는 것입니다.

평가1   누웠을 때 어깨 높이

▼ 평가법

1 | 누웠을 때 양 어깨가 바닥에 닿는지 확인합니다.
2 | 정상적인 경우 양 어깨는 바닥에 닿지만, 라운드 숄더가(굽은 등)이 있다면 어깨가 바닥에 닿지 않고 떠 있을 것입니다.

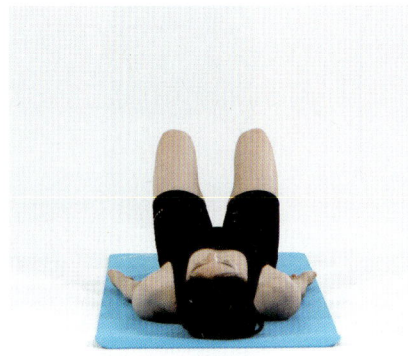 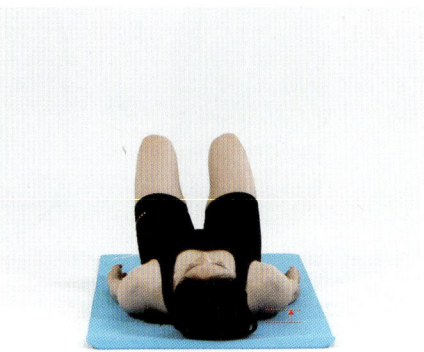

정상   비정상

평가2 굽은 등 자가진단

▼ **평가법**

1 | 거울을 보고 선 자세에서 눈을 감습니다.
2 | 팔에 힘을 빼기 위해 어깨를 3~5번 정도 털어줍니다.
3 | 정면, 후면, 측면 모습을 촬영합니다.

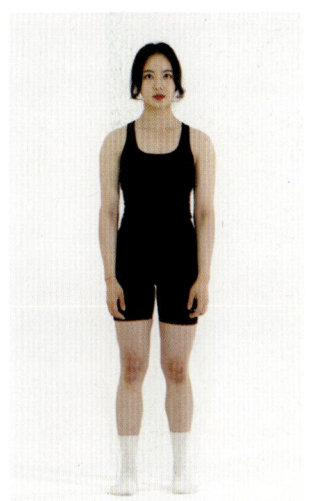 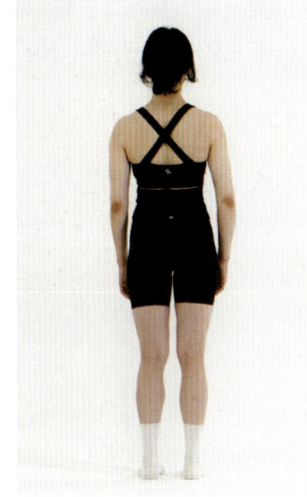 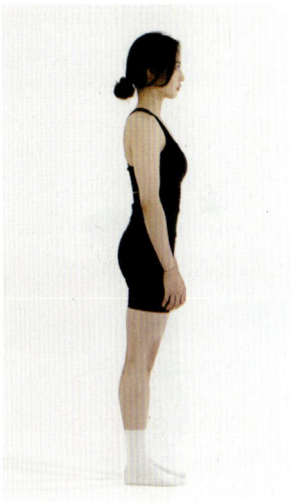

정상

▼ 분석 결과

1. **정상 기준(둘 다 충족해야 함)**
   - ✓ 귀와 어깨뼈 중앙이 수직선상에 위치함
   - ✓ 손등이 바깥쪽을 향함

2. **비정상 케이스**
   - ✓ 날개뼈가 바깥쪽으로 벌어진 경우(견갑골 전인 근육의 단축이 예상되는 케이스)
   - ✓ 손등이 정면을 향하는 경우(어깨 내회전 근육들의 단축이 예상되는 케이스)
   - ✓ 등이 과도하게 굽은 경우(복근은 단축되고 기립근은 약해진 케이스)

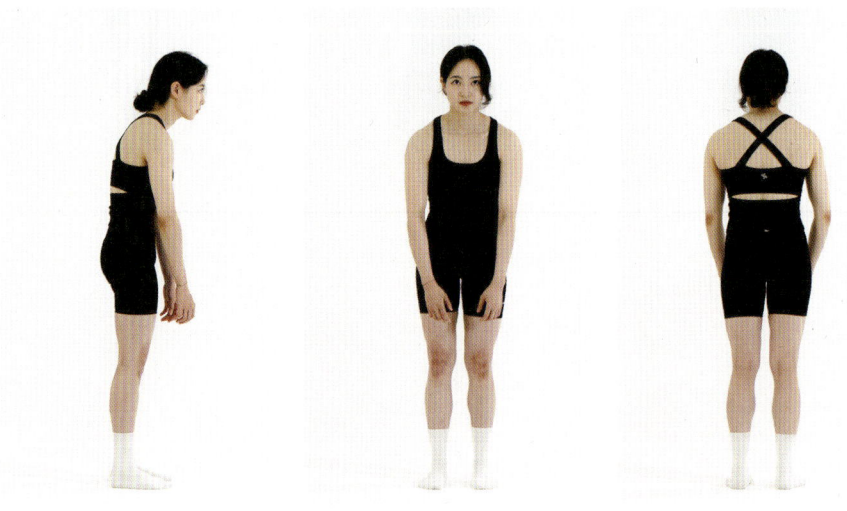

비정상

기능적 평가

기능적 평가는, 목이나 어깨의 움직임이 굽은 등을 유발할 수 있는지를 보는 것입니다. 만약 움직임에서 굽은 등 유발 패턴이 발견된다면, 굽은 등이 있을 가능성이 높습니다.

평가   어깨 움직임 검사

▼ 평가법

1 | 벽에 발뒤꿈치부터 엉덩이 등 머리를 다 붙입니다.
2 | 턱을 살짝 당기고 양 팔을 90도로 들어 올린 뒤 벽에 붙입니다.
3 | 팔꿈치와 손등이 전부 벽에 닿는지 확인합니다.

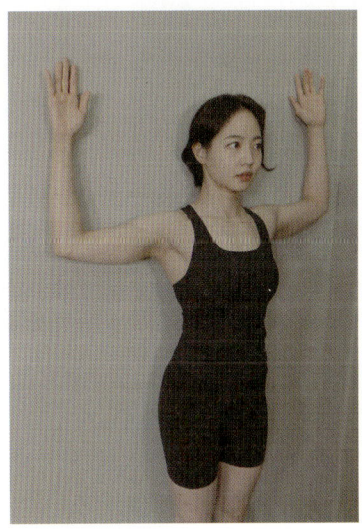 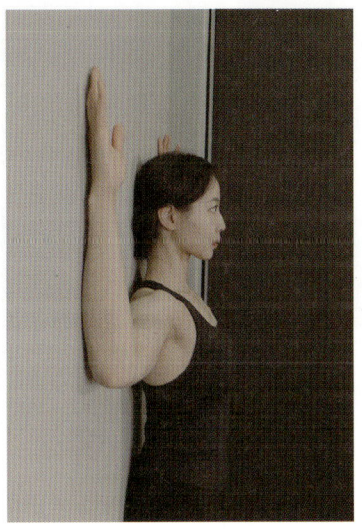

정상

> ▼ 분석 결과

1. **정상 기준(둘 다 충족해야 함)**
   - ✓ 골반과 등이 벽에 닿음
   - ✓ 팔이 뜨지 않고 벽에 완전히 닿음

2. **비정상 케이스**
   - ✓ 허리가 뜨는 경우(광배근(넓은등근)이 짧거나 어깨의 외회전이 제한돼서 생기는 보상작용)
   - ✓ 팔 위쪽이 뜨는 경우(어깨가 앞으로 굽어서, 견갑골과 어깨 가동 범위가 제한되는 케이스)
   - ✓ 목이 앞으로 내밀어지는 경우(어깨가 아닌, 등이 굽은 케이스)
   - ✓ 팔꿈치가 뜨는 경우(견갑골과 어깨의 가동 범위에 제한이 생긴 케이스)

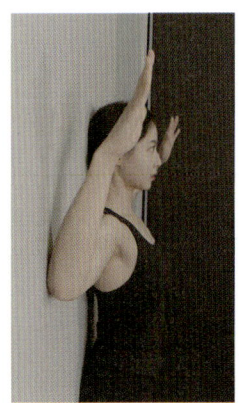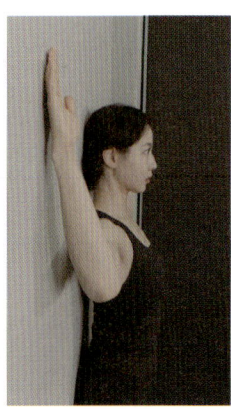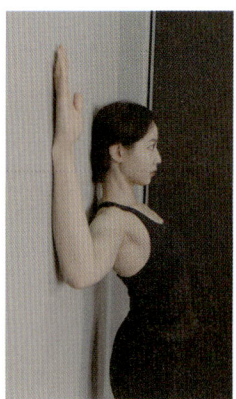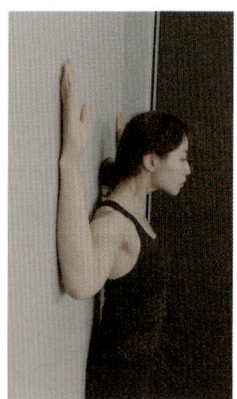

비정상

근막 평가

　근막 평가는, 굽은 등이 있는 경우 아래쪽으로 당겨지는 근막들이 실제로 아래쪽으로 당겨져 있는지 확인하는 것입니다. 당겨진 근막경선이 많을수록, 굽은 등 또한 더욱 심할 가능성이 높습니다.

 아래 근막 스트레칭을 수행할 때, 해당 근막평가에서 양성 반응이 나타난 근막에 한해서 스트레칭을 수행하는 게 좋습니다!

굽은 등이 있는경우 당겨지는 근막경선

평가1-2　심부전방상지선 / 표면전방상지선

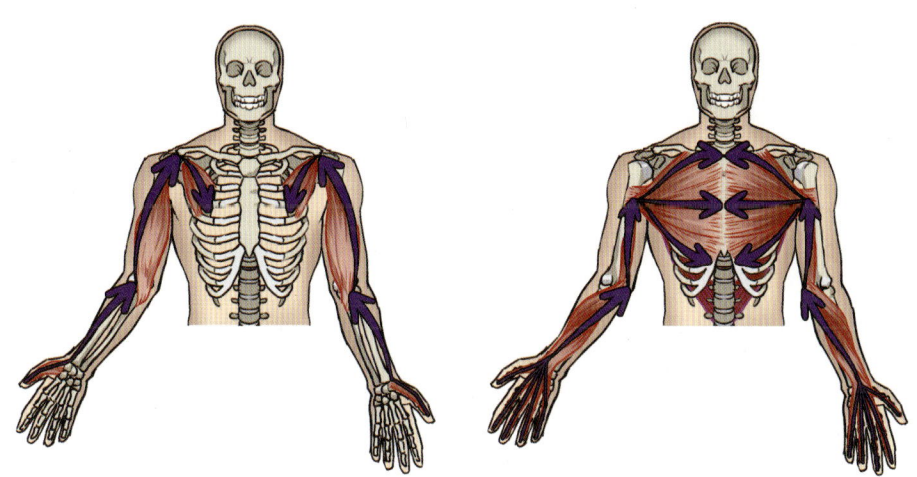

굽은 등

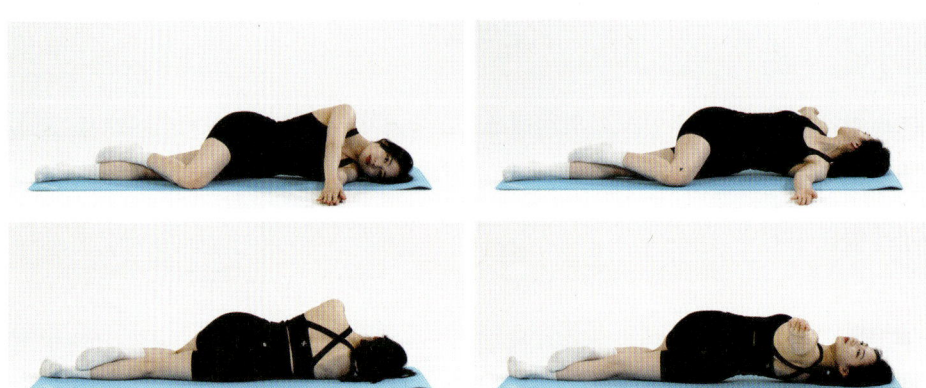

1 시작 자세

1. 매트에 옆으로 누워 팔을 바닥에 댑니다.
2. 아래쪽 다리는 편안하게 펴고, 위쪽 다리는 무릎을 구부려 바닥에 놓습니다.

2 진행 방법

1. 위쪽 팔을 천천히 뒤로 넘기며 상체를 회전시킵니다.
2. 이때, 시선도 함께 뒤쪽을 향합니다.
3. 상체를 최대한 뒤로 돌려 팔을 바닥에 대려고 합니다.

3 양성 기준

1. 팔이 어깨선과 수평면에 이를 정도로 충분히 내려가지 않고, 가슴 부위에서 강한 긴장감이 느껴지는 경우 양성 반응으로 판단합니다.
2. 팔을 바닥에 대려고 할 때 어깨에서 통증이나 불편감이 나타나는 경우 양성 반응으로 판단합니다.

평가3　　전방기능선

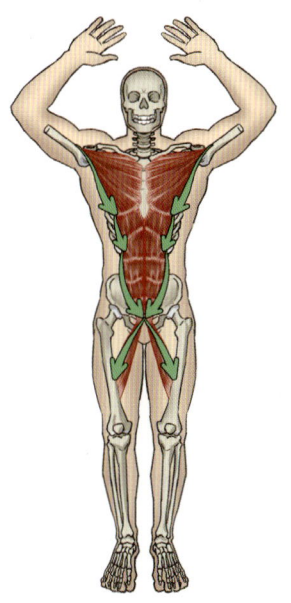

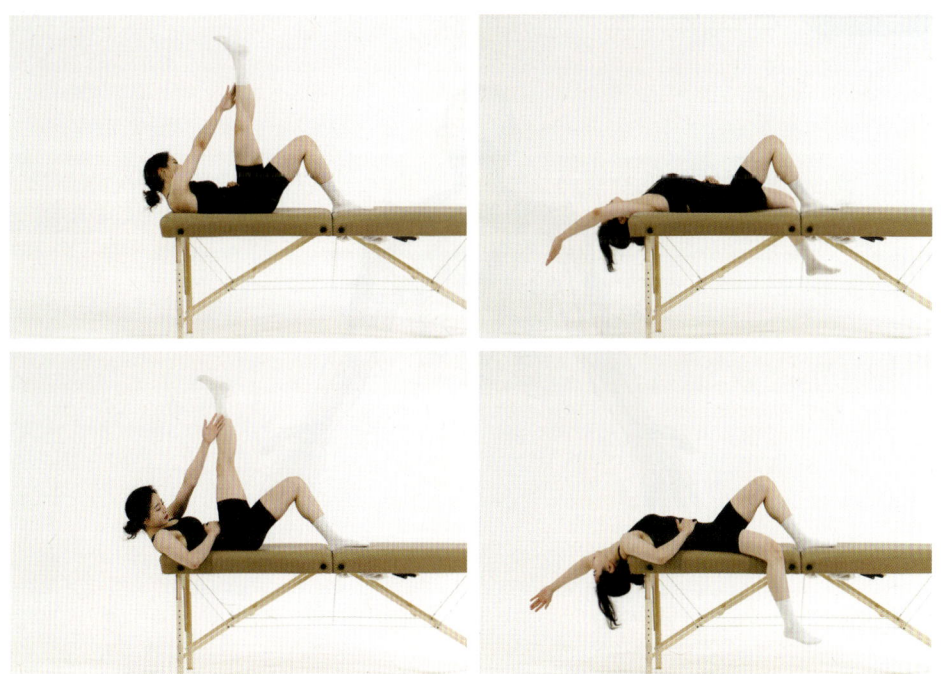

굽은 등

1 시작 자세

1. 피험자는 머리가 베드 끝에 살짝 나오도록 눕습니다.
2. 한쪽 무릎은 굽혀서 체중을 지지하고, 같은 손 반대쪽 다리를 들어 올려 정강이를 잡아줍니다. (유연성이 제한된다면 손끝만 닿아도 좋습니다)

2 진행 방법

1. 들어 올린 다리와 팔을 베드 밖으로 내려뜨립니다.
2. 반대도 마찬가지로 진행합니다.

3 양성 기준

1. 내려뜨린 팔의 각도가 180도 미만으로 나타납니다. (정상적인 경우 베드보다 1~20도 가까이 더 내려가야 합니다)
2. 허벅지가 베드에서 떠 있거나 전방기능선 라인으로 강하게 당겨지는 느낌이 듭니다.

평가4　표면후방상지선

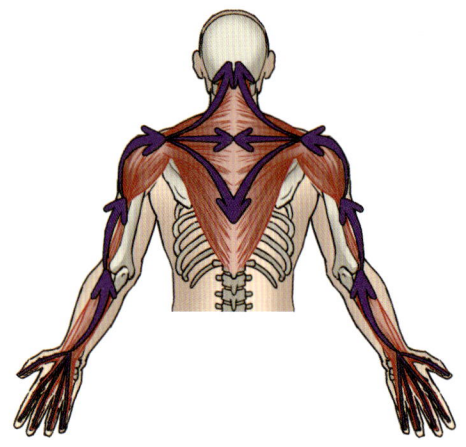

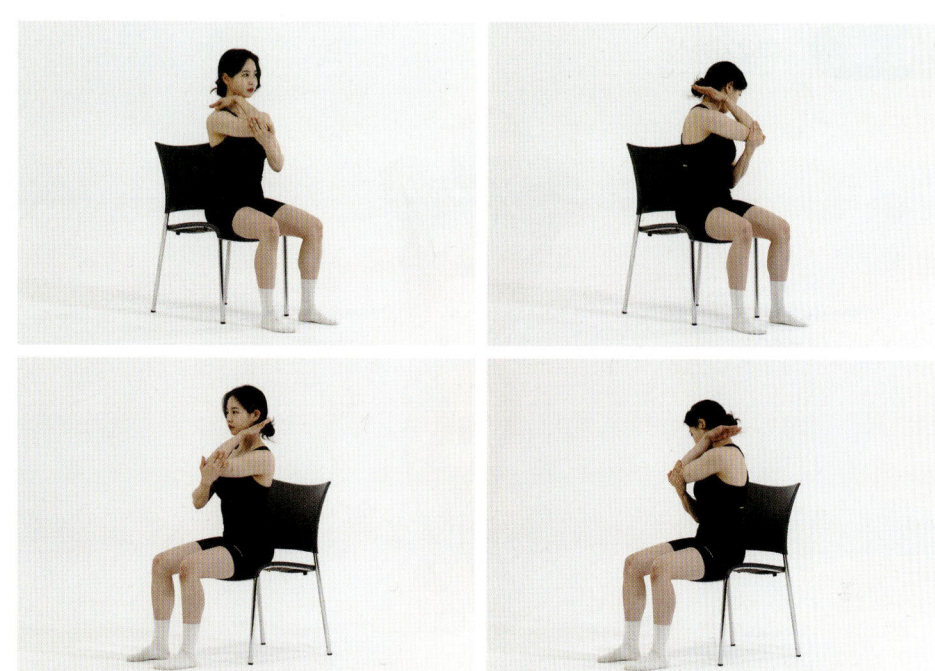

1 시작 자세

1. 의자에 앉아 척추를 똑바로 세운 상태에서 시작합니다.

2 진행 방법

1. 테스트할 쪽 팔을 구부리며 어깨 위로 넘깁니다. (손목은 중립을 유지)
2. 반대 팔을 이용해 팔꿈치를 가슴 쪽으로 당깁니다. 몸통, 목과 시선도 동시에 돌려주며 늘려줍니다.
3. 이때, 어깨가 위로 올라가지 않도록 주의합니다.
4. 반대쪽도 동일하게 테스트합니다.

3 양성 기준

1. 팔을 당길 때 어깨에서 소리가 나타나거나, 찝히는 느낌이 드는 경우 양성 반응으로 판단합니다.
2. 팔을 당길 때 어깨가 뽑힐 것 같은 불안감이 드는 경우 양성 반응으로 판단합니다.

평가5   후방기능선

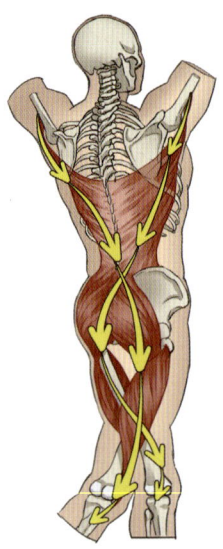

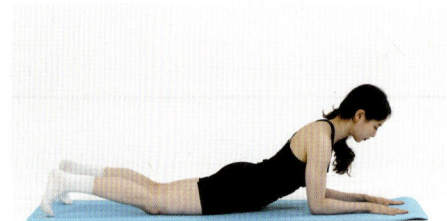 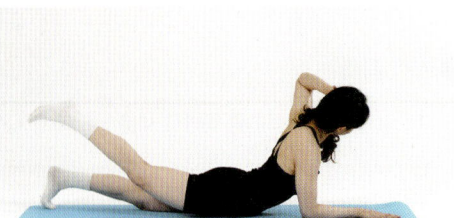

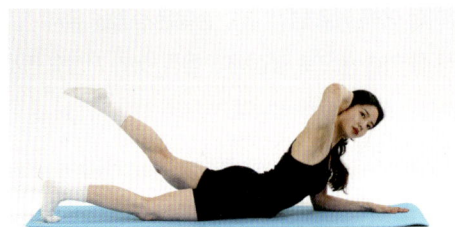

1 시작 자세

1. 바닥에 엎드려서 팔꿈치를 구부리고 팔꿈치 밑으로 체중을 지탱합니다.
2. 양 다리는 쭉 뻗은 상태로 유지합니다.

2 진행 방법

1. 한쪽 다리를 천천히 들어올리면서 같은쪽 팔꿈치로 체중을 지탱합니다.
2. 동시에 올린 다리의 반대쪽 팔은 머리 뒤에 위치시키고 뒷쪽으로 당겨 줍니다.
3. 천천히 내리며 원래 자세로 돌아갑니다.
4. 반대쪽도 진행합니다.

3 양성 기준

1. 팔꿈치를 들어 올릴 때, 허리에서 꺾이는 느낌이 들거나 통증이 나타난다면 양성 반응으로 판단합니다.
2. 팔꿈치를 들어 올릴 때, 팔꿈치가 완전히 들어올려지지 않고 겨드랑이 쪽에서 강한 긴장감이 느껴진다면 양성 반응으로 판단합니다.

체 형 교 정

굽은 등 교정 운동법

시작하기 앞서 주의사항을 알려 드리겠습니다.

> **첫 번째** 교정 운동을 할 때 최소한 20~30분 이상은 투자하세요. 짧고 굵게 하는 운동은 재활 운동이 될 수 없습니다.
>
> **두 번째** 아래의 프로그램은 주 2회 운동 프로그램입니다. 이 프로그램을 따라 한다고 즉각적으로 몸이 좋아지지는 않습니다. 다소 시간이 소요될 수 있으니 참고하세요.
>
> **세 번째** 이 프로그램은 몸의 한계를 뛰어넘기 위한 프로그램이 아닙니다. 이 운동을 하는 동안 통증을 호소해서는 안 되니 만약 통증이 있다면 반드시 전문가의 상담을 받도록 합니다.

체형 교정은 크게 2단계로 구성됩니다.

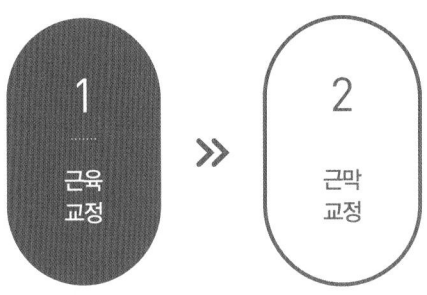

> **1단계** 근육 교정

굽은 등이 있는 경우, 대흉근(큰가슴근), 소흉근(작은가슴근), 광배근(넓은등근), 삼각근(어깨세모근), 승모근(등세모근) 등의 근육에 과사용성 긴장이 나타나는 반면, 전거근(앞톱니근), 능형근(마름근), 극상근(위가시근), 극하근(아래가시근) 등의 근육은 약해져 있는 경우가 많습니다.

따라서 과사용되어 긴장된 근육들은 이완시켜주고, 약해진 근육들은 활성화 혹은 강화시켜 줌으로써 신경계가 정상적인 근육의 긴장도를 조절할 수 있도록 자극해 주는 것이 중요합니다.

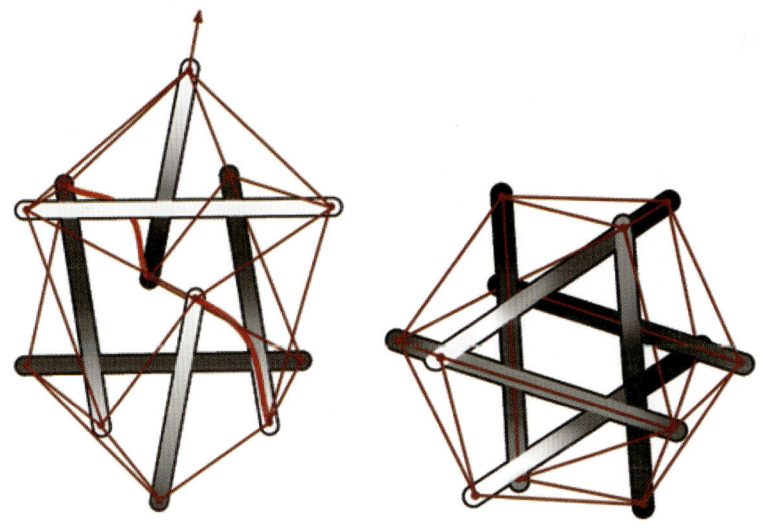

굽은 등

근육 이완

• 대흉근(큰가슴근) 마사지

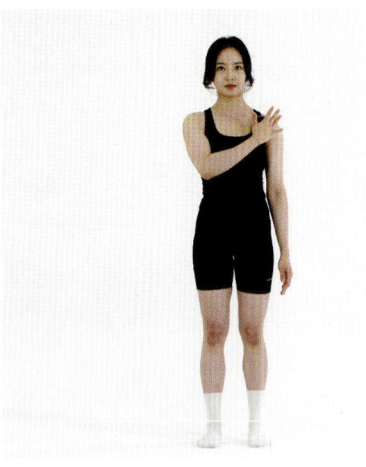 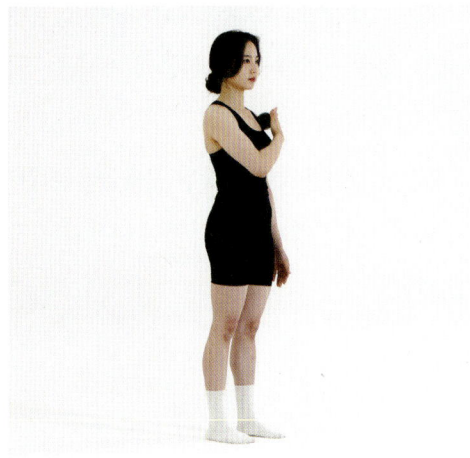

1. 마사지볼을 쇄골(빗장뼈) 바로 아래쪽에 올려놓고 쇄골(빗장뼈) 라인을 따라서 좌우로 굴려줍니다.
2. 뻐근한 부위가 완전히 풀릴 때까지 반복합니다.
3. 부위를 위 아래로 이동하여 전부 풀어줍니다.
4. 가슴 근육이 모두 풀리는 느낌에 최대한 집중합니다.
5. 12초 유지합니다.

• 소흉근(작은가슴근) 마사지

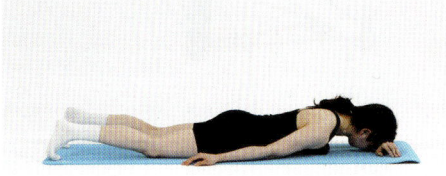 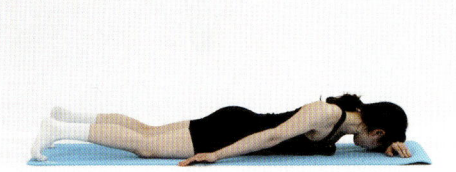

1. 소흉근(작은가슴근)부위에 마사지볼이 위치하도록 엎드려준 다음, 손등이 천장을 향하게 합니다.
2. 체중을 활용하여 마사지볼로 소흉근(작은가슴근)부위를 부드럽게 풀어줍니다.
3. 가슴 근육이 이완되는 것에 최대한 집중하며, 20초간 유지합니다.

• 광배근(넓은등근) 스트레칭

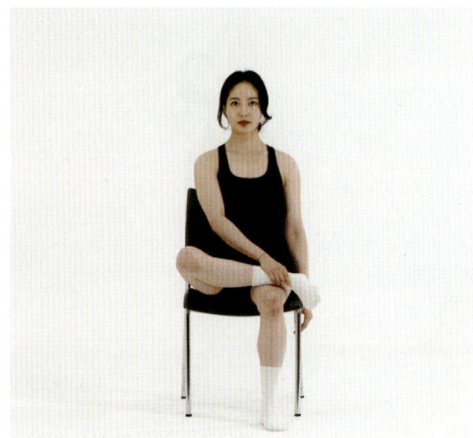 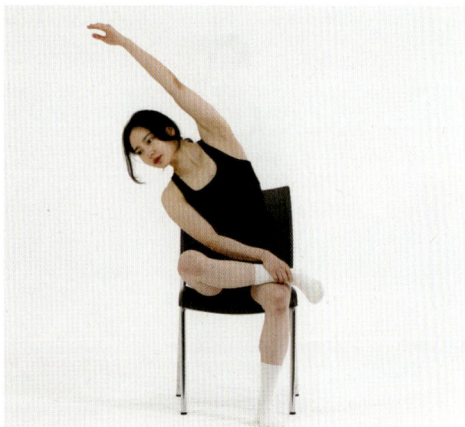

1. 양 발을 꼬아서 앉은 다음, 한 손은 발목을 잡아서 골반이 움직이지 않게 고정합니다.
2. 고정하지 않은 손은 반대쪽 대각선 방향으로 최대한 뻗어줍니다.
3. 광배근(넓은등근) 부위가 늘어나는 느낌에 최대한 집중하면서 20초간 2세트 반복합니다.

• 삼각근(어깨세모근) 스트레칭

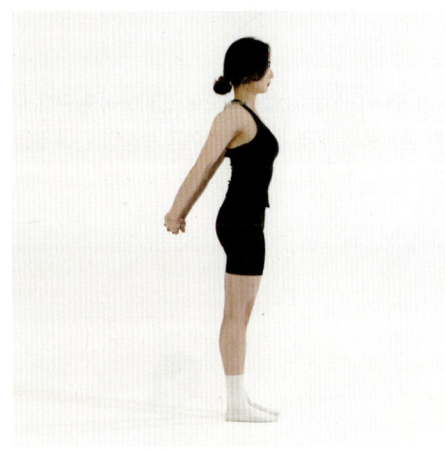 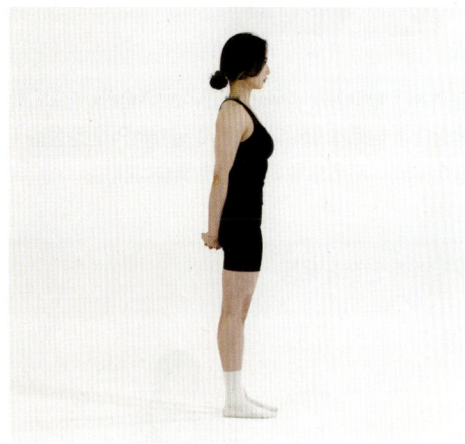

1. 양손으로 깍지를 껴줍니다.
2. 양 팔꿈치를 완전히 펴준 채로, 양 손을 뒤쪽으로 뻗어서 날개뼈를 최대한 조여줍니다.
3. 어깨 앞쪽 부위가 늘어나는 느낌에 최대한 집중하면서 12초 3세트 반복합니다.

굽은 등

- 승모근(등세모근) 스트레칭

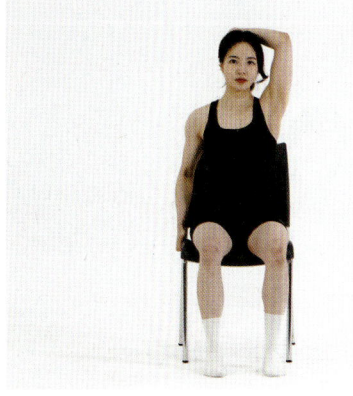 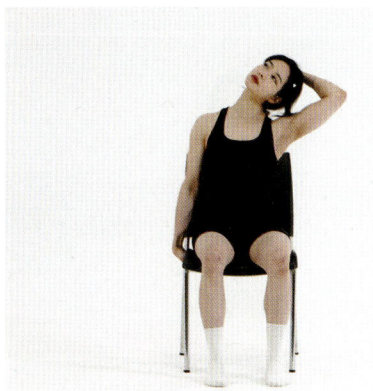

1. 의자에 앉아서 한 손은 의자를 잡아서 고정하고, 반대쪽 손은 귀 뒤쪽 뒤통수 부위를 잡아서 대각선 방향으로 당겨줍니다.
2. 고개가 살짝 반대쪽으로 돌아가게끔 당겨줍니다.
3. 승모근(등세모근) 부위가 늘어나는 느낌에 최대한 집중하면서 12초 유지합니다.
4. 2세트 반복합니다.

활성화 및 강화

날개뼈가 불안정한 경우 소흉근(작은가슴근), 승모근(등세모근) 같은 근육들이 보상적으로 긴장하여 불균형 평형상태에 이르게 됩니다. 그래서 날개뼈의 안정성을 강화시켜 줌으로써 우리 몸으로 하여금 보상성 근육 불균형이 나타나지 않도록 해주는 게 좋습니다.

- 날개뼈 안정화 운동

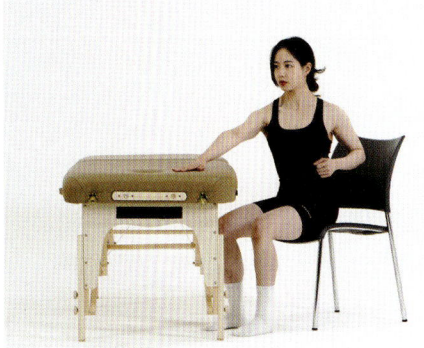 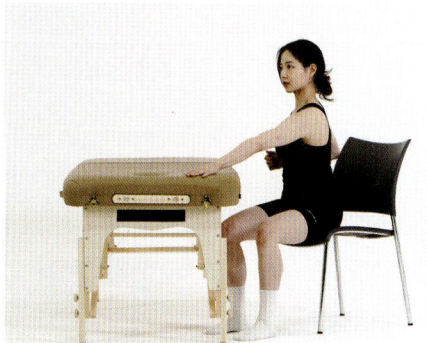

1. 의자에 앉아서, 책상 위에 한손 손바닥이 바닥을 향하도록 하여 올려 놓습니다.
2. 책상 위의 손을 최대한 앞으로 뻗어주고, 반대쪽 손은 등에 힘을 주어 당겨줍니다.
3. 반대쪽으로도 똑같이 교차하여 반복합니다.
4. 12번 반복합니다.

• 회전근개 운동

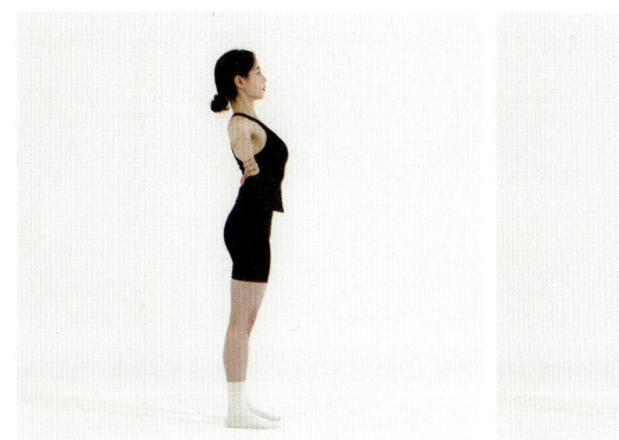
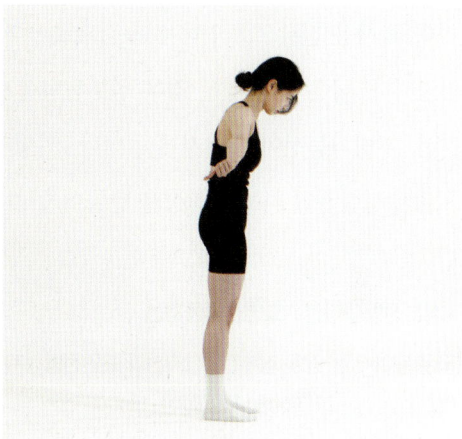

1. 바로 선 자세에서, 양 손을 좌우로 최대한 뻗어줍니다.
2. 양 손 엄지손가락이 아래쪽을 향하도록, 어깨 내회전을 유도하며 상체를 젖혀줍니다.
3. 그리고 다시, 양 손 엄지손가락이 위로 향하도록, 어깨 외회전을 유도하며 상체를 둥글게 말아줍니다.
4. 이렇게 총 12번씩 2세트 반복합니다.

• 전거근(앞톱니근) 운동

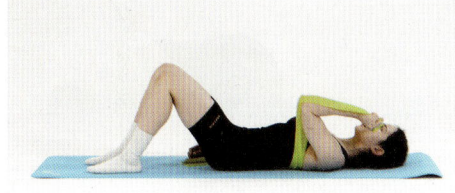
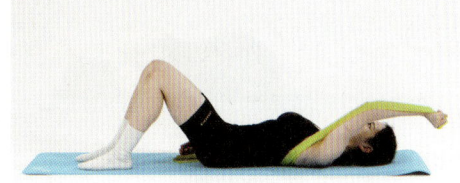

1. 반듯이 누워서, 밴드를 몸 뒤로 넘겨 고정한 다음, 한 손은 밴드를 팔꿈치에 감아주어 고정 시킵니다.
2. 그리고 팔꿈치가 정면을 향하게끔 유지하며, 천천히 팔꿈치를 머리쪽으로 밀어줍니다.
3. 천천히 원래 자세로 돌아오고, 다시 한 번 반복합니다.
4. 전거근(앞톱니근) 부위에 힘이 들어오는 것에 최대한 집중하며, 12번 반복합니다.

2단계 근막 교정

근육의 긴장만 교정하게 되면 재발하기 쉽습니다. 이를 방지하기 위해서는 올바른 몸 상태가 단순히 자극된 부위에만 국한되지 않고 전신으로 동기화Synchronization 될 수 있도록, 체형과 연결된 근막경선 경로를 따라 움직임을 만들어 주어 기능적 연결Integration을 해주는 과정이 필요합니다.

즉, 과사용 긴장으로 인해 지속적으로 당겨지는 방향의 반대쪽으로 움직임을 유도해주는 것입니다. 굽은 등이 있는 경우 심부전방상지선, 전방기능선, 표면전방상지선, 표면후방상지선, 후방기능선이 당겨지게 됩니다. 이렇게 당겨진 방향의 반대쪽으로 움직임을 유도함으로써 정상적인 기능적 통합을 만들어줍니다.

• **심부전방상지선 / 표면전방상지선**
(굽은 등이 있는 경우 심부전방상지선과 표면전방상지선이 위쪽으로 당겨지며, 스트레칭을 통해 아래쪽으로 당겨준다)

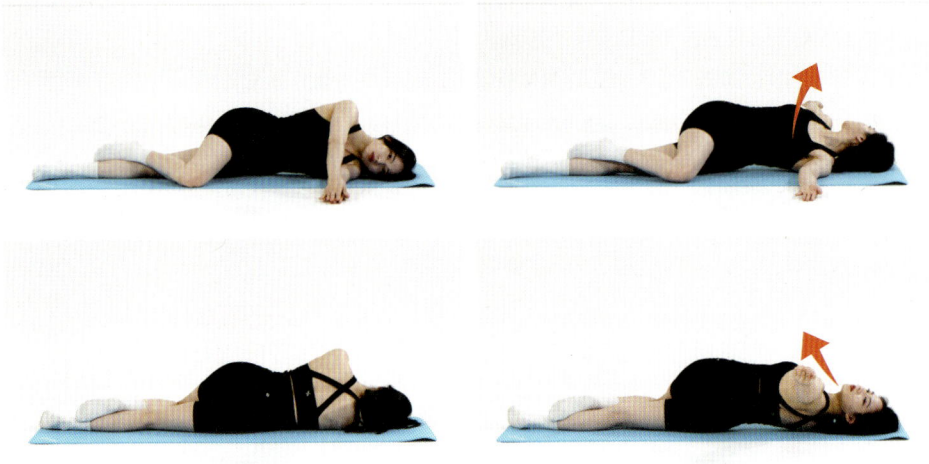

1 시작 자세

1 매트에 옆으로 누워 팔을 바닥에 댑니다.
2 아래쪽 다리는 편안하게 펴고, 위쪽 다리는 무릎을 구부려 바닥에 놓습니다.

2 스트레칭 동작

1. 위쪽 팔을 천천히 뒤로 넘기며 상체를 회전시킵니다.
2. 이때, 시선도 함께 뒤쪽을 향합니다.
3. 상체를 최대한 뒤로 돌려 팔을 바닥에 대려고 합니다.
4. 이 자세를 유지하며 15-30초 동안 깊게 호흡합니다.
5. 스트레칭을 충분히 느끼면서 근육이 이완되는 것을 느낍니다.
6. 천천히 원래 자세로 돌아가 반대쪽도 동일하게 반복합니다.

3 주의사항

1. 동작을 수행할 때 호흡을 깊고 규칙적으로 유지하고, 통증이 느껴지면 강도를 조절하여 무리하지 않도록 주의합니다.

• 전방기능선

(굽은 등이 있는 경우 전방기능선이 아래쪽으로 당겨지며, 스트레칭을 통해 위쪽으로 당겨준다)

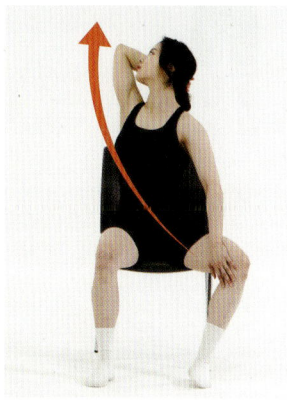 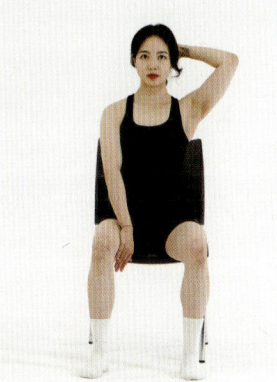 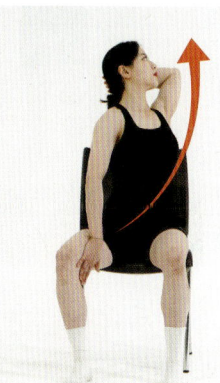

1 시작 자세

1. 의자에 앉아 두 다리를 약간 벌리고 안정된 자세를 취합니다.
2. 한 손은 머리 뒤쪽에, 다른 손은 허벅지 안쪽에 둡니다.

2 스트레칭 동작

1. 머리 뒤쪽에 둔 손과 함께 흉추를 돌려 줍니다.
2. 동시에 허벅지에 둔 손으로는 몸통을 반대 방향으로 회전시켜줍니다.

굽은 등

3 이때 전방기능선이 늘어나는 느낌을 유지합니다.
4 고개는 뒤로 젖히고, 시선은 천장을 향하게 하여 가슴과 복부의 앞쪽 라인이 늘어나는 것을 느낍니다.
5 이 자세를 15-30초간 유지하며 호흡은 천천히 고르게 합니다.
6 반대쪽도 동일한 방법으로 스트레칭합니다.

3 주의사항

1 스트레칭 동안 통증이 느껴지면 즉시 멈추고, 무리하지 않도록 주의합니다.

• 표면후방상지선

(굽은 등이 있는 경우 표면후방상지선이 위쪽으로 당겨지며, 스트레칭을 통해 아래쪽으로 당겨준다)

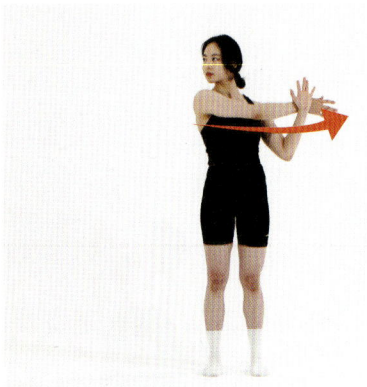 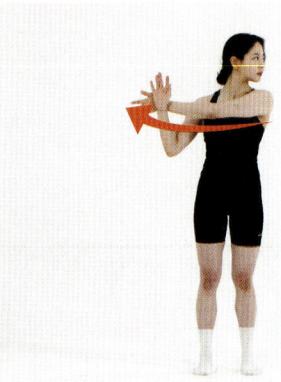

1 시작 자세

1 똑바로 서서 다리를 어깨 너비로 벌립니다.
2 한 팔을 반대쪽 어깨 위로 올리고 팔꿈치를 잡습니다.

2 스트레칭 동작

1 한쪽 팔을 반대쪽 몸 쪽으로 가슴 높이에서 교차합니다.
2 다른 손으로 팔꿈치나 손목을 잡고 부드럽게 몸 쪽으로 당깁니다.
3 이 자세를 유지하며 목과 어깨를 편안하게 이완시킵니다.
4 머리를 천천히 반대쪽으로 돌려 팔의 뒤쪽이 늘어나는 것을 느낍니다.
5 천천히 깊게 숨을 들이마시고 내쉽니다.
6 스트레칭 동안 긴장을 풀고 자연스럽게 호흡을 이어갑니다.

7 스트레칭을 15-30초 동안 유지한 후 천천히 원래 자세로 돌아옵니다.
8 반대쪽 팔도 동일하게 스트레칭합니다.

• 후방기능선

(굽은 등이 있는 경우 표면후방기능선이 아래쪽으로 당겨지며, 스트레칭을 통해 위쪽으로 당겨준다)

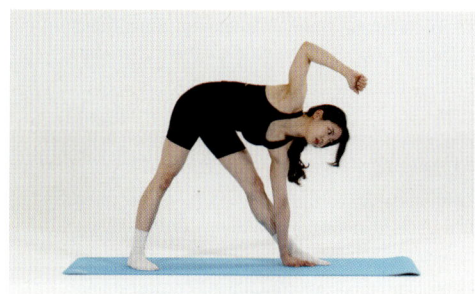 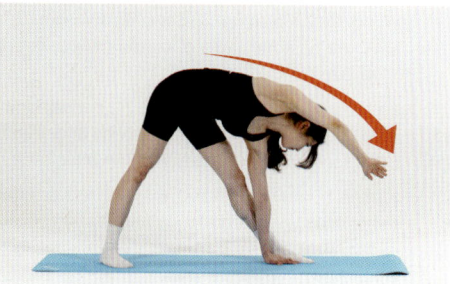

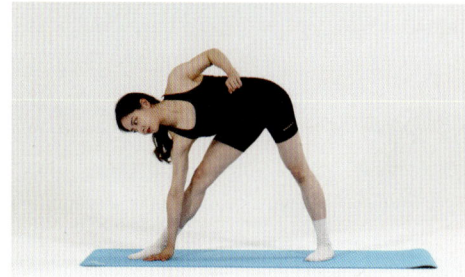 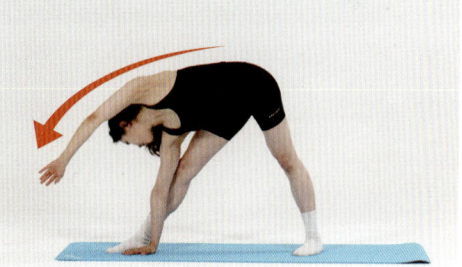

1 시작 자세

1 발을 충분히 벌리고 선 자세에서 시작합니다.

2 스트레칭 동작

1 상체를 숙이고 오른손은 발옆의 바닥을 지지합니다.
2 반대 왼손은 뻗을 준비를 합니다.
3 왼손은 팔꿈치를 구부려 머리 위쪽으로 올려줍니다. 상체가 오른쪽으로 살짝 기울어지도록 해줍니다.
4 상체를 천천히 오른쪽으로 회전시키면서, 오른손으로 왼발을 옆 바닥을 지지하는 상태를 유지합니다. 이때, 척추가 곧게 펴진 상태를 유지해야 합니다.
5 이 자세를 유지하면서 깊게 숨을 들이마시고 내쉬면서, 몸 전체의 긴장을 풀어주세요. 20~30초간 유지합니다.
6 반대쪽도 동일한 방법으로 스트레칭을 합니다.

굽은 등

레퍼런스

Hunter, D. J., Rivett, D. A., McKeirnan, S., Smith, L., & Snodgrass, S. J. (2020). Relationship between shoulder impingement syndrome and thoracic posture. *Physical therapy, 100*(4), 677-686.

Barrett, E., O'Keeffe, M., O'Sullivan, K., Lewis, J., & McCreesh, K. (2016). Is thoracic spine posture associated with shoulder pain, range of motion and function? A systematic review. *Manual therapy, 26*, 38-46.

Wong, C. K., Coleman, D., Song, J., & Wright, D. (2010). The effects of manual treatment on rounded-shoulder posture, and associated muscle strength. *Journal of bodywork and movement therapies, 14*(4), 326-333.

Fathollahnejad, K., Letafatkar, A., & Hadadnezhad, M. (2019). The effect of manual therapy and stabilizing exercises on forward head and rounded shoulder postures: a six-week intervention with a one-month follow-up study. *BMC musculoskeletal disorders, 20*, 1-8.

Kim, M. K., Lee, J. C., & Yoo, K. T. (2018). The effects of shoulder stabilization exercises and pectoralis minor stretching on balance and maximal shoulder muscle strength of healthy young adults with round shoulder posture. *Journal of physical therapy science, 30*(3), 373-380.

Nitayarak, H., & Charntaraviroj, P. (2021). Effects of scapular stabilization exercises on posture and muscle imbalances in women with upper crossed syndrome: A randomized controlled trial. *Journal of back and musculoskeletal rehabilitation, 34*(6), 1031-1040.

MEMO

05.
편평 등
Flat back

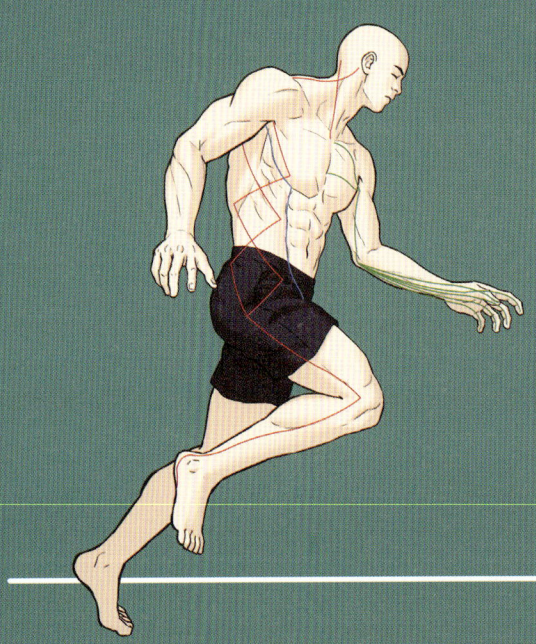

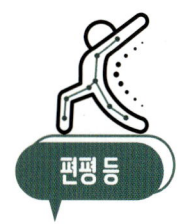

편평 등이란

 편평 등은 말 그대로 등이 편평해진 체형으로, 척추에 커브가 없는 일자 형태의 체형을 의미합니다. 옆에서 봤을 때 일자처럼 보인다고 해서 '일자 척추'라는 이름도 가지고 있죠. 이 체형이 정말로 안 좋은 이유는 척추의 커브가 허리에 가해지는 압력을 분산시키는 데 매우 중요한 역할을 하기 때문입니다.

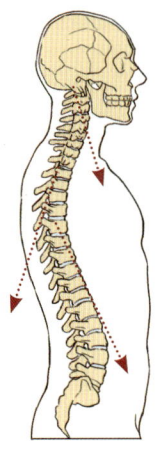 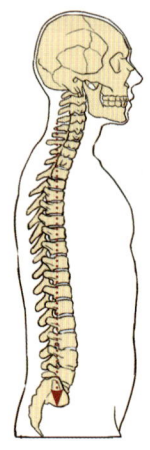

왼쪽의 척추를 보면 충격이 효과적으로 분산되는 반면, 오른쪽의 척추는 아무런 분산이 되지 않고 허리에 그대로 충격이 가해지는 것을 알 수 있습니다. 실제로 편평 등은 S자 척추에 비해 최대 10배나 많은 스트레스를 받는다고 알려져 있습니다(A.I. Kapandji, 관절생리학). 편편 등은 호흡 문제까지도 유발합니다. 편평 등이 있는 경우 흉추 움직임이 매우 뻣뻣해지게 되는데, 이는 흉추와 연결된 갈비뼈의 움직임에도 영향을 미쳐 호흡이 매우 짧아지는 결과로 이어집니다.

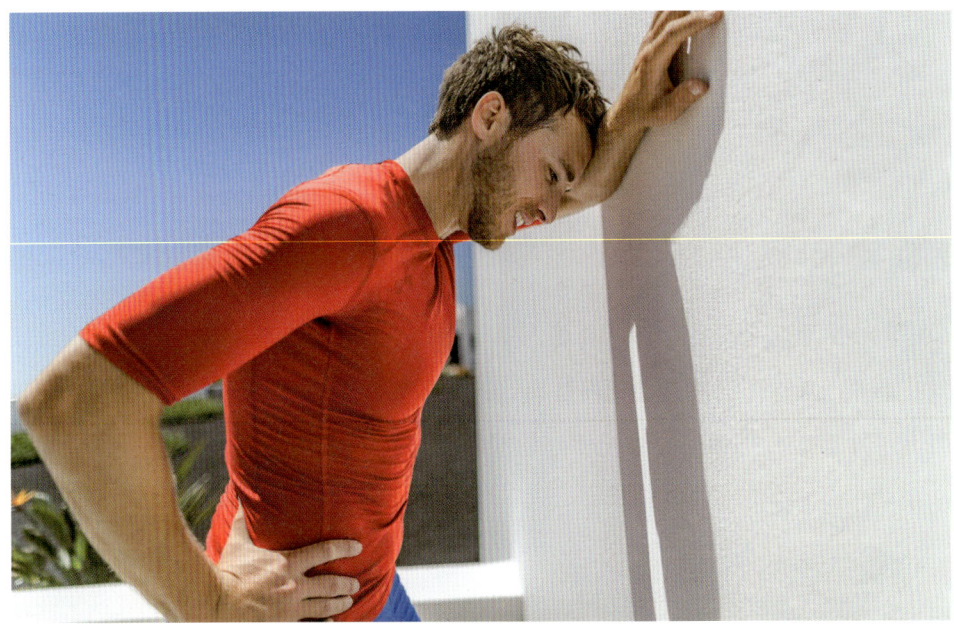

실제로 척추를 꼿꼿이 세운 채로 숨을 들이쉬면 호흡이 불편해지는 반면, 등을 살짝 둥글게 말아서 들이쉬면 호흡이 편해지는 것을 느낄 수 있습니다. 운동 중 호흡이 힘들 때 자연스럽게 등허리를 숙여서 내쉬게 되는 것도 이러한 원리 때문입니다. 그래서 편평 등이 있는 경우, 숨을 깊게 들이쉬려고 해도 숨이 막히고 답답한 증상이 이어지며, 아무리 심호흡을 반복하고 연습해도 나아지지 않습니다.

호흡이 짧아지는 현상은 생각보다 심각한 문제입니다. 호흡이 짧아지면 심박수가 빨라지게 되면서 교감신경계가 지속적으로 흥분하게 됩니다. 과도하게 흥분된 교감신경계는 호르몬 시스템을 완전히 망가뜨려 불면증이나 만성피로증후군 같은 온갖 자율신경성 문제를 일으키게 됩니다.

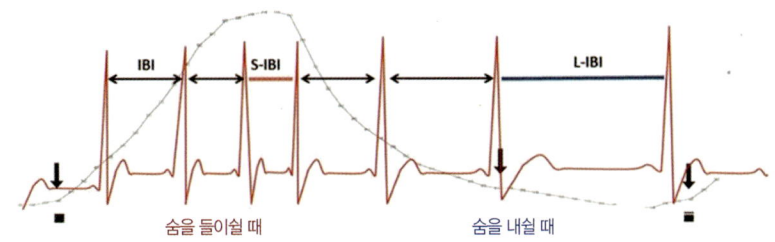

숨을 들이쉴 때는 심박수가 빨라지고, 숨을 내쉴 때는 심박수가 느려지는 현상을 보여준다.
즉, 호흡이 짧아지면 숨을 들이쉬는 양이 많아지면서 평균 심박수가 지속적으로 상승하는 결과로 이어진다.

즉, 편평 등을 방치하면 허리에 가해지는 스트레스만 증가시키는 게 아니라 몸 전체의 호르몬 시스템도 망가뜨리는 결과로 이어지게 되는 것입니다.

따라서 편평 등이 있는 경우 반드시 교정해주는 것이 좋습니다. 체형의 틀어짐은 대부분 크게 세 가지 원인에 의해 발생하기 때문에, 이를 모두 고려하여 교정해줄 필요가 있습니다. 가장 먼저 습관성부터 살펴보겠습니다.

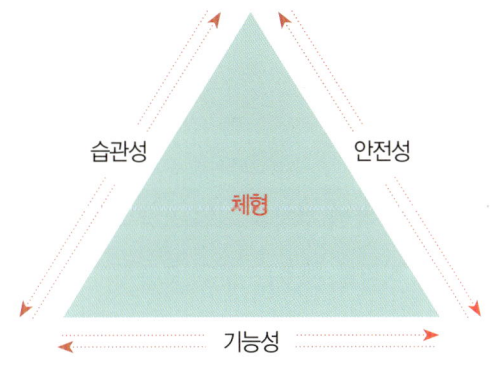

편평 등의 원인 1 습관성

편평 등의 원인은 습관성, 안정성, 기능성 원인으로 크게 세 가지로 구성됩니다. 이 각각의 원인들은 서로 상호작용하며 영향을 주기 때문에, 동시에 개선시키는 것이 예방 측면이나 교정 효과 측면에서 훨씬 더 효과적일 것입니다. 편평 등을 만드는 습관은 등을 젖혀서 펴주는 습관이라고 할 수 있으며, 이는 크게 두 가지 유형이 있습니다.

1 | 바른 자세 증후군(등의 커브가 사라지는 습관)

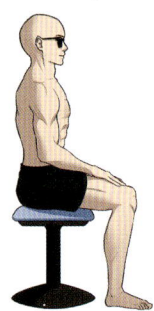
편평 등은 모순적으로도, 올바른 자세를 유지하려는 노력 때문에 생기기 쉽습니다. 이는 '등받이' 없는 의자에서 허리를 펴주려는 노력이 대표적인데, 허리를 세우려고 하다가 허리 대신 등을 세우는 경우가 많습니다. 허리를 세우는 것과 등을 세우는 것은 얼핏 보기에는 똑같아 보이지만 전혀 다릅니다.

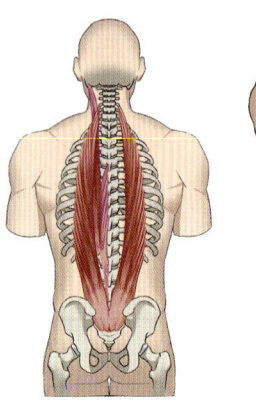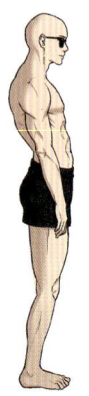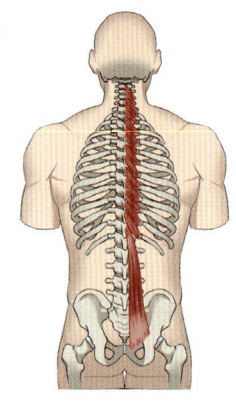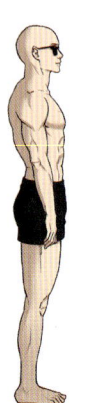

등을 세우는 것은 왼쪽처럼 등쪽에 부착된 기립근(장늑근; 긴갈비근, 최장근; 가장긴근)을 수축시켜 펴주는 것이며, 허리를 세우는 것은 오른쪽처럼 허리에 부착된 기립근(다열근; 뭇갈래근 등)을 수축시켜 펴주는 것입니다. 이 두 가지 차이를 인지하고 허리 부위 기립근을 사용하여 자세를 유지하는 사람은 많지 않습니다. 대부분은 왼쪽처럼 허리를 반듯하게 세운다는 개념에만 집중하고, 허리를 어떻게든 세워주려고 노력할 뿐입니다. 이렇게 등쪽에 부착된 기립근을 지속적으로 수축하다 보면, 점점 등뼈가 젖혀지면서 편평 등 체형이 나타나게 됩니다. 따라서 바른 자세 증후군이 있다면 반드시 등받이가 있는 의자에 기대는 습관을 형성시켜주는 것이 중요합니다.

2 | 구부정한 자세(허리의 커브가 사라지는 습관)

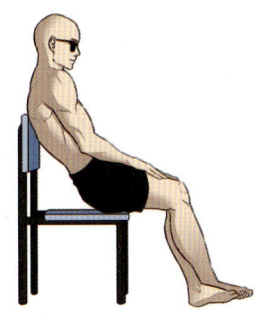

편평 등은 억지로 바른 자세를 취하려다가 생기는 경우도 많지만, 실제로 자세가 나쁜 경우에도 나타날 수 있습니다. 정확히는 허리가 둥글게 말리도록 하는, 허리가 등받이에 닿지 않는 자세에서 나타나게 되는데, 이러한 자세는 허리가 둥글게 말리게 되어 허리쪽에 위치한 커브를 점점 편평하게 펴게 됩니다. 장시간 지속되면 허리 쪽 커브가 사라지면서 편평 등 체형이 나타나게 됩니다. 이러한 경우 반드시 허리가 등받이에 닿도록 자세를 교정해주는 것이 필요합니다.

편평 등의 원인 2 안정성

허리뼈가 불안정한 경우, 허리뼈를 지탱해주는 심부근육 장요근(엉덩허리근)이나 다열근(뭇갈래근) 대신, 표면근육 장늑근(긴갈비근)이나 최장근(가장긴근) 같은 근육들이 보상적으로 긴장하게 되면서 편평 등이 나타날 수 있습니다. 따라서 허리뼈 주변 근육이 제 기능을 할 수 있도록 만들어 근육 불균형이 발생하지 않도록 해야 합니다. 허리뼈를 안정화시켜주는 핵심 근육은 다열근(뭇갈래근)과 장요근(엉덩허리근)으로, 이 두 근육은 허리뼈 깊숙한 곳에 부착되어 허리뼈를 안정적으로 지탱해주는 역할을 수행합니다.

편평 등의 원인 3 기능성

편평 등이 있는 사람들은 허리와 등이 일자로 펴진 체형에 적응된 Adapted 상태로, 허리와 등이 일자로 펴진 상태를 정상으로 인식하게 됩니다. 이러한 비정상적인 적응 상태는 세 가지 단계에 걸친 기능적 통합을 통해 교정할 수 있습니다.

1단계 | 편평 등 체형의 근막경선 이해하기

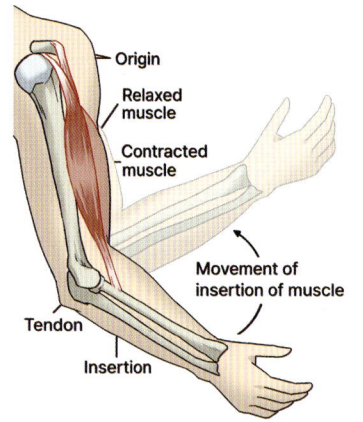

일반적으로 근육은 정지Insertion에서 기시Origin 방향으로 수축하며, 과사용으로 인해 긴장이 나타나는 근육들도 정지에서 기시 방향의 긴장성Tension을 띱니다. 이러한 긴장성은 특정 근막경선을 당기는 동력Momentum을 제공하기 때문에, 과사용으로 긴장이 나타나는 근육을 살펴보면 근막경선이 어떤 방향으로 당겨지는지 추측할 수 있습니다.

즉, 편평 등은 능형근(마름근), 장늑근(긴갈비근), 최장근(엉덩갈비근) 등의 근육들이 과사용 긴장을 나타내며, 이들 근육을 포함한 모든 근막경선은 각 근육의 정지에서 기시 방향으로 당겨집니다.

편평 등의 근육 불균형

• **과사용 근육**

편평 등이 있는 경우 장늑근(긴갈비근), 최장근(가장긴근), 복직근(배곧은근), 대둔근(큰볼기근)은 과사용되는 경우가 많습니다.

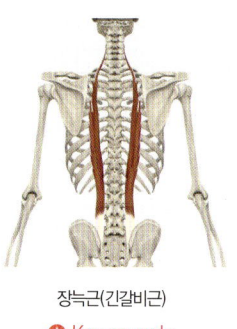

장늑근(긴갈비근)
★ Key muscle

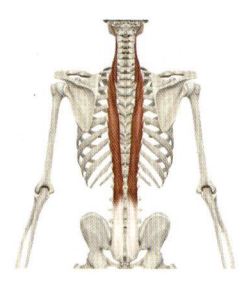

최장근(가장긴근)
★ Key muscle

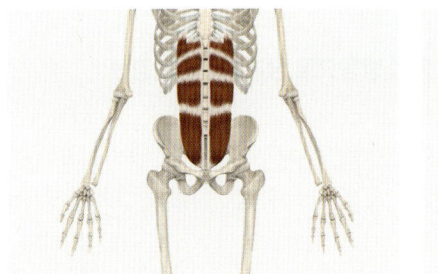
복직근(배곧은근)

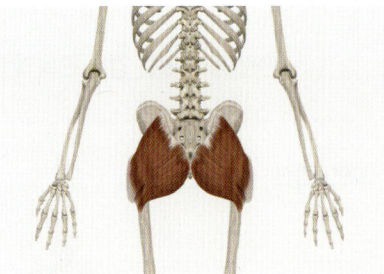
대둔근(큰볼기근)

• **약화된 근육**

요추부 다열근(뭇갈래근), 대퇴직근(넙다리곧은근), 장요근(엉덩허리근)은 약해져 있는 경우가 많습니다.

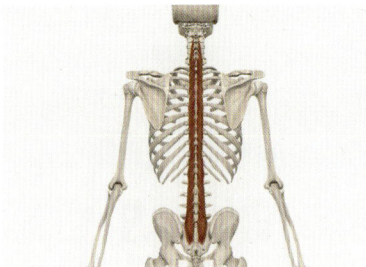
다열근(뭇갈래근)

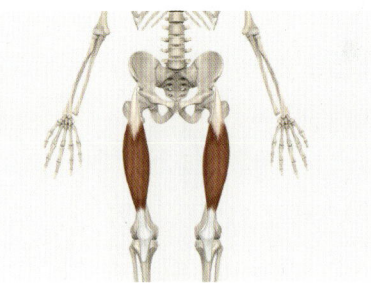
대퇴직근(넙다리곧은근)

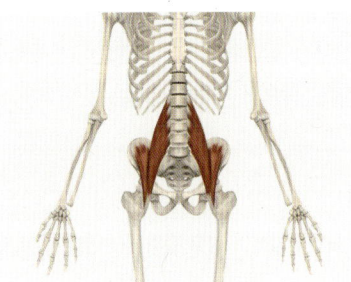
장요근(엉덩허리근)

편평 등이 있는 경우 근육의 기시 방향으로 당겨지는 근막경선

• 표면후방선

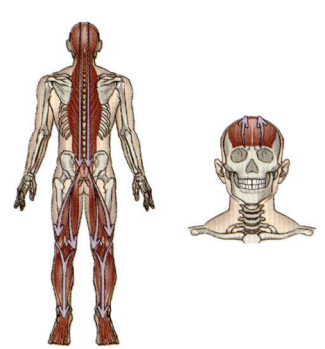

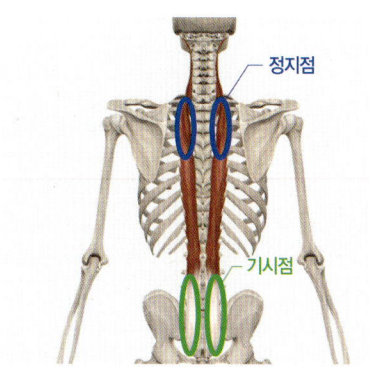
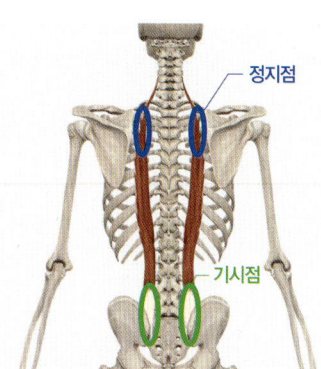

주요 과사용 근육1 – 척추 기립근(최장근;가장긴근, 장늑근;긴갈비근) 〈기시 방향으로 당겨짐〉

· **기시점**: 하부 흉추 or 골반
· **정지점**: 상부 흉추

» 편평 등이 있는 경우 척추 기립근이 주로 긴장되며 표면후방선이 상부 흉추에서 골반 방향으로 당겨지게 된다.

• 전방기능선

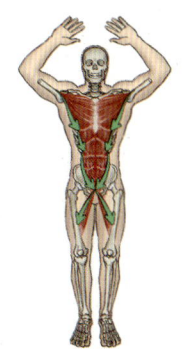 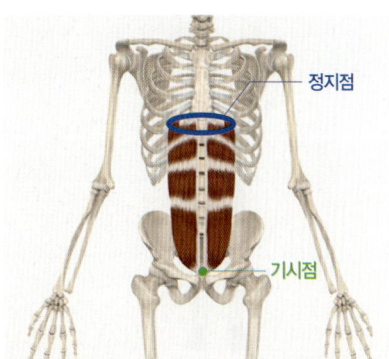

주요 과사용 근육2 – 복직근(배곧은근) 〈기시 방향으로 당겨짐〉

- **기시점:** 치골(두덩뼈)
- **정지점:** 흉골(복장뼈)

» 편평 등이 있는 경우 복직근(배곧은근)이 주로 긴장되며 전방기능선이 흉골(복장뼈)에서 치골(두덩뼈) 방향으로 당겨지게 된다.

• 표면전방선

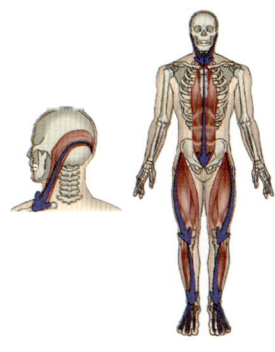 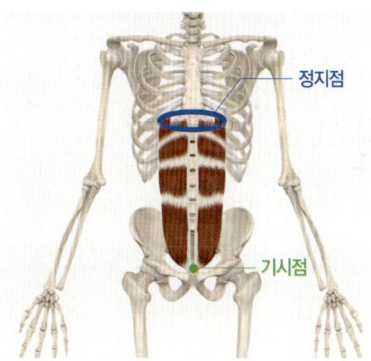

주요 과사용 근육3 – 복직근(배곧은근) 〈기시 방향으로 당겨짐〉

- **기시점:** 치골(두덩뼈)
- **정지점:** 흉골(복장뼈)

» 편평 등이 있는 경우 복직근(배곧은근)이 주로 긴장되며 표면전방선이 흉골(복장뼈)에서 치골(두덩뼈) 방향으로 당겨지게 된다.

• 후방기능선

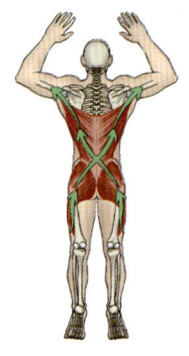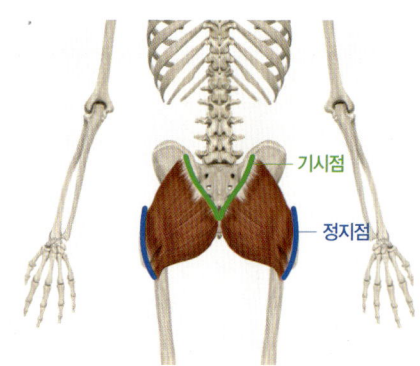

주요 과사용 근육4 – 대둔근(큰볼기근) 〈기시 방향으로 당겨짐〉

· 기시점: 천골(엉치뼈)
· 정지점: 대퇴골(넙다리뼈)

» 편평 등이 있는 경우 대둔근(큰볼기근)이 주로 긴장되어 후방기능선이 대퇴골(넙다리뼈)에서 천골(엉치뼈) 방향으로 당겨지게 된다.

2단계 | 올바른 평형 상태(Balance Equilibrium State) 생성

편평 등 체형에서 각 근막경선들이 어떻게 긴장되어 있는지 파악했다면, 두 번째 단계로 과사용성 긴장이 발생한 근육들을 이완시켜주는 과정이 필요합니다. 즉, 장늑근(긴갈비근), 최장근(가장긴근), 복직근(배곧은근), 대둔근(큰볼기근)을 이완시켜 주는 것입니다. 이렇게 긴장된 근육들을 이완시켜주면 일시적으로나마 올바른 평형 상태Balance Equilibrium State를 이루게 되고, 자세 또한 이전보다 훨씬 좋은 형태를 띠게 됩니다. 그러나 이렇게 호전된 근육 불균형 상태는 기능적 연결이 완성되지 않은 상황에서 나타난 일시적인 현상이기 때문에 시간이 지나면 다시 돌아오게 됩니다. 그래서 가장 중요한 세 번째 단계를 꼭 진행해야 합니다.

3단계 | 전신 동기화 및 기능적 연결

마지막 단계로, 올바른 몸 상태가 단순히 자극된 부위에만 국한되지 않고 전신으로 동기화Synchronization 될 수 있도록, 체형과 연결된 근막경선 경로를 따라 움직임을 만들어 주어 기능적 연결Integration을 해주는 과정이 필요합니다.

  이는 과사용으로 인해 당겨진 방향의 반대 방향으로 움직임을 유도하는 것을 의미합니다. 이를 통해 각 근육들의 기능이 서로 유기적으로 통합될 수 있으며, 일시적인 효과가 아닌 지속 가능한 형태로 이어질 수 있게 됩니다.

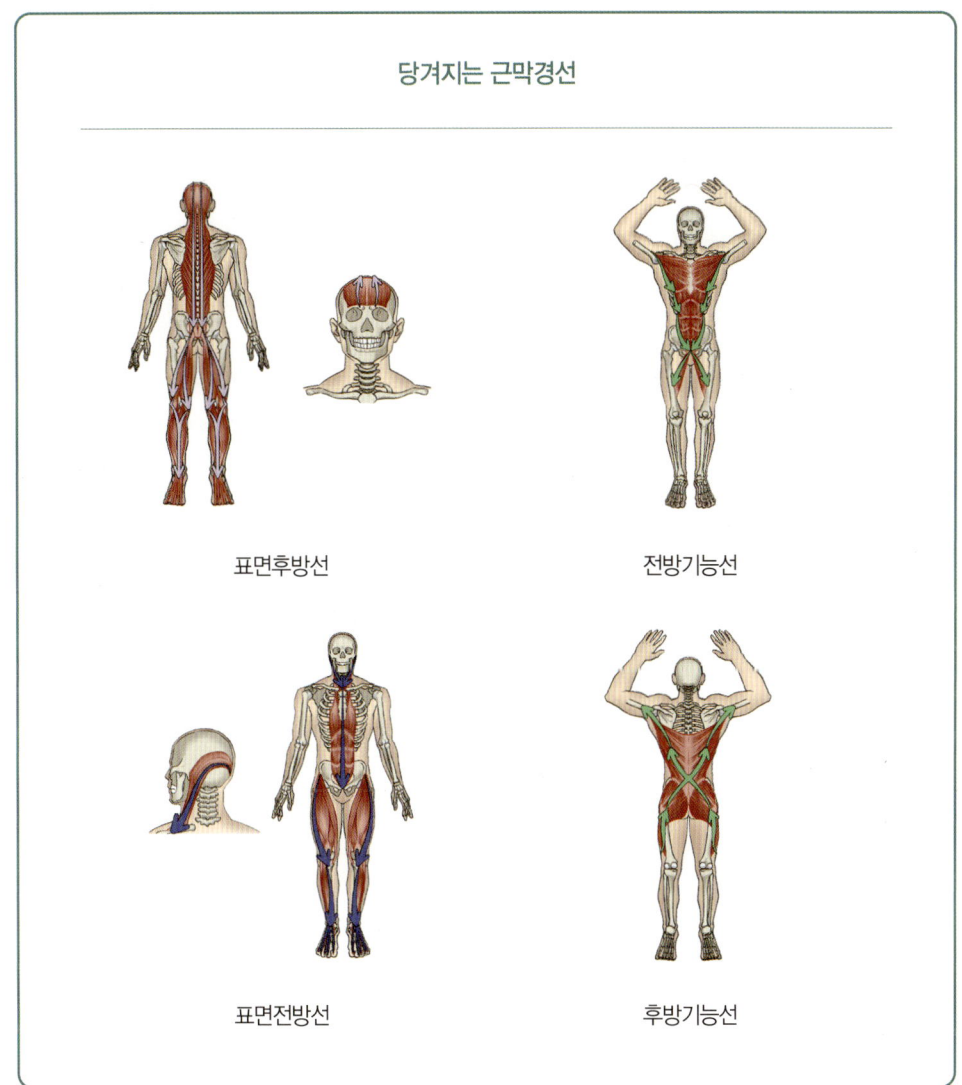

당겨지는 근막경선

표면후방선   전방기능선

표면전방선   후방기능선

체형 평가

체형 평가는 크게 3가지 유형으로 분류할 수 있습니다.

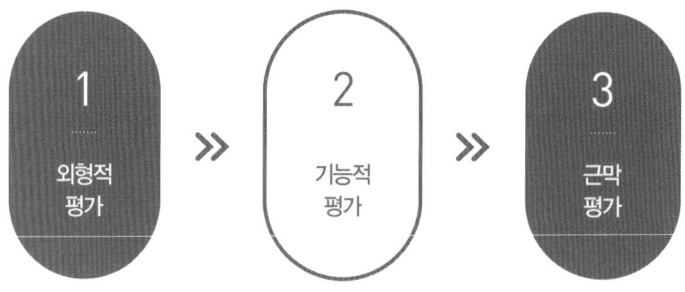

3가지 평가에서 모두 양성 반응이 의심된다면, 매우 높은 확률로 편평 등 체형이라고 볼 수 있습니다.

외형적 평가

외형적 평가는, 편안한 자세에서 관측되는 모습이 편평 등에 가까운지를 보는 것입니다.

| 평가 | 옆모습 관찰하기

▼ 평가법

1 | 거울을 보고 옆으로 섭니다.
2 | 옆모습을 봤을 때, 척추가 S자 모양인지 확인합니다.

▼ 분석 결과

1 | **정상 기준**
   ✓ 옆에서 봤을 때 척추가 S자 형을 유지해야 함.

2 | **비정상 케이스**
   ✓ 옆에서 봤을 때 척추가 I자 형으로 나타남.(혹은 커브의 깊이가 매우 얕음)

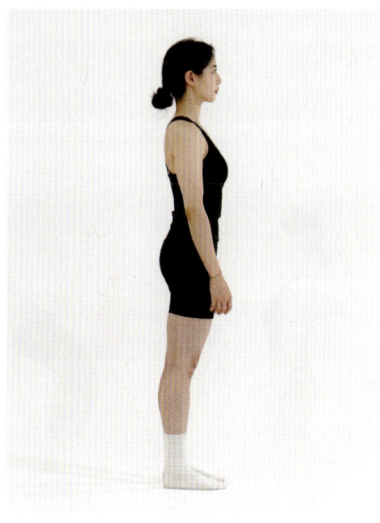 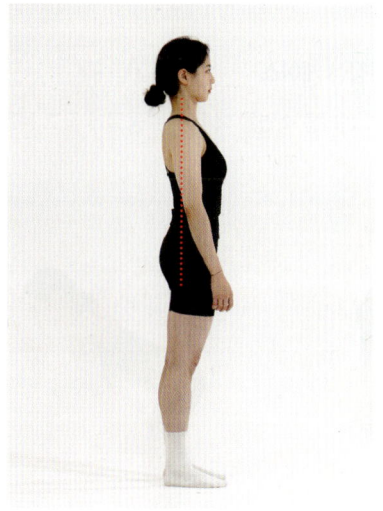

정상   비정상

편평 등

기능적 평가

기능적 평가는, 골반이나 허리의 움직임이 편평 등을 유발할 수 있는지를 보는 것입니다. 만약 움직임에서 편평 등 유발 패턴이 발견된다면, 편평 등이 있을 가능성이 높습니다.

평가1 | 선 자세에서 45도로 숙여보기

▼ 평가법

1 | 선 자세에서 시작해서 팬티라인을 접어준다고 상상하면서 허리를 천천히 숙여줍니다.
2 | 사진과 같이 척추가 S자 형으로 나타나는지 확인합니다.

▼ 분석 결과

1 | 정상 기준
   ✓ 허리를 숙였을 때 자연스럽게 S자형 척추가 나타나야 함.

2 | 비정상 케이스
   ✓ 허리를 숙였을 때 허리는 둥글게 굽고 등은 펴짐.

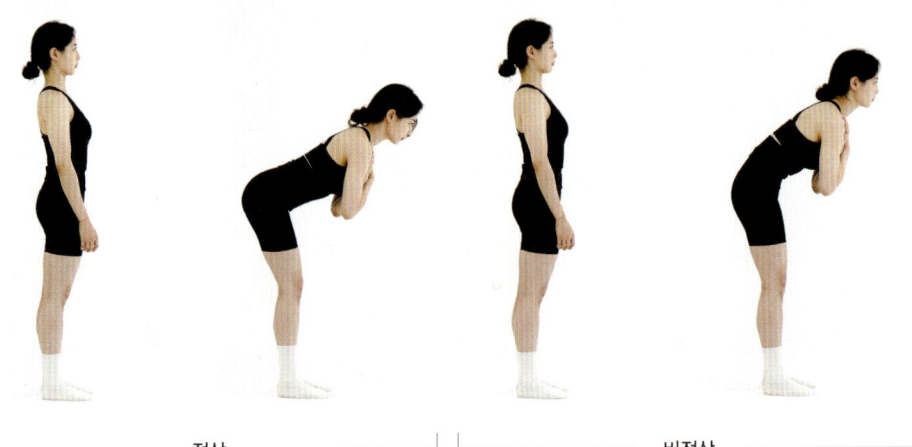

정상   비정상

평가2 골반 기울임 검사

> ▼ 평가법

1 | 선 자세에서 시작해서 팬티라인을 접어준다고 상상하면서 허리를 천천히 숙여줍니다.
2 | 상체는 고정시킨 상태에서 골반만 천천히 움직여 줍니다.
3 | 순서는 중립 → 골반전방경사 → 중립 → 후방경사 순서로 진행합니다.

> ▼ 분석 결과

1 | **정상 기준(둘 다 충족해야 함)**
   ✓ 골반이 떨리지 않고 부드럽게 골반을 움직일 수 있음.
   ✓ 상체가 고정된 채로 골반만 움직임.

2 | **비정상 케이스**
   ✓ 골반이 떨리는 경우(코어 근육 약화)
   ✓ 골반후방경사가 제한되는 경우
   ✓ 골반전방경사가 제한되는 경우
   ✓ 골반이 움직이는 대신 상체가 대신 움직임(골반 움직임 분리가 안됨)

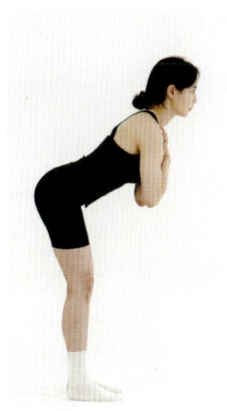 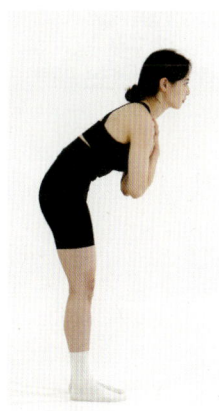 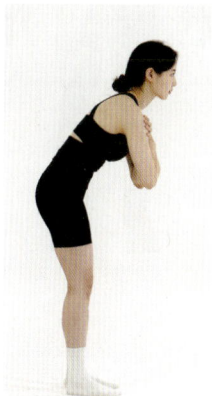 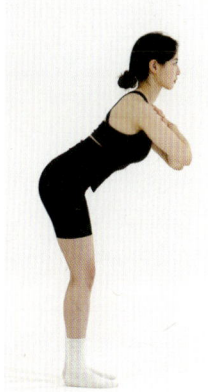

| 정상 | 골반전방경사 제한
(후방된 상태로 전방이 안됨) | 골반후방경사 제한
(전방된 상태로 후방이 안됨) | 골반대신 상체가 움직임
(골반 움직임 분리가 안됨) |

정상 / 비정상

근막 평가

근막 평가는, 편평 등이 있는 경우 아래쪽으로 당겨지는 근막들이 실제로 아래쪽으로 당겨져 있는지 확인하는 것입니다. 당겨진 근막경선이 많을수록, 편평 등 또한 더욱 심할 가능성이 높습니다.

 아래 근막 스트레칭을 수행할 때, 해당 근막평가에서 양성 반응이 나타난 근막에 한해서 스트레칭을 수행하는 게 좋습니다!

편평 등이 있는경우 당겨지는 근막경선

평가1 표면후방선

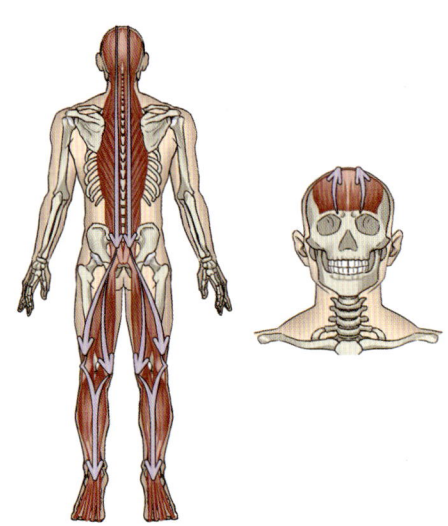

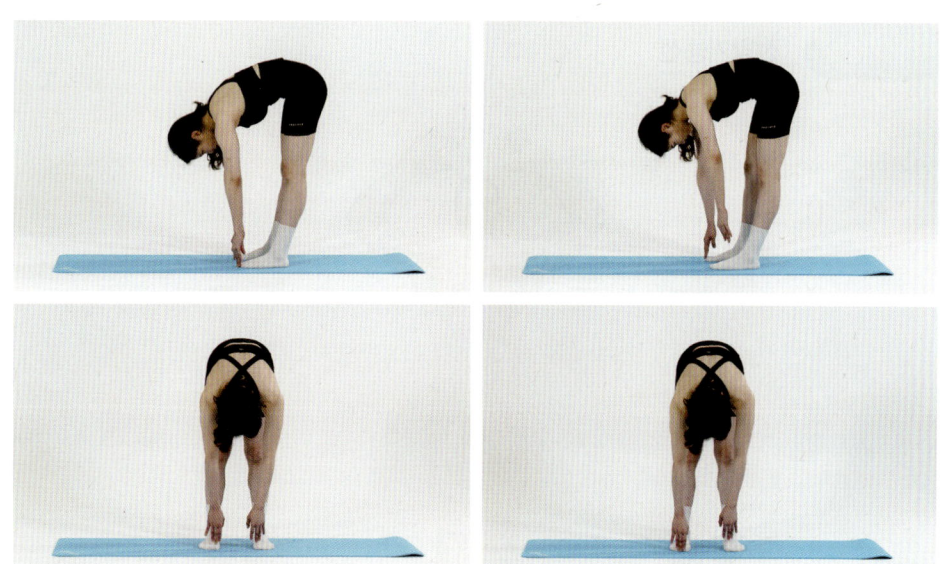

1 시작 자세

1. 대상자는 양 발을 골반 너비로 벌리고 바르게 서서 시작합니다.
2. 양 팔은 쭉 뻗어 몸통 앞에 자연스럽게 내립니다.

2 진행 방법

1. 피검자는 천천히 상체를 앞으로 굽히며 손가락 끝이 발가락에 닿도록 노력합니다.

3 양성 기준

1. 상체를 굽혔을 때 한 쪽 손이 더욱 많이 내려가고, 상체가 회전되는 경우 양성 반응으로 판단합니다.
2. 상체를 굽혔을 때 양 손이 바닥에서 15cm 이상 떨어져 있는 경우 양성 반응으로 판단합니다.

평가2　전방기능선

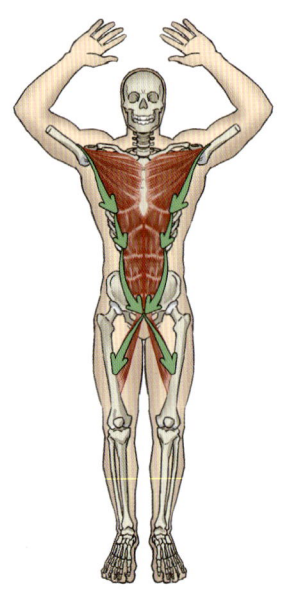

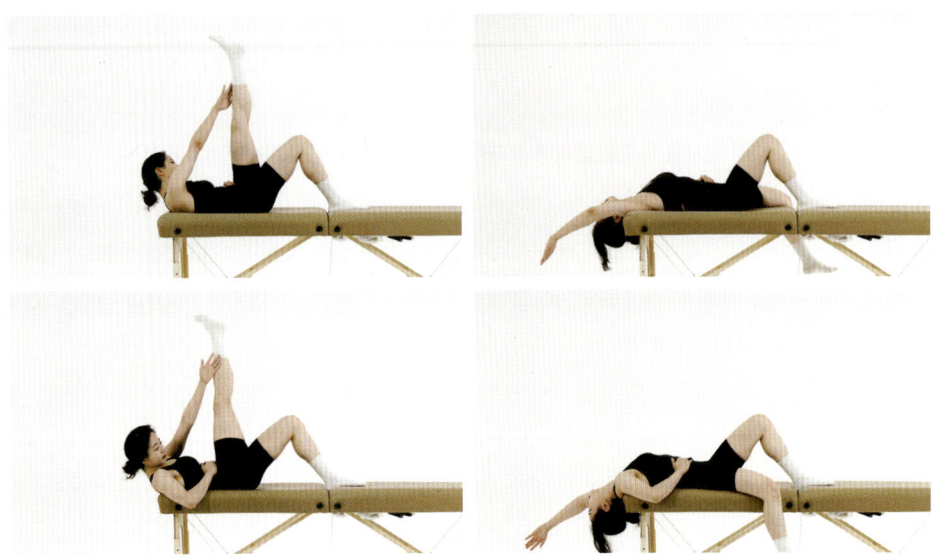

1 시작 자세

1. 피험자는 머리가 베드 끝에 살짝 나오도록 눕습니다.
2. 한쪽 무릎은 굽혀서 체중을 지지하고, 같은 손 반대쪽 다리를 들어 올려 정강이를 잡아줍니다.
 (유연성이 제한된다면 손끝만 닿아도 좋습니다)

2 진행 방법

1. 들어 올린 다리와 팔을 베드 밖으로 내려뜨립니다.
2. 반대도 마찬가지로 진행합니다.

3 양성 기준

1. 내려뜨린 팔의 각도가 180도 미만으로 나타납니다. (정상적인 경우 베드보다 1~20도 가까이 더 내려가야 합니다)
2. 허벅지가 베드에서 떠 있거나 전방기능선 라인으로 강하게 당겨지는 느낌이 듭니다.

평가3 표면전방선

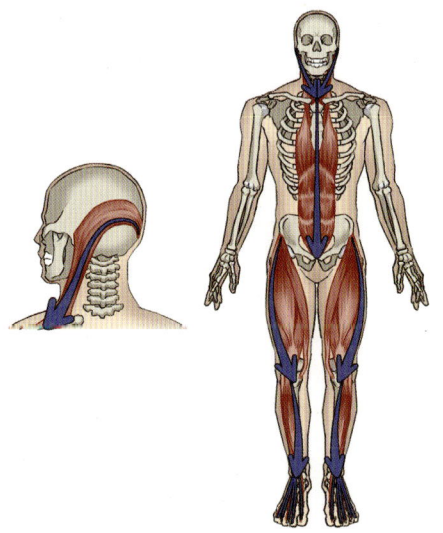

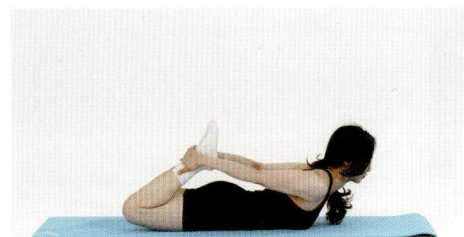
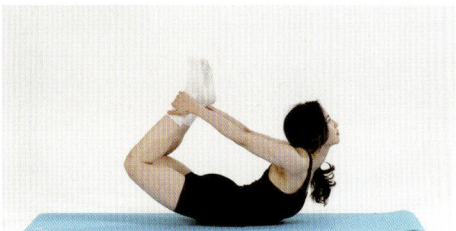

1 시작 자세

1. 매트를 깔고 엎드린 상태로 시작합니다.
2. 양손으로 발목을 잡습니다.

2 진행 방법

1. 숨을 들이마시며 가슴과 다리를 동시에 들어 올립니다.
2. 몸을 활처럼 휘어지게 하여 가슴을 앞으로 밀고, 다리를 위로 들어 올리세요.
3. 시선은 자연스럽게 약간 위를 향하도록 유지합니다.

3 양성 기준

1. 양 팔로 뒤쪽 발목을 아예 잡을 수 없는 경우 양성 반응으로 판단합니다.
2. 몸을 활처럼 휘어지게 할 때 허리에서 꺾이는 느낌이 들거나 통증이 나타나는 경우 양성 반응으로 판단합니다.

평가4   후방기능선

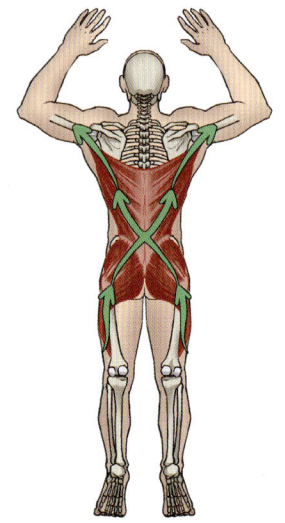

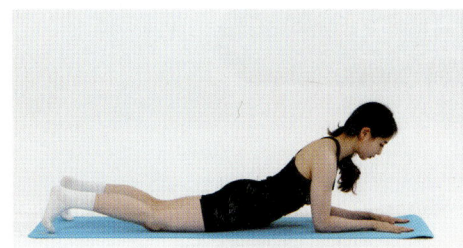
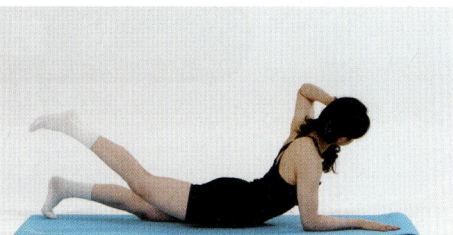
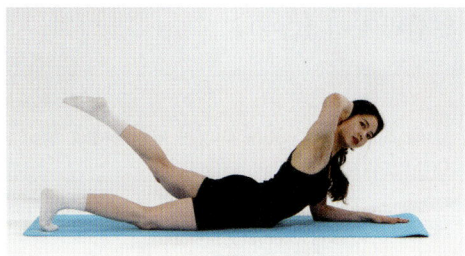

1 시작 자세

1. 바닥에 엎드려서 팔꿈치를 구부리고 팔꿈치 밑으로 체중을 지탱합니다.
2. 양 다리는 쭉 뻗은 상태로 유지합니다.

2 진행 방법

1. 한쪽 다리를 천천히 들어올리면서 같은쪽 팔꿈치로 체중을 지탱합니다.
2. 동시에 올린 다리의 반대쪽 팔은 머리 뒤에 위치시키고 뒷쪽으로 당겨 줍니다.
3. 천천히 내리며 원래 자세로 돌아갑니다.
4. 반대쪽도 진행합니다.

3 양성 기준

1. 팔꿈치를 들어 올릴 때, 허리에서 꺾이는 느낌이 들거나 통증이 나타난다면 양성 반응으로 판단합니다.
2. 팔꿈치를 들어 올릴 때, 팔꿈치가 완전히 들어올려지지 않고 겨드랑이 쪽에서 강한 긴장감이 느껴진다면 양성 반응으로 판단합니다.

체 형 교 정

편평 등 교정 운동법

시작하기 앞서 주의사항을 알려 드리겠습니다.

> **첫 번째** 교정 운동을 할 때 최소한 20~30분 이상은 투자하세요. 짧고 굵게 하는 운동은 재활 운동이 될 수 없습니다.
>
> **두 번째** 아래의 프로그램은 주 2회 운동 프로그램입니다. 이 프로그램을 따라 한다고 즉각적으로 몸이 좋아지는 않습니다. 다소 시간이 소요될 수 있으니 참고하세요.
>
> **세 번째** 이 프로그램은 몸의 한계를 뛰어넘기 위한 프로그램이 아닙니다. 이 운동을 하는 동안 통증을 호소해서는 안 되니 만약 통증이 있다면 반드시 전문가의 상담을 받도록 합니다.

체형 교정은 크게 2단계로 구성됩니다.

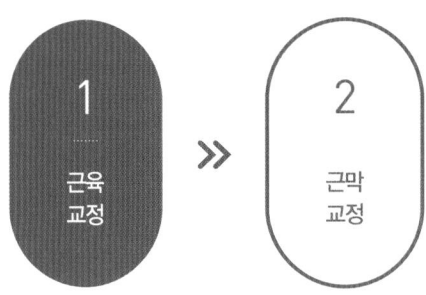

1단계　근육 교정

　편평 등이 있는 경우, 장늑근(긴갈비근), 최장근(가장긴근), 복직근(배곧은근), 대둔근(큰볼기근) 등의 근육에 과사용성 긴장이 나타나는 반면, 요추부 다열근(뭇갈래근), 대퇴직근(넙다리곧은근), 장요근(엉덩허리근) 등의 근육은 약해져 있는 경우가 많습니다.

　따라서 과사용되어 긴장된 근육들은 이완시켜주고, 약해진 근육들은 활성화 혹은 강화시켜 줌으로써 신경계가 정상적인 근육의 긴장도를 조절할 수 있도록 자극해 주는 것이 중요합니다.

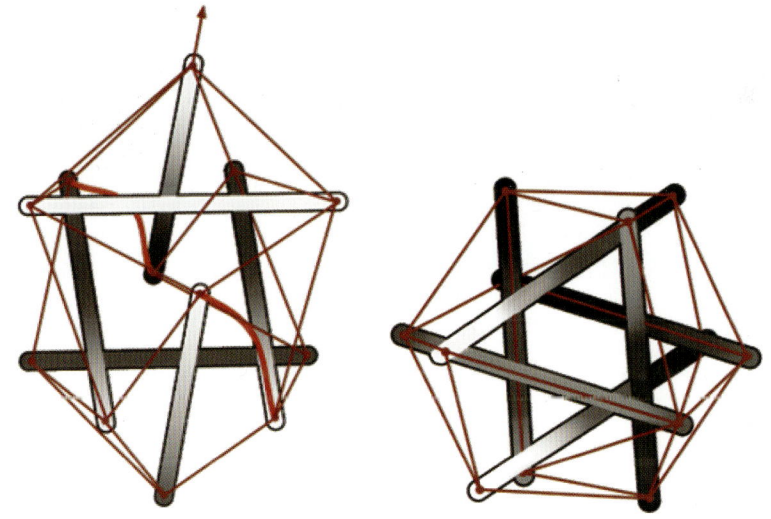

편평 등

> 근육 이완

• 장늑근(긴갈비근) / 최장근(가장긴근) 스트레칭

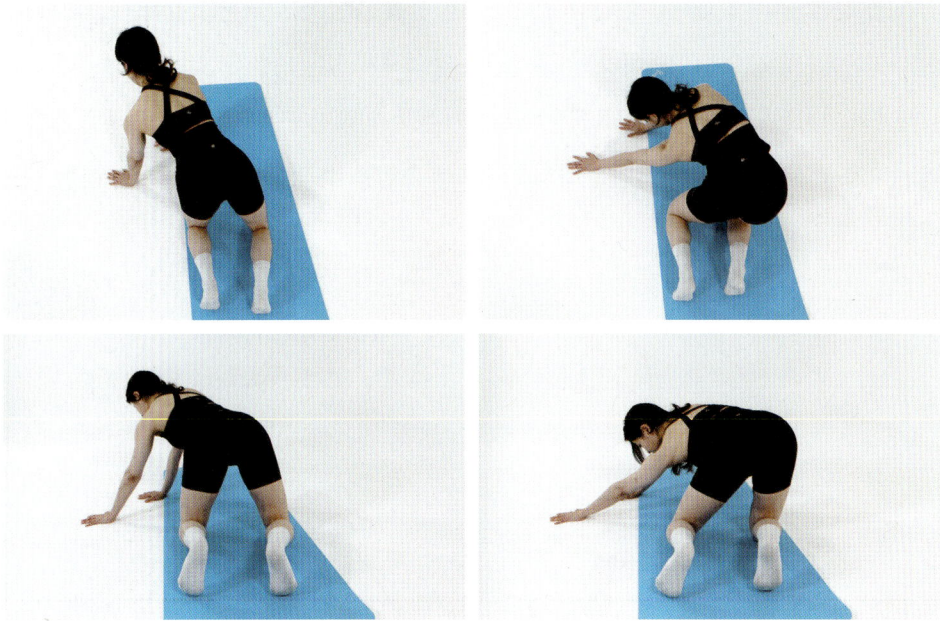

1. 네발 기기 자세로 엎드린 다음, 양 손은 대각선 왼쪽을 짚어 균형을 유지합니다.
2. 그 상태로, 오른쪽 등허리 부위가 최대한 늘어나게끔 천천히 골반을 오른쪽으로 밀어주고, 20초간 유지합니다.
3. 2세트 반복합니다.

• 복직근(배곧은근) 스트레칭

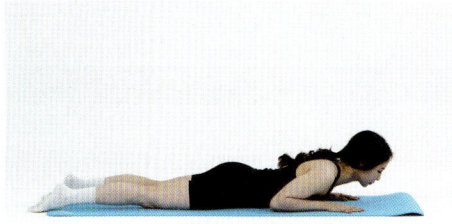 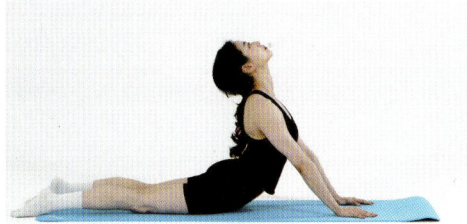

1. 바닥에 엎드려서, 양 손으로 체중을 지지한 상태로 허리를 젖혀줍니다.
2. 이 때 팔꿈치는 완전히 펴준 상태를 유지하고, 복부 앞쪽이 늘어나는 느낌에 최대한 집중합니다.
3. 12초간 유지하고, 2세트 반복합니다.

근막경선 실전 응용 10가지 체형교정법

• 대둔근(큰볼기근) 스트레칭

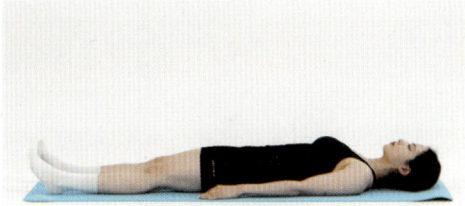 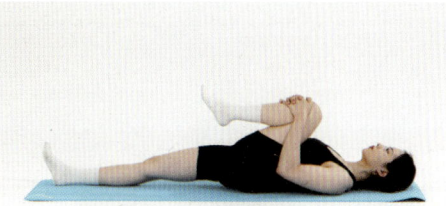

1. 바닥에 누워서, 양 손으로 무릎을 잡아 고정한 다음, 천천히 몸통 쪽으로 당겨줍니다.
2. 엉덩이 부위가 늘어나는 느낌에 최대한 집중하면서, 12초간 유지합니다.
3. 2세트 반복합니다.

활성화 및 강화

허리뼈가 불안정한 경우 장늑근(긴갈비근), 최장근(가장긴근)같은 근육들이 보상적으로 긴장하여 불균형 평형 상태에 이르게 됩니다. 그래서 허리뼈의 안정성을 강화시켜 줌으로써 우리 몸으로 하여금 보상성 근육 불균형이 나타나지 않도록 해주는 게 좋습니다.

• 다열근(뭇갈래근) 운동

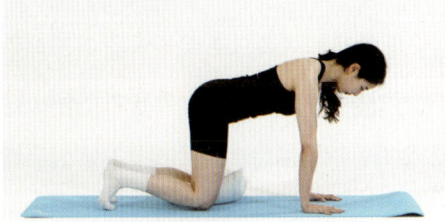 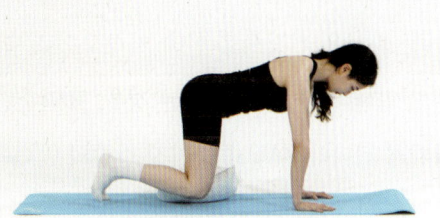

1. 네발 기기 자세로 엎드린 다음, 한 쪽 무릎 아래에 패드나 수건을 깔아 약간의 높낮이 차이를 형성합니다.
2. 그리고 맨바닥에 닿는 무릎을 살짝 들어올려, 골반의 평행을 맞춰줍니다.
3. 다시 천천히 내리고 올리고를 반복하면서, 척추 주변부 근육에 힘이 들어오는 느낌에 최대한 집중합니다.
4. 12번 반복합니다.

• 장요근(엉덩허리근) 운동

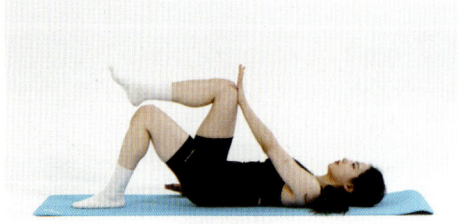 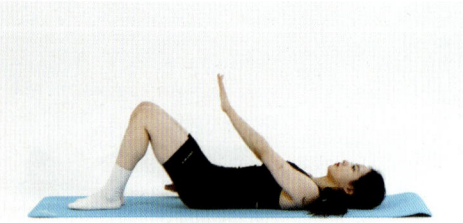

1 양 쪽 무릎을 굽혀 바닥에 눕습니다.
2 한 쪽 다리를 들어올리는데, 이 때 반대쪽 손으로 이를 저지합니다.
3 고관절 부위에 힘이 들어오는 느낌에 최대한 집중하면서 8초간 유지합니다.
4 2세트 반복합니다.

2단계 근막 교정

근육의 긴장만을 교정하게 되면 재발하기 쉽습니다. 이를 방지하기 위해서는 올바른 몸 상태가 단순히 자극된 부위에만 국한되지 않고 전신으로 동기화Synchronization 될 수 있도록, 체형과 연결된 근막경선 경로를 따라 움직임을 만들어 주어 기능적 연결Integration을 해주는 과정이 필요합니다.

즉, 과사용 긴장으로 인해 지속적으로 당겨지는 방향의 반대쪽으로 움직임을 유도해주는 것입니다. 편평 등이 있는 경우, 표면후방선, 전방기능선, 표면전방선, 후방기능선이 당겨지게 됩니다. 이렇게 당겨진 방향의 반대쪽으로 움직임을 유도함으로써 정상적인 기능적 통합을 만들어줍니다.

• 표면후방선

(편평 등이 있는 경우 표면후방선이 아래쪽으로 당겨지며, 스트레칭을 통해 위쪽으로 당겨준다)

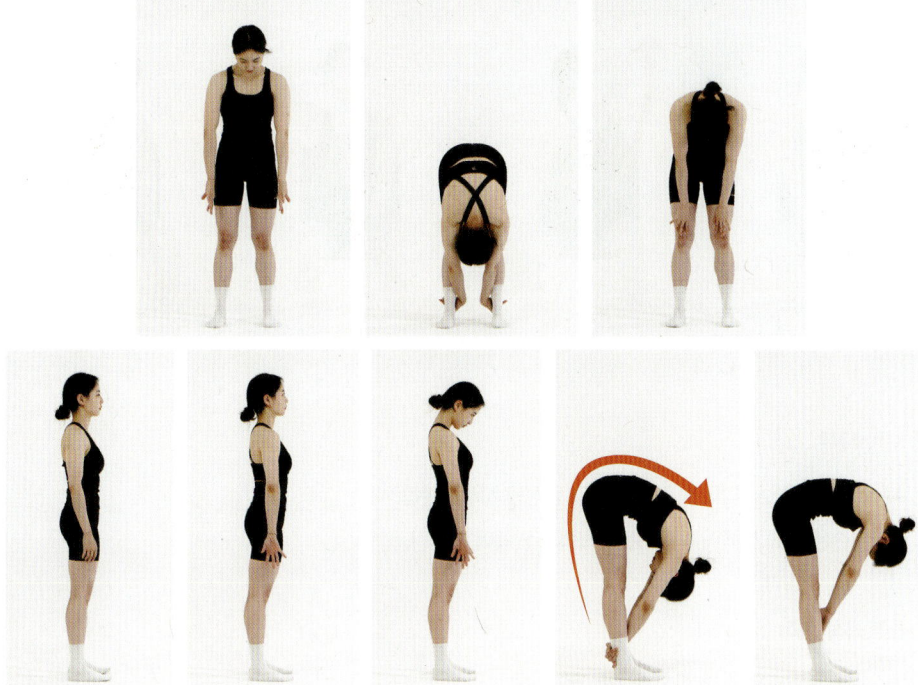

1 시작 자세

1. 편안하게 서서 다리를 어깨너비로 벌립니다.
2. 팔은 몸 옆에 자연스럽게 내려놓습니다.
3. 손바닥은 바깥쪽을 바라보도록 팔 안쪽돌림을 해줍니다.

2 스트레칭 동작

1. 천천히 고개를 앞으로 숙여 턱이 가슴에 닿도록 합니다.
2. 어깨와 팔을 늘어뜨린 채, 상체를 천천히 앞으로 숙여 손이 발 뒷꿈치 안쪽에 닿도록 합니다.
3. 가능한 만큼 상체를 숙인 후, 이 자세를 몇 초간 유지합니다.
4. 천천히 상체를 들어 올려 준비 자세로 돌아갑니다.
5. 이 과정을 반복합니다.

3 주의사항

1. 천천히 움직이며 호흡을 자연스럽게 유지하세요.
2. 통증이 느껴지면 즉시 중단하고 무리하지 마세요.

편평 등

• 전방기능선

(편평 등이 있는 경우 전방기능선이 아래쪽으로 당겨지며, 스트레칭을 통해 위쪽으로 당겨준다)

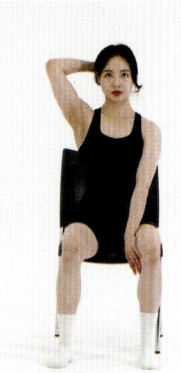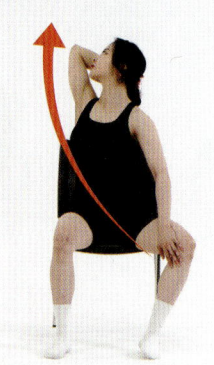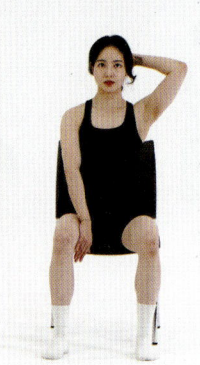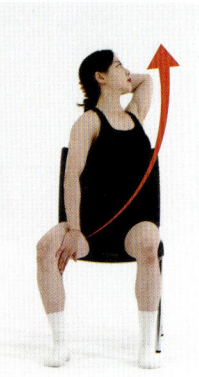

1 시작 자세

1. 의자에 앉아 두 다리를 약간 벌리고 안정된 자세를 취합니다.
2. 한 손은 머리 뒤쪽에, 다른 손은 허벅지 안쪽에 둡니다.

2 스트레칭 동작

1. 머리 뒤쪽에 둔 손과 함께 흉추를 돌려 줍니다.
2. 동시에 허벅지에 둔 손으로는 몸통을 반대 방향으로 회전시켜줍니다.
3. 이때 전방기능선이 늘어나는 느낌을 유지합니다.
4. 고개는 뒤로 젖히고, 시선은 천장을 향하게 하여 가슴과 복부의 앞쪽 라인이 늘어나는 것을 느낍니다.
5. 이 자세를 15-30초간 유지하며 호흡은 천천히 고르게 합니다.
6. 반대쪽도 동일한 방법으로 스트레칭합니다.

3 주의사항

1. 스트레칭 동안 통증이 느껴지면 즉시 멈추고, 무리하지 않도록 주의합니다.

- 표면전방선

(편평 등이 있는 경우 표면전방선이 아래쪽으로 당겨지며, 스트레칭을 통해 위쪽으로 당겨준다)

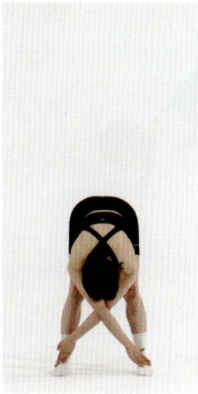 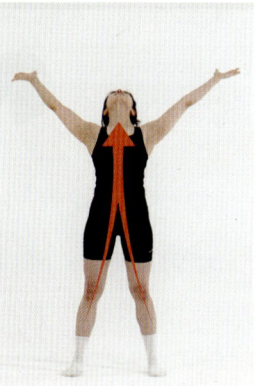 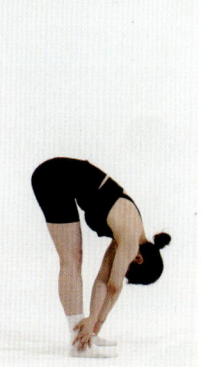 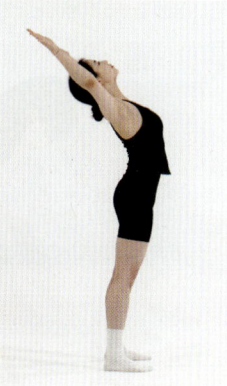

1 시작 자세

1. 다리를 어깨 너비로 벌리고 섭니다.
2. 두 팔을 앞으로 교차하면서 내밀어 손가락 끝이 바닥에 닿도록 합니다.
3. 머리를 숙여 몸 전체가 앞으로 굽혀지도록 합니다.

2 스트레칭 동작

1. 천천히 상체를 일으켜 두 팔을 머리 위로 올립니다.
2. 팔을 벌려 손가락 끝이 천장을 향하도록 합니다.
3. 이때 허리를 살짝 뒤로 젖혀 몸 전체가 펴지도록 합니다.
4. 목을 뒤로 젖히며 시선은 위를 바라봅니다.
5. 이 자세를 유지하며 천천히 깊게 호흡합니다.
6. 10~15초간 유지한 후 천천히 시작 자세로 돌아옵니다.

3 주의사항

1. 스트레칭 중 통증이 발생하면 동작을 멈추고, 무리하지 않도록 합니다.

편평 등

• 후방기능선

(편평 등이 있는 경우 후방기능선이 위쪽으로 당겨지며, 스트레칭을 통해 아래쪽으로 당겨준다)

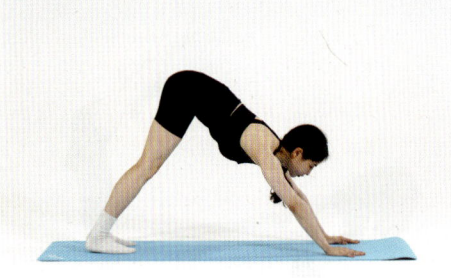 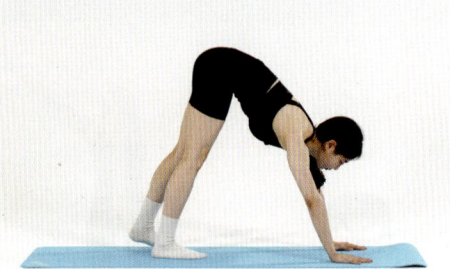

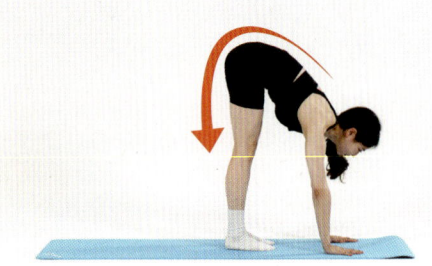

1 시작 자세

1. 매트를 깔고 네발 기어가는 자세로 시작합니다.
2. 두 손은 어깨 너비로 벌리고 바닥에 대고, 두 무릎은 엉덩이 너비로 벌려줍니다.

2 스트레칭 동작

1. 상체와 다리를 펴며 엉덩이를 높이 들어 올립니다.
2. 이때 머리는 팔 사이에 두고, 몸은 뒤쪽으로 밀어줍니다. 이 자세를 통해 등, 햄스트링, 종아리 근육이 늘어나는 것을 느낄 수 있습니다.
3. 한 발씩 번갈아가며 뒤꿈치를 바닥에 내리며 다리 뒤쪽의 근육을 더욱 늘려줍니다.
4. 한쪽 다리의 무릎을 살짝 굽혀 반대쪽 다리의 종아리와 햄스트링을 더욱 깊이 스트레칭합니다.
5. 스트레칭 동작을 유지하며 깊게 호흡합니다. 각 동작을 15-30초 동안 유지하며 몸이 편안해질 때까지 반복합니다.

레퍼런스

Chaitow, L., Bradley, D., Gilbert, C., & Ley, R. (2002). Multidisciplinary approaches to breathing pattern disorders. *(No Title)*.

Kapandji, I. A. (2007). *The Physiology of the Joints: The spinal column, pelvic girdle and head* (Vol. 3). Churchill Livingstone.

Lu, D. C., & Chou, D. (2007). Flatback syndrome. *Neurosurgery clinics of North America, 18*(2), 289-294.

Kim, W. M., Seo, Y. G., Park, Y. J., Cho, H. S., & Lee, C. H. (2021). Effect of different exercise types on the cross-sectional area and lumbar lordosis angle in patients with flat back syndrome. *International Journal of Environmental Research and Public Health, 18*(20), 10923.

Czaprowski, D., Stoliński, Ł., Tyrakowski, M., Kozinoga, M., & Kotwicki, T. (2018). Non-structural misalignments of body posture in the sagittal plane. *Scoliosis and spinal disorders, 13*, 1-14.

Hira, K., Nagata, K., Hashizume, H., Asai, Y., Oka, H., Tsutsui, S., ... & Yamada, H. (2021). Relationship of sagittal spinal alignment with low back pain and physical performance in the general population. *Scientific Reports, 11*(1), 20604.

06.
스웨이백
Sway back

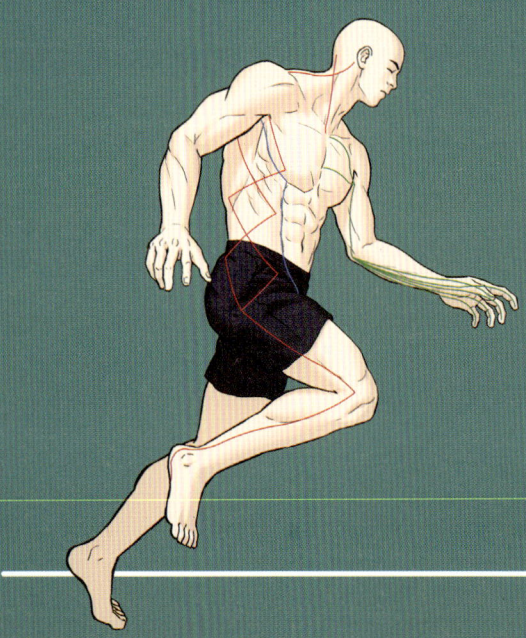

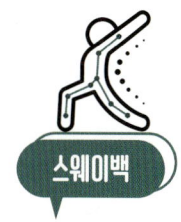

스웨이백이란

스웨이백은 말 그대로 등이 뒤로 기울어진 Sway 체형으로, 골반이 앞으로 이동하게 되면서 반사적으로 등이 뒤로 기울어지는 체형을 의미합니다. 하지만 이렇게 등이 뒤로 기울어지는 것은 스웨이백 체형의 아주 일부 특성에 불과합니다.

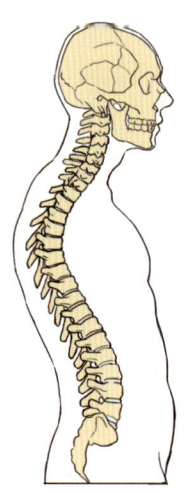 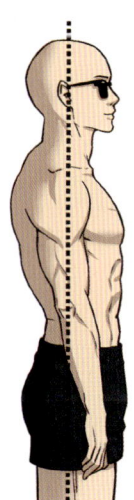 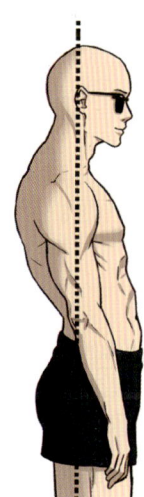

물리치료학 전문가인 크리스토퍼 박사는 스웨이백이 있는 경우 골반이 앞으로 밀리면서 골반 앞쪽 근육은 늘어나고, 골반 뒤쪽 근육은 상대적으로 짧아질 뿐만 아니라 골반 앞쪽의 인대도 지속적으로 느슨해진다고 보았습니다. 게다가 질환별 물리치료의 저자 물리치료사 오설리반도 스웨이백이 있을 때 척추의 안정성이 떨어지고, 척추 주변의 심부 근육도 활성도가 떨어진다고 주장하였습니다. 이는 연구로도 검증되었는데, 스웨이백이 있는 사람들이 척추 주변의 표면 근육인 복직근(배곧은근)의 활성도는 매우 높은 반면, 척추 주변의 심부 근육인 내복사근(배속빗근)과 장요근(엉덩허리근)의 활성도는 매우 떨어진다는 것이 밝혀졌습니다.

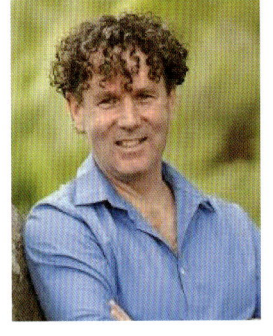
오설리반

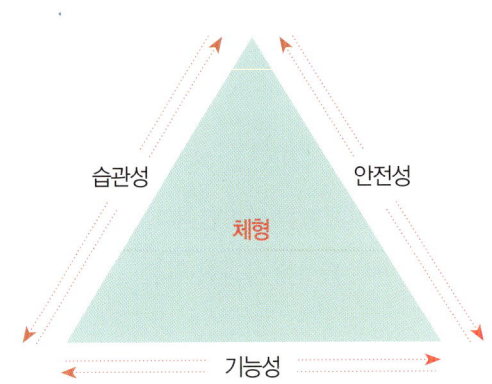

따라서 스웨이백이 있는 경우 반드시 교정해주는 것이 좋습니다. 체형의 틀어짐은 대부분 크게 세 가지 원인에 의해 발생하기 때문에 이를 모두 고려하여 교정해줄 필요가 있습니다. 가장 먼저 습관성부터 살펴보겠습니다.

스웨이백의 원인 1 습관성

스웨이백의 원인은 습관성, 안정성, 기능성 원인으로 크게 세 가지로 구성됩니다. 이 각각의 원인들은 서로 상호작용하며 영향을 주기 때문에, 동시에 개선시키는 것이 예방 측면이나 교정 효과 측면에서 훨씬 더 효과적일 것입니다. 스웨이백을 만드는 습관은 등을 젖혀서 펴주는 습관이라고 할 수 있으며, 이는 크게 세 가지 유형이 있습니다.

1 | 팔짱 끼고 선 자세

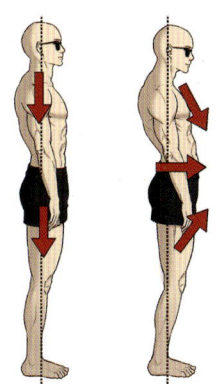

스웨이백의 핵심은 골반을 앞으로 내미는 것입니다. 이는 팔짱을 낀 자세에서 흔하게 나타납니다. 팔짱을 낀 자세는 매우 편하지만, 이렇게 편한 이유는 체중을 전부 고관절 앞쪽 인대에 실어버리기 때문입니다.

원래라면 무릎은 살짝 구부러진 채로, 하체는 허벅지 근육이, 상체는 허리 근육이 체중을 지탱하게 되지만, 하체나 허리 근육이 약해지게 되면, 근육의 기능을 대신해서 고관절 인대를 사용하게 됩니다. 이렇게 되면 고관절 앞쪽 인대가 늘어나면서 점점 골반이 앞으로 이동하게 되고, 결국 스웨이백 체형이 나타나게 되는 것입니다.

이를 근본적으로 해결하기 위해서는 하체와 허리 근육을 강화하고, 골반의 안정성을 높여 체중을 인대에 실어버리는 근본적 원인을 제거해주는 것이 중요합니다.

2 | 등받이 없는 의자

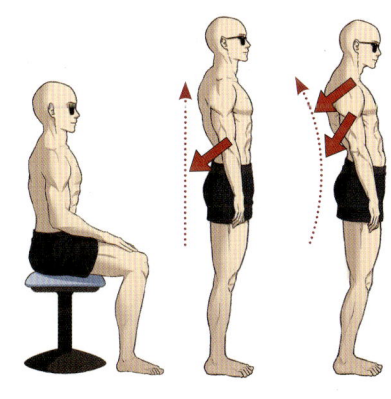

스웨이백은 '등받이' 없는 의자에서 장시간 허리를 펴주려고 할 때 허리 대신 등을 세우게 되면서 나타나기 쉽습니다. 허리를 세우는 것과 등을 세우는 것은 얼핏 보기에는 똑같아 보이지만 전혀 다릅니다.

등을 세우는 것은 등쪽에 부착된 기립근(장늑근; 긴갈비근, 최장근; 가장긴근)을 수축시켜 펴주는 것이며, 허리를 세우는 것은 허리에 부착된 기립근(다열근; 뭇갈래근 등)을 수축시켜 펴주는 것입니다. 이 두 가지 차이를 인지하고 허리 부위 기립근을 사용하여 자세를 유지하는 사람은 많지 않습니다. 대부분은 허리를 반듯하게 세우려는 개념에만 집중하고,

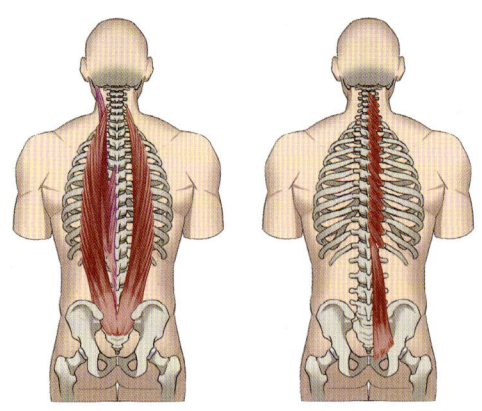

허리를 어떻게든 세워주려고 노력할 뿐입니다. 이렇게 등쪽에 부착된 기립근을 지속적으로 수축하다 보면 점점 등뼈가 젖혀지면서 스웨이백 체형이 나타나게 됩니다. 따라서 평소 등받이 없는 의자에 앉는 환경이라면, 반드시 등받이 있는 의자로 교체하는 것이 중요합니다.

3 | 수면 자세

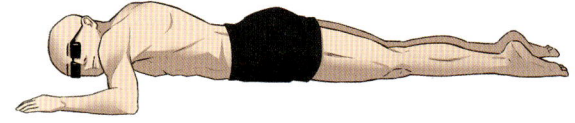

엎드려서 자면 자연스럽게 골반이 앞으로 내밀어지는 현상을 볼 수 있습니다. 즉, 수면 시간 내내 스웨이백 자세가 유지되는 것입니다. 만약 엎드려 누워서 자야 잠이 잘 온다면,

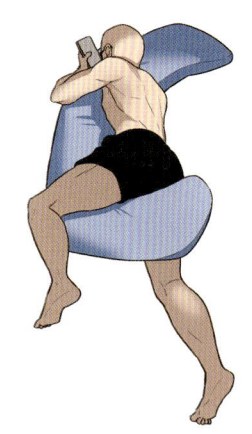

안고 잘 수 있는 바디 필로우를 활용하는 것도 방법입니다. 바디필로우를 사용하면 엎드려서 자면서 동시에 스웨이백 자세를 예방할 수 있습니다. 마찬가지로, 평소 엎드려서 스마트폰을 보거나 기타 작업을 수행하는 습관도 스웨이백 체형에 좋지 않습니다.

스웨이백의 원인 2 안정성

　스웨이백 체형이 발생하게 되는 원인은 허벅지 근육이나 허리 근육을 대신해서 고관절 인대에 의존하게 된다는 사실에서 비롯됩니다. 즉, 허벅지 근육이나 허리 근육이 약하면 필연적으로 체중을 지탱하기 위해 고관절 인대에 기댈 수밖에 없게 되는 것입니다.

　따라서 허벅지 근육과 허리 근육이 제 기능을 할 수 있도록 만들어 근육 불균형이 발생하지 않도록 해야 합니다. 무릎을 지탱하는 주요 허벅지 근육은 햄스트링(넙다리뒤근)과 대퇴사두근(넙다리네갈래근)이며, 허리뼈를 지탱하는 핵심 근육은 다열근(뭇갈래근)과 장요근(엉덩허리근)입니다.

스웨이백의 원인 3 기능성

　스웨이백이 있는 사람들은 등이 뒤로 기울어진 체형에 적응된Adapted 상태로, 골반이 앞으로 내밀어진 상태를 정상으로 인식하게 됩니다. 이러한 비정상적인 적응 상태는 세 가지 단계에 걸친 기능적 통합을 통해 교정할 수 있습니다.

1단계 | 스웨이백의 근막경선 이해하기

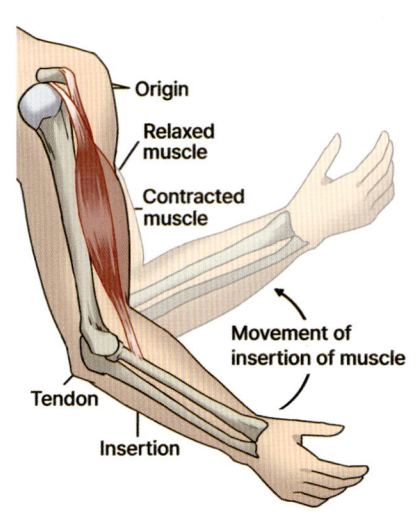

　일반적으로 근육은 정지Insertion에서 기시Origin 방향으로 수축하며, 과사용으로 인해 긴장이 나타나는 근육들도 정지에서 기시 방향의 긴장성Tension을 띱니다. 이러한 긴장성은 특정 근막경선을 당기는 동력Momentum을 제공하기 때문에, 과사용으로 긴장이 나타나는 근육을 살펴보면 근막경선이 어떤 방향으로 당겨지는지 추측할 수 있습니다.

스웨이백의 근육 불균형

• 과사용 근육

스웨이백이 있는 경우 복직근(배곧은근), 대흉근(큰가슴근), 소흉근(작은가슴근), 광배근(넓은등근), 승모근(등세모근), 흉추부 기립근(장늑근;긴갈비근)은 과사용되는 경우가 많습니다.

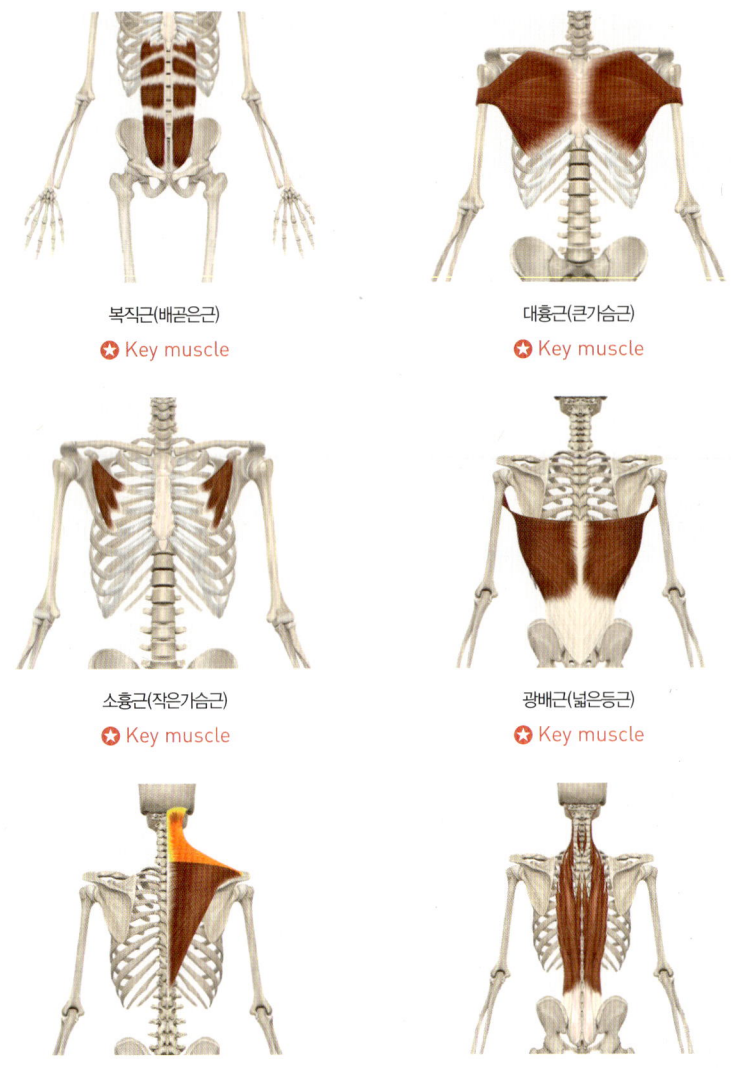

복직근(배곧은근)
⭐ Key muscle

대흉근(큰가슴근)
⭐ Key muscle

소흉근(작은가슴근)
⭐ Key muscle

광배근(넓은등근)
⭐ Key muscle

승모근(등세모근)

흉추부 기립근(척추세움근)

• **약화된 근육**

능형근(마름근), 극하근(아래가시근), 소원근(작은원근), 장요근(엉덩허리근), 내복사근(배속빗근), 중둔근(중간볼기근), 대퇴사두근(넙다리네갈래근), 요추부 기립근(다열근)은 약해져 있는 경우가 많습니다.

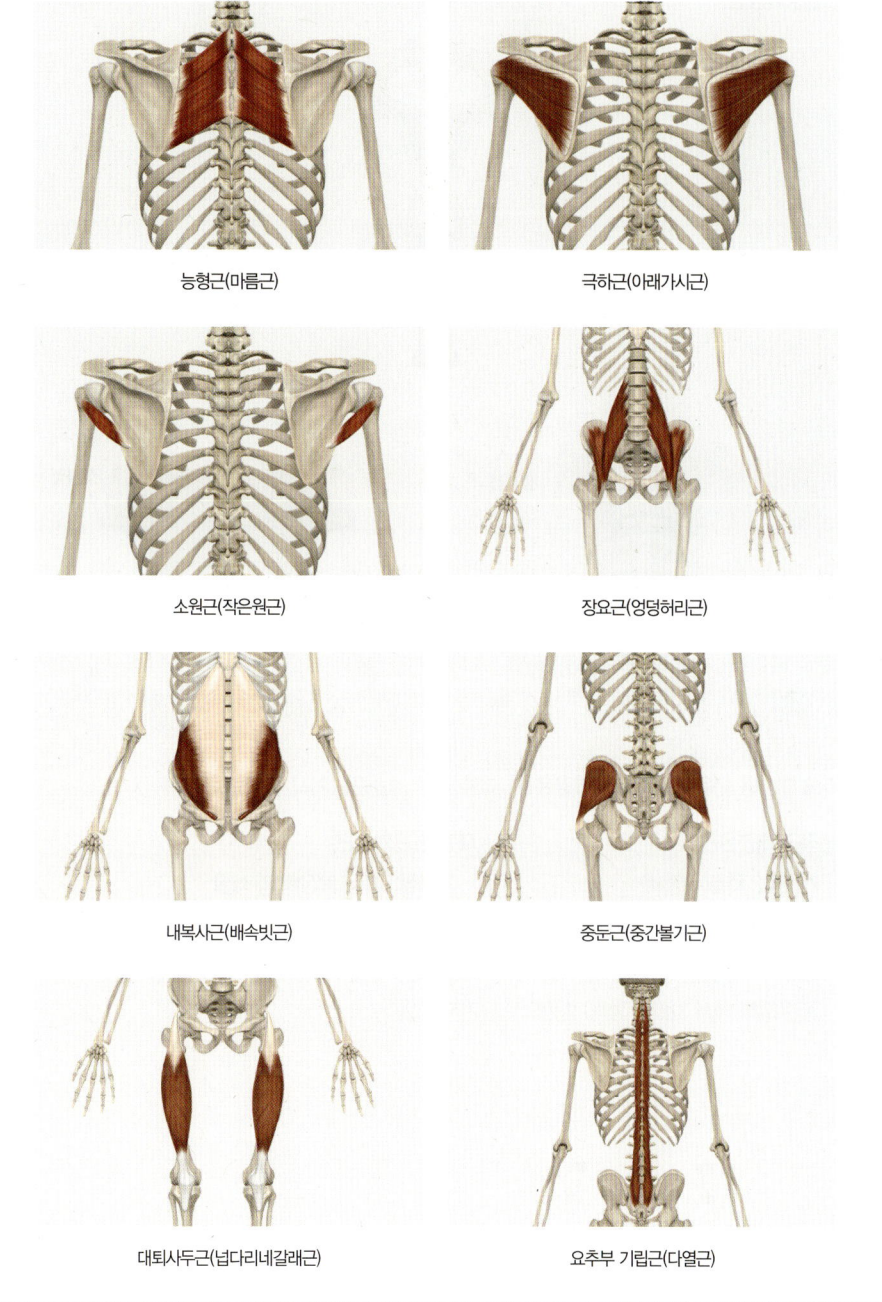

능형근(마름근)

극하근(아래가시근)

소원근(작은원근)

장요근(엉덩허리근)

내복사근(배속빗근)

중둔근(중간볼기근)

대퇴사두근(넙다리네갈래근)

요추부 기립근(다열근)

스웨이백

스웨이백이 있는 경우 근육의 기시 방향으로 당겨지는 근막경선

• 전방기능선

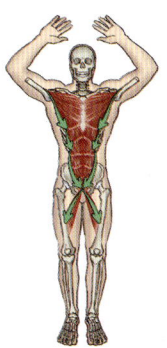

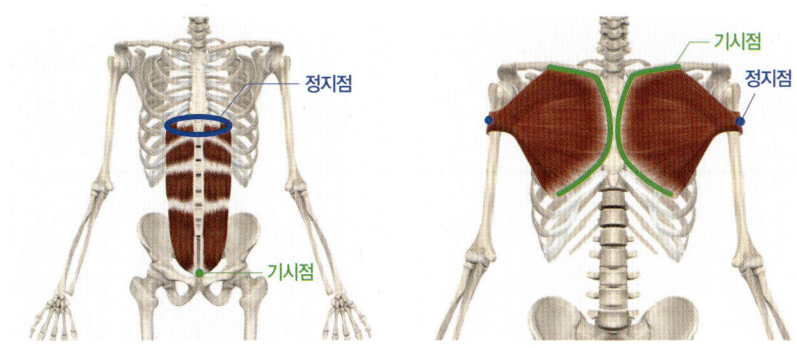

주요 과사용 근육1 – 복직근(배곧은근), 대흉근(큰 가슴근) 〈기시 방향으로 당겨짐〉

복직근(배곧은근)
· 기시점: 치골(두덩뼈)
· 정지점: 흉골(복장뼈)

대흉근(큰가슴근)
· 기시점: 흉골(복장뼈)과 쇄골
· 정지점: 상완골(위팔뼈)

» 스웨이백이 있는 경우 복직근(배곧은근), 대흉근(큰가슴근)이 주로 긴장되며 전방기능선이 상완골(위팔뼈)에서 치골(두덩뼈) 방향으로 당겨지게 된다.

• 표면전방선

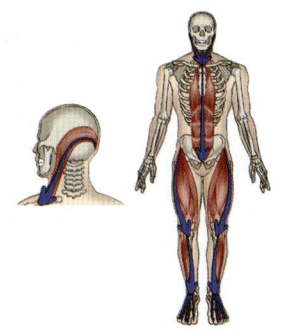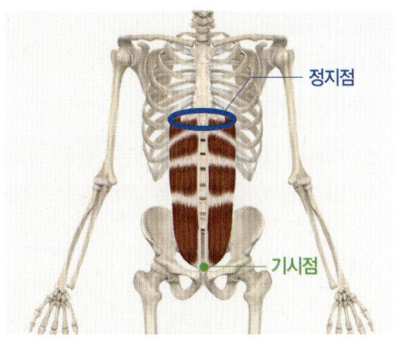

주요 과사용 근육2 – 복직근(배곧은근) 〈기시 방향으로 당겨짐〉

· **기시점:** 치골(두덩뼈)
· **정지점:** 흉골(복장뼈)

» 스웨이백이 있는 경우 복직근(배곧은근)이 주로 긴장되며 표면전방선이 흉골(복장뼈)에서 치골(두덩뼈) 방향으로 당겨지게 된다.

• 표면전방상지선

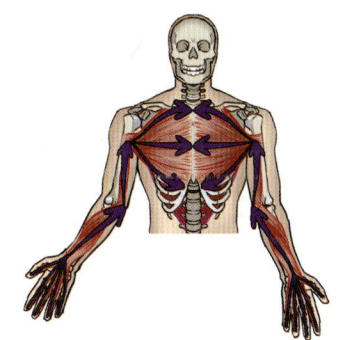

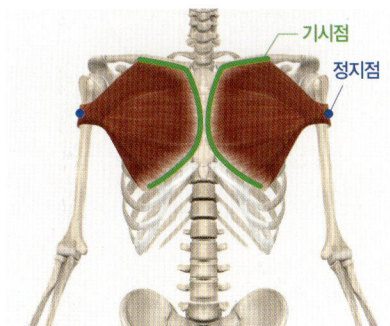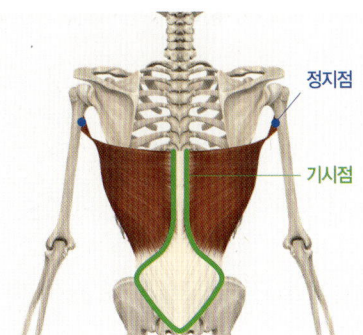

주요 과사용 근육3 – 대흉근(큰가슴근), 광배근(넓은 등근) 〈기시 방향으로 당겨짐〉

대흉근(큰가슴근)
· 기시점: 흉골(복장뼈)과 쇄골
· 정지점: 상완골(위팔뼈)

광배근(넓은 등근)
· 기시점: 흉추, 골반
· 정지점: 상완골(위팔뼈)

» 스웨이백이 있는 경우 대흉근(큰가슴근), 광배근(넓은 등근)이 주로 긴장되며, 표면전방상지선이 상완골(위팔뼈)에서 흉골(복장뼈), 골반쪽으로 당겨지게 된다.

• 심부전방상지선

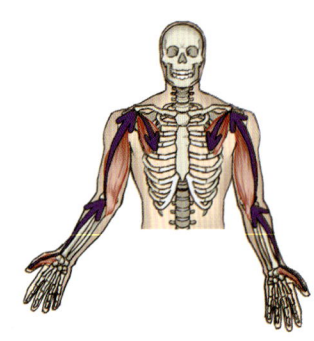
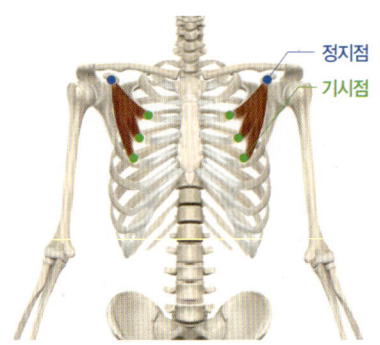

주요 과사용 근육4 – 소흉근(작은가슴근) 〈기시 방향으로 당겨짐〉

· 기시점: 3, 4, 5번 늑골(갈비뼈)
· 정지점: 오훼돌기(부리돌기)

» 스웨이백이 있는 경우 대흉근(큰가슴근)이 주로 긴장되며, 표면전방상지선이 오훼돌기(부리돌기)쪽에서 늑골(갈비뼈)쪽으로 당겨지게 된다.

• 후방기능선

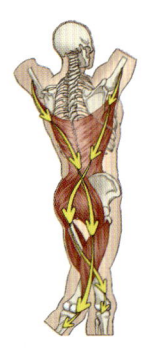
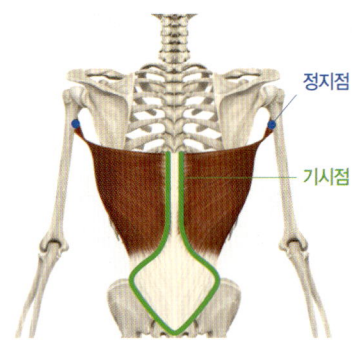

주요 과사용 근육5 – 광배근(넓은등근) 〈기시 방향으로 당겨짐〉

· 기시점: 흉추, 골반
· 정지점: 상완골(위팔뼈)

» 스웨이백이 있는 경우 광배근(넓은등근)이 주로 긴장되며, 후방기능선이 상완골에서 골반쪽으로 당겨지게 된다.

- **표면후방상지선**

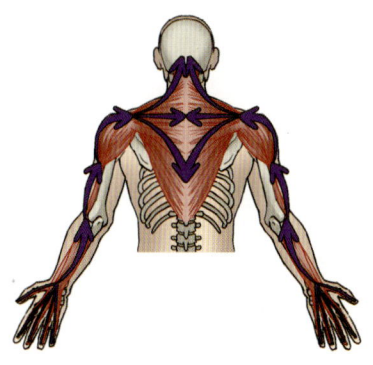 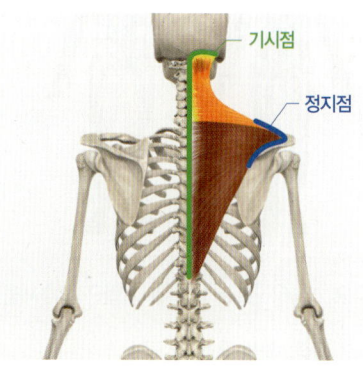

주요 과사용 근육6 – 승모근(등세모근) 〈기시 방향으로 당겨짐〉

- **기시점:** 척추뼈 극돌기(가시돌기)
- **정지점:** 날개뼈(견갑골)와 쇄골뼈(빗장뼈)

» 스웨이백이 있는 경우 승모근(등세모근)이 주로 긴장되며, 표면후방상지선이 척추뼈쪽으로 당겨지게 된다.

- **표면후방선**

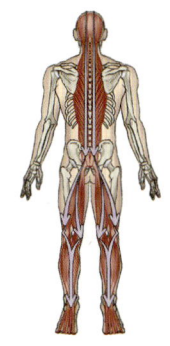 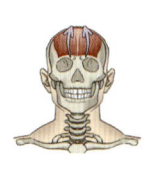 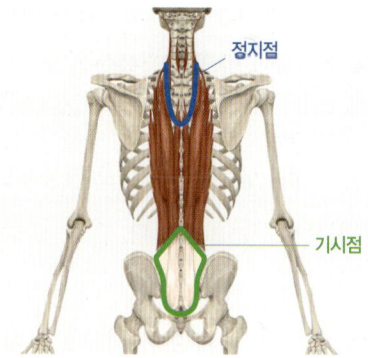

주요 과사용 근육7 – 척추 기립근(척추 세움근) 〈기시 방향으로 당겨짐〉

- **기시점:** 하부 흉추 or 골반
- **정지점:** 상부 흉추

» 스웨이백이 있는 경우 척추 기립근(척추 세움근)이 주로 긴장되며 표면후방선이 상부 흉추에서 골반 방향으로 당겨지게 된다.

- 나선선

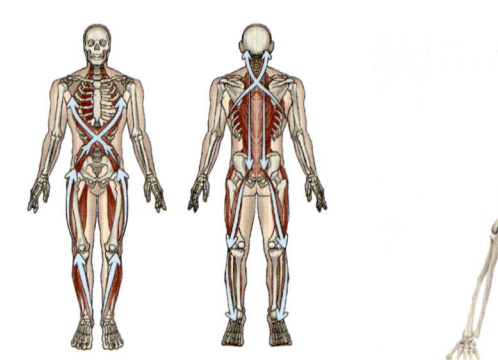
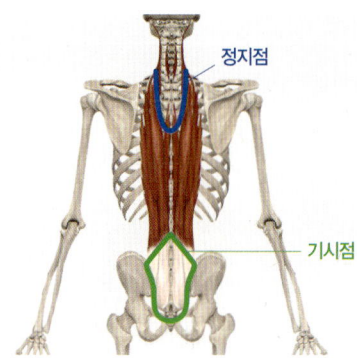

주요 과사용 근육8 – 척추 기립근(척추세움근) 〈기시 방향으로 당겨짐〉

· **기시점:** 하부 흉추 or 골반
· **정지점:** 상부 흉추

» 스웨이백이 있는 경우 척추 기립근이 주로 긴장되며 나선선이 상부 흉추에서 골반 방향으로 당겨지게 된다.

2단계 | 올바른 평형 상태(Balance Equilibrium State) 생성

스웨이백 체형에서 각 근막경선들이 어떻게 긴장되어 있는지 파악했다면, 두 번째 단계로 과사용성 긴장이 발생한 근육들을 이완시켜주는 과정이 필요합니다. 즉, 복직근(배곧은근), 햄스트링(넙다리뒤근), 대퇴근막장근(넙다리근막긴장근), 대흉근(큰가슴근), 소흉근(작은가슴근), 광배근(넓은등근), 승모근(등세모근), 흉추부 기립근(장늑근; 긴갈비근) 같은 근육들을 이완시켜 주는 것입니다.

이렇게 긴장된 근육들을 이완시켜주면 일시적으로나마 올바른 평형 상태Balance Equilibrium State를 이루게 되고, 자세 또한 이전보다 훨씬 좋은 형태를 띠게 됩니다. 그러나 이렇게 호전된 근육 불균형 상태는 기능적 연결이 완성되지 않은 상황에서 나타난 일시적인 현상이기 때문에 시간이 지나면 다시 돌아오게 됩니다. 그래서 가장 중요한 세 번째 단계를 꼭 진행해야 합니다.

3단계 | 전신 동기화 및 기능적 연결

마지막 단계로, 올바른 몸 상태가 단순히 자극된 부위에만 국한되지 않고 전신으로 동기화Synchronization 될 수 있도록, 체형과 연결된 근막경선 경로를 따라 움직임을 만들어 주어 기능적 연결Integration을 해주는 과정이 필요합니다.

이는 과사용으로 인해 당겨진 방향의 반대 방향으로 움직임을 유도하는 것을 의미합니다. 이를 통해 각 근육들의 기능이 서로 유기적으로 통합될 수 있으며, 일시적인 효과가 아닌 지속 가능한 형태로 이어질 수 있게 됩니다.

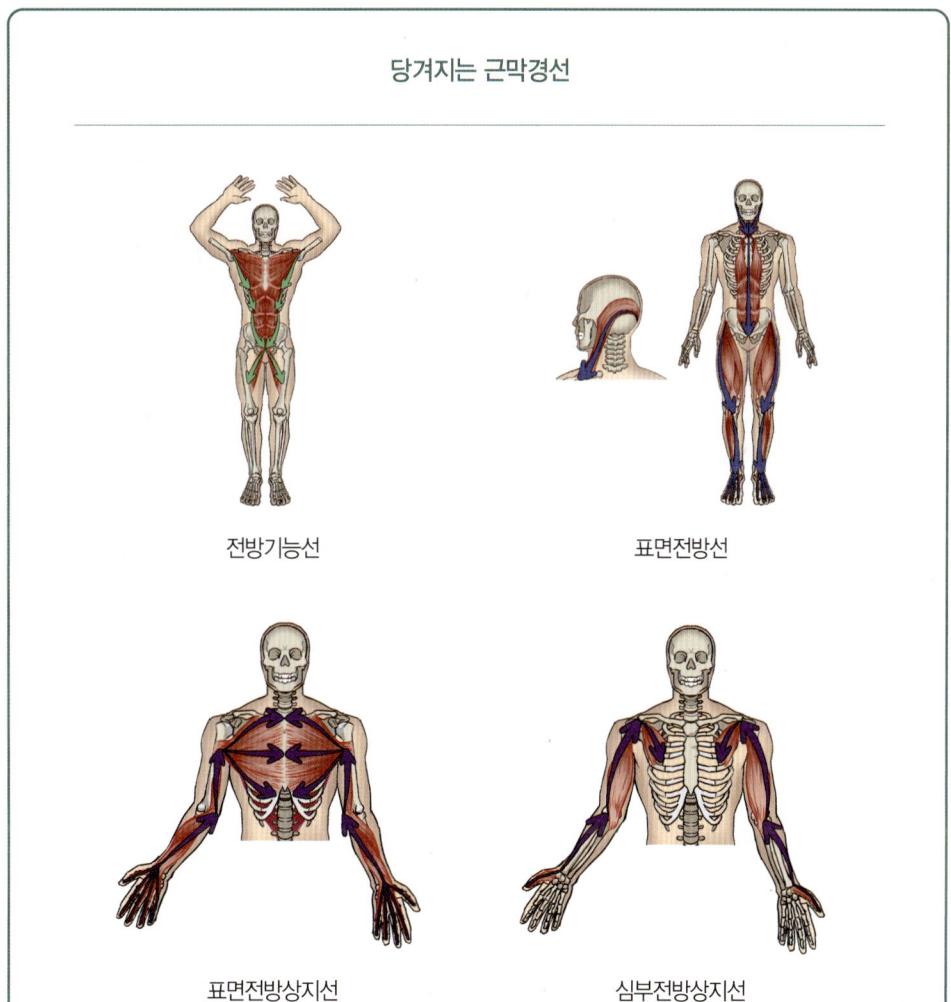

당겨지는 근막경선

전방기능선　　　　　표면전방선

표면전방상지선　　　심부전방상지선

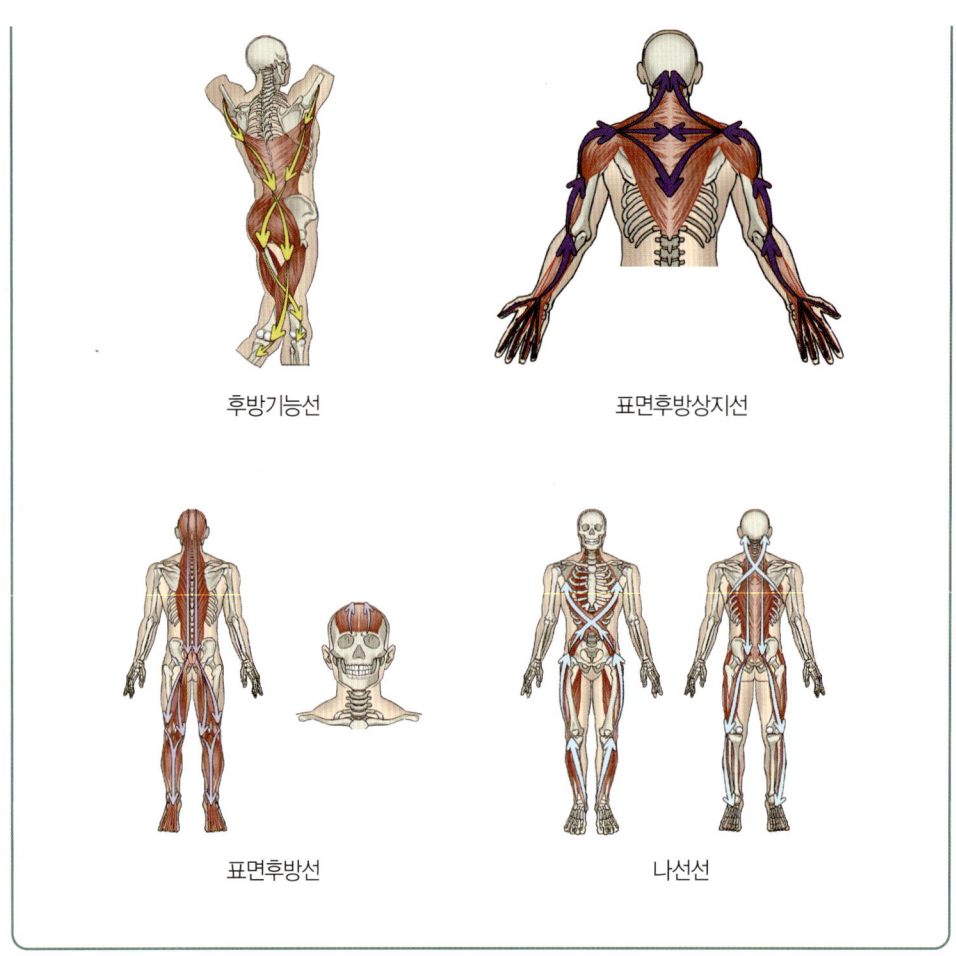

체형 평가

체형 평가는 크게 3가지 유형으로 분류할 수 있습니다.

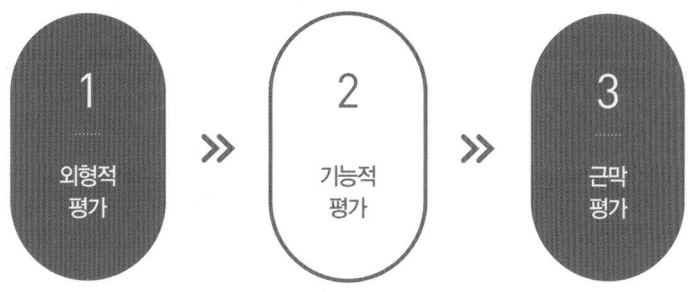

3가지 평가에서 모두 양성 반응이 의심된다면, 매우 높은 확률로 스웨이백 체형이라고 볼 수 있습니다.

외형적 평가

외형적 평가는, 편안한 자세에서 관측되는 모습이 스웨이백에 가까운지를 보는 것입니다.

평가 | 옆모습 찍어보기

▼ 평가법

1. 사진을 찍고 3가지 랜드마크를 찾습니다.
2. 상완골두; 위팔뼈머리(Humeral head) 이 뼈는 어깨뼈 가운데라고 보시면 됩니다.
3. 대퇴골 대전자; 넙다리뼈 큰돌기(Greater trochanter) 손바닥을 골반 옆에 놓을 때 만져지는 가장 튀어나온 뼈입니다.
4. 바깥쪽 복숭아뼈(Lateral malleolus) 복숭아뼈가 어딘지 모르시는 분은 없을 것이라고 믿겠습니다.

▼ 분석 결과

1. 3가지 랜드마크를 선을 그려서 모두 이어본다.
2. 이 3가지 랜드마크를 이은 선이 수직으로 나타난다면 정상임.(즉 1번/2번/3번 랜드마크의 위치가 같아야 정상)
3. 반면 2번 랜드마크가 다른 랜드마크들 보다 더 앞으로 튀어나왔다면 스웨이백임.

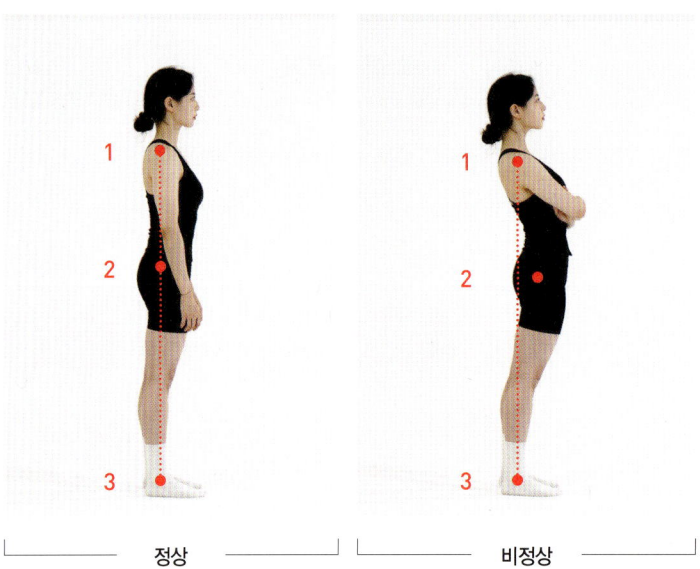

정상　　　　　　비정상

기능적 평가

기능적 평가는, 골반이나 허리의 움직임이 스웨이백을 유발할 수 있는지를 보는 것입니다. 만약 움직임에서 스웨이백 유발 패턴이 발견된다면, 스웨이백이 있을 가능성이 높습니다.

평가 코어 근육 테스트, 앉기 검사

▼ 평가법

1 | 앉은 자세에서 사진과 같이 자세를 취해줍니다.(골반 중립)
2 | 골반과 척추가 바른 커브가 되었다면 자세를 유지해 줍니다.

▼ 분석 결과

1 | 정상 기준
✓ 30초 이상 바른 자세를 유지할 수 있음.

2 | 비정상 케이스
✓ 30초 이상 바른 자세를 유지할 수 없음.

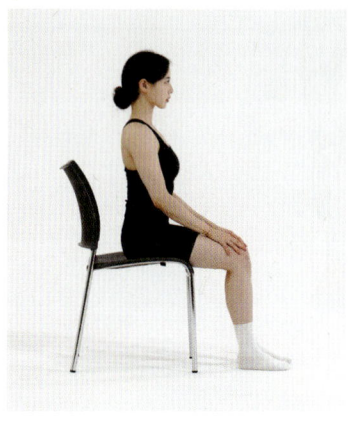
정상

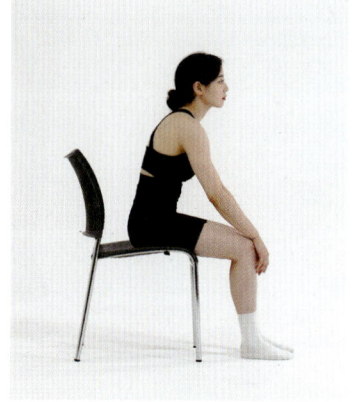
비정상

근막 평가

근막 평가는, 스웨이백이 있는 경우 아래쪽으로 당겨지는 근막들이 실제로 아래쪽으로 당겨져 있는지 확인하는 것입니다. 당겨진 근막경선이 많을수록, 스웨이백 또한 더욱 심할 가능성이 높습니다.

 아래 근막 스트레칭을 수행할 때, 해당 근막평가에서 양성 반응이 나타난 근막에 한해서 스트레칭을 수행하는 게 좋습니다!

스웨이백이 있는경우 당겨지는 근막경선

평가1 전방기능선

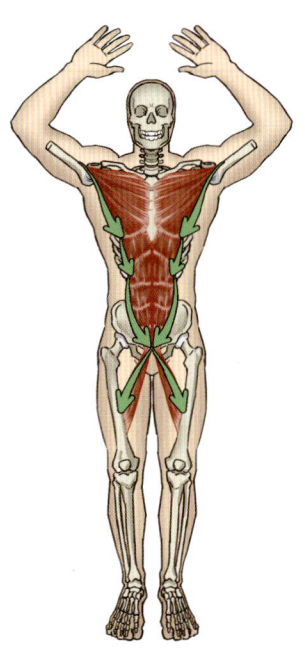

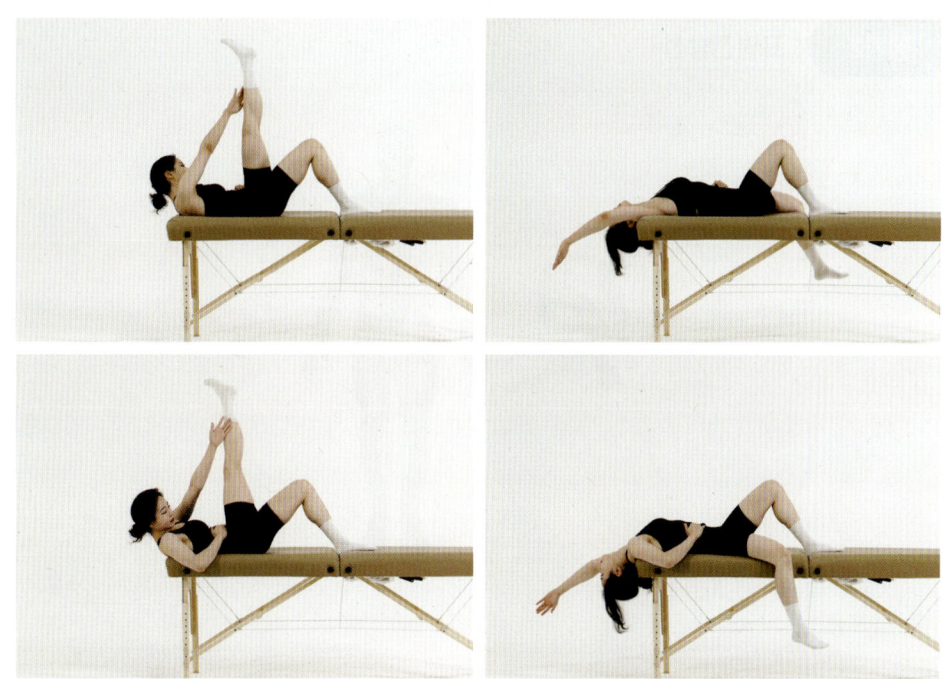

1 시작 자세

1. 피험자는 머리가 베드 끝에 살짝 나오도록 눕습니다.
2. 한쪽 무릎은 굽혀서 체중을 지지하고, 같은 손 반대쪽 다리를 들어 올려 정강이를 잡아줍니다. (유연성이 제한된다면 손끝만 닿아도 좋습니다)

2 진행 방법

1. 들어 올린 다리와 팔을 베드 밖으로 내려뜨립니다.
2. 반대도 마찬가지로 진행합니다.

3 양성 기준

1. 내려뜨린 팔의 각도가 180도 미만으로 나타납니다. (정상적인 경우 베드보다 1~20도 가까이 더 내려가야 합니다)
2. 허벅지가 베드에서 떠 있거나 전방기능선 라인으로 강하게 당겨지는 느낌이 듭니다.

스웨이백

평가2   표면전방선

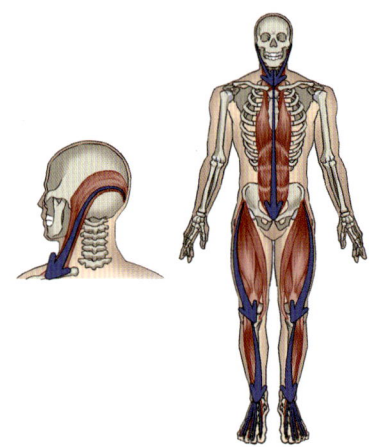

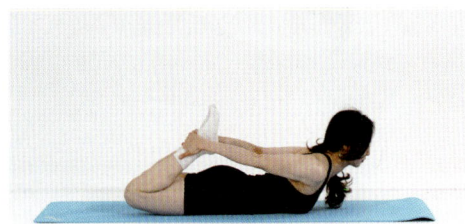 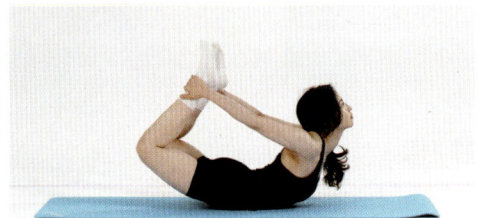

1 시작 자세

1. 매트를 깔고 엎드린 상태로 시작합니다.
2. 양손으로 발목을 잡습니다.

2 진행 방법

1. 숨을 들이마시며 가슴과 다리를 동시에 들어 올립니다.
2. 몸을 활처럼 휘어지게 하여 가슴을 앞으로 밀고, 다리를 위로 들어 올리세요.
3. 시선은 자연스럽게 약간 위를 향하도록 유지합니다.

3 양성 기준

1. 양 팔로 뒤쪽 발목을 아예 잡을 수 없는 경우 양성 반응으로 판단합니다.
2. 몸을 활처럼 휘어지게 할 때 허리에서 꺾이는 느낌이 들거나 통증이 나타나는 경우 양성 반응으로 판단합니다.

평가3   표면전방상지선 / 심부전방상지선

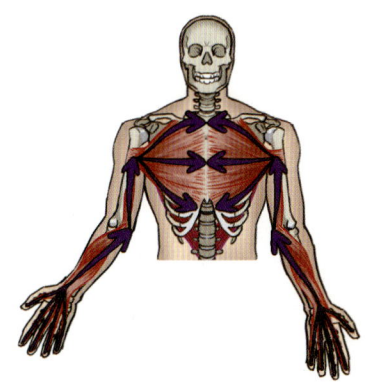 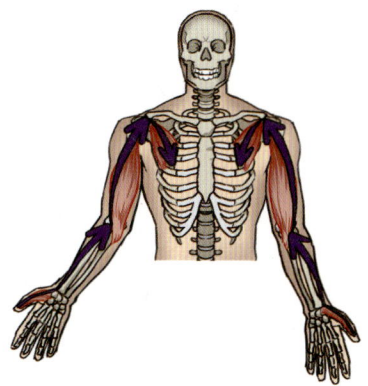

(표면전방상지선과 심부전방상지선의 평가 방법은 동일합니다)

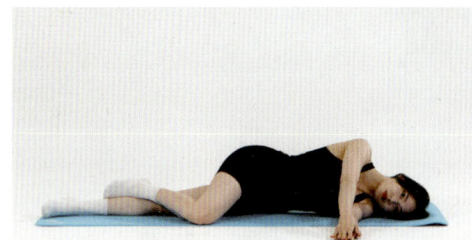 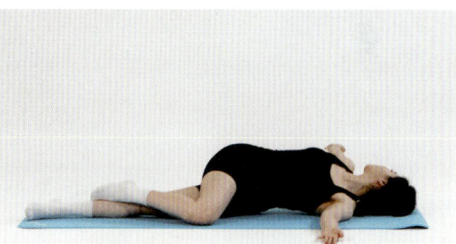

1 시작 자세

1. 매트에 옆으로 누워 팔을 바닥에 댑니다.
2. 아래쪽 다리는 편안하게 펴고, 위쪽 다리는 무릎을 구부려 바닥에 놓습니다.

2 진행 방법

1. 위쪽 팔을 천천히 뒤로 넘기며 상체를 회전시킵니다.
2. 이때, 시선도 함께 뒤쪽을 향합니다.
3. 상체를 최대한 뒤로 돌려 팔을 바닥에 대려고 합니다.

3 양성 기준

1. 팔이 어깨선과 수평면에 이를 정도로 충분히 내려가지 않고, 가슴 부위에서 강한 긴장감이 느껴지는 경우 양성 반응으로 판단합니다.
2. 팔을 바닥에 대려고 할 때 어깨에서 통증이나 불편감이 나타나는 경우 양성 반응으로 판단합니다.

평가4 후방기능선

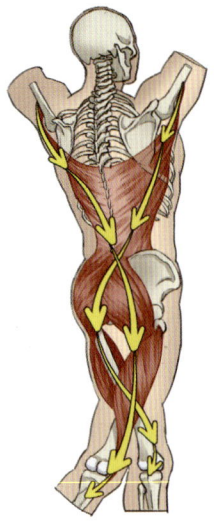

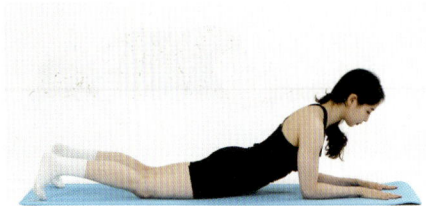 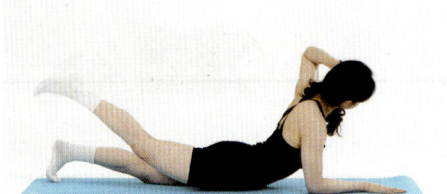

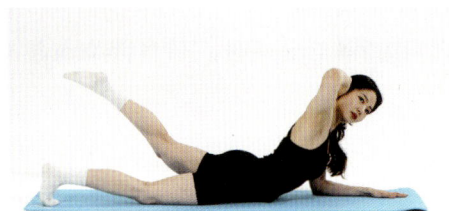

1 시작 자세

1 바닥에 엎드려서 팔꿈치를 구부리고 팔꿈치 밑으로 체중을 지탱합니다.
2 양 다리는 쭉 뻗은 상태로 유지합니다.

2 진행 방법

1. 한쪽 다리를 천천히 들어올리면서 같은쪽 팔꿈치로 체중을 지탱합니다.
2. 동시에 올린 다리의 반대쪽 팔은 머리 뒤에 위치시키고 뒷쪽으로 당겨 줍니다.
3. 천천히 내리며 원래 자세로 돌아갑니다.
4. 반대쪽도 진행합니다.

3 양성 기준

1. 팔꿈치를 들어 올릴 때, 허리에서 꺾이는 느낌이 들거나 통증이 나타난다면 양성 반응으로 판단합니다.
2. 팔꿈치를 들어 올릴 때, 팔꿈치가 완전히 들어올려지지 않고 겨드랑이 쪽에서 강한 긴장감이 느껴진다면 양성 반응으로 판단합니다.

평가5 표면후방상지선

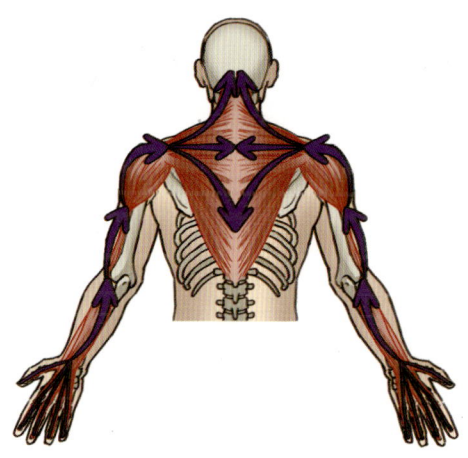

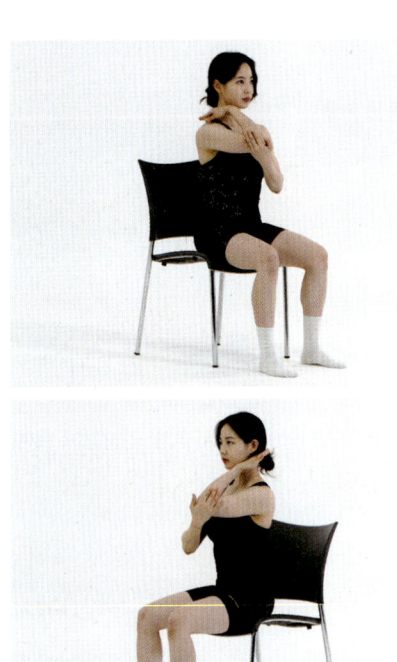
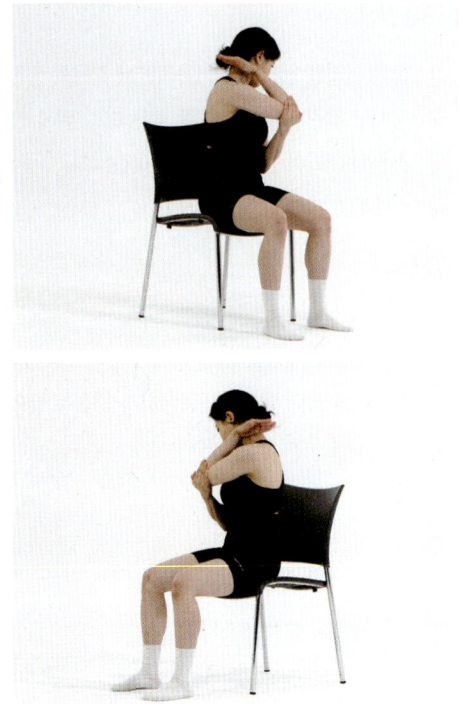

1 시작 자세

1. 의자에 앉아 척추를 똑바로 세운 상태에서 시작합니다.

2 진행 방법

1. 테스트할 쪽 팔을 구부리며 어깨 위로 넘깁니다.(손목은 중립을 유지)
2. 반대 팔을 이용해 팔꿈치를 가슴 쪽으로 당깁니다. 몸통, 목과 시선도 동시에 돌려주며 늘려줍니다.
3. 이때, 어깨가 위로 올라가지 않도록 주의합니다.
4. 반대쪽도 동일하게 테스트합니다.

3 양성 기준

1. 팔을 당길 때 어깨에서 소리가 나타나거나, 찝히는 느낌이 드는 경우 양성 반응으로 판단합니다.
2. 팔을 당길 때 어깨가 뽑힐 것 같은 불안감이 드는 경우 양성 반응으로 판단합니다.

평가6　표면후방선

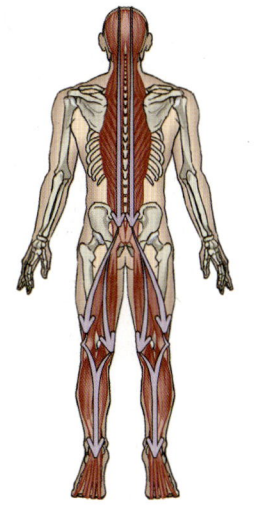 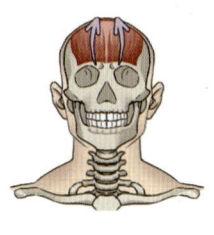

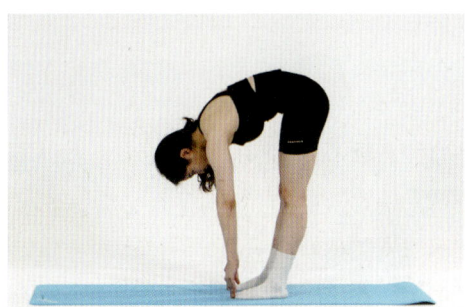 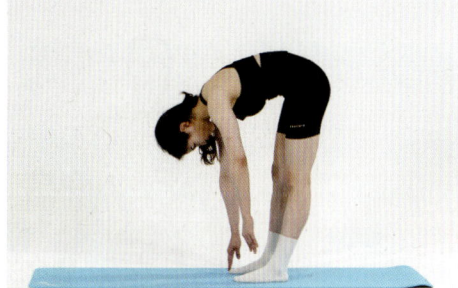

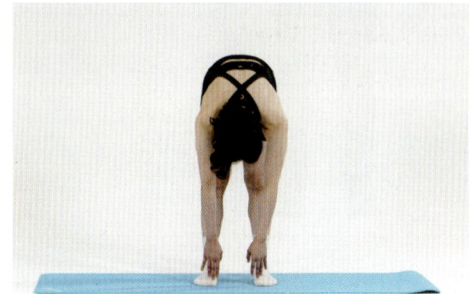 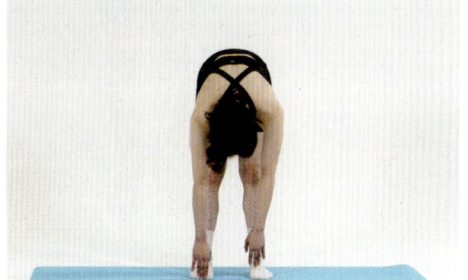

스웨이백

1 시작 자세

1. 대상자는 양 발을 골반 너비로 벌리고 바르게 서서 시작합니다.
2. 양 팔은 쭉 뻗어 몸통 앞에 자연스럽게 내립니다.

2 진행 방법

1. 피검자는 천천히 상체를 앞으로 굽히며 손가락 끝이 발가락에 닿도록 노력합니다.

3 양성 기준

1. 상체를 굽혔을 때 한 쪽 손이 더욱 많이 내려가고, 상체가 회전되는 경우 양성 반응으로 판단합니다.
2. 상체를 굽혔을 때 양 손이 바닥에서 15cm 이상 떨어져 있는 경우 양성 반응으로 판단합니다.

평가7 나선선

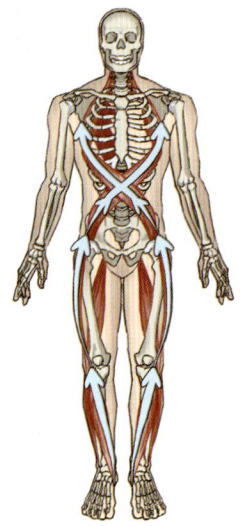
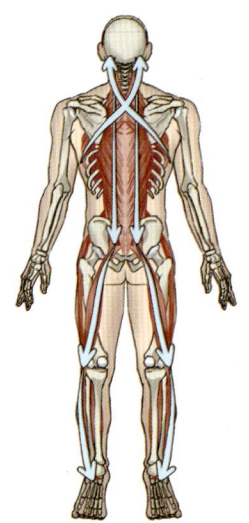

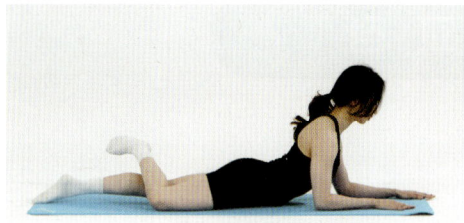
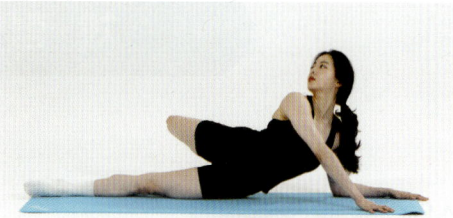
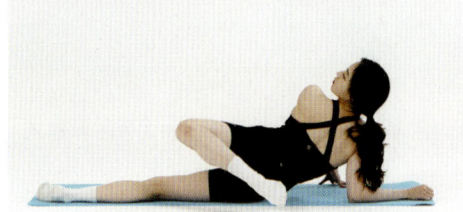
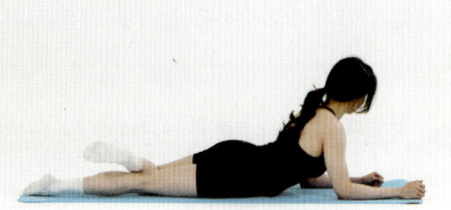

1 시작 자세

1. 매트에 엎드려 팔꿈치를 바닥에 대고 상체를 지탱합니다.
2. 양 다리는 바닥에 편안하게 놓습니다.
3. 한쪽 다리를 무릎을 구부려 위로 들어 올립니다.
4. 이때, 상체는 바닥에 안정적으로 지탱한 상태를 유지합니다.

2 진행 방법

1. 이렇게 준비 자세에서 상체를 반대 방향으로 천천히 돌립니다.
2. 시선은 상체가 돌아가는 방향을 따라갑니다.
3. 팔꿈치는 여전히 바닥에 대고 상체를 지탱합니다.
4. 위로 들어 올린 다리를 반대쪽 다리 위로 넘겨 교차합니다.
5. 무릎을 구부린 상태로 유지합니다.
6. 반대쪽도 동일하게 반복합니다.

3 양성 기준

1. 다리를 뒤로 넘길 때, 손이 바닥에서 떨어지는 경우, 양성 반응으로 판단합니다.
2. 다리를 뒤로 넘길 때, 허리에 힘이 풀리고 과도하게 꺾이는 경우, 양성 반응으로 판단합니다.

체형교정

스웨이백 교정 운동법

시작하기 앞서 주의사항을 알려 드리겠습니다.

> **첫 번째**   교정 운동을 할 때 최소한 20~30분 이상은 투자하세요. 짧고 굵게 하는 운동은 재활 운동이 될 수 없습니다.
>
> **두 번째**   아래의 프로그램은 주 2회 운동 프로그램입니다. 이 프로그램을 따라 한다고 즉각적으로 몸이 좋아지지는 않습니다. 다소 시간이 소요될 수 있으니 참고하세요.
>
> **세 번째**   이 프로그램은 몸의 한계를 뛰어넘기 위한 프로그램이 아닙니다. 이 운동을 하는 동안 통증을 호소해서는 안 되니 만약 통증이 있다면 반드시 전문가의 상담을 받도록 합니다.

체형 교정은 크게 2단계로 구성됩니다.

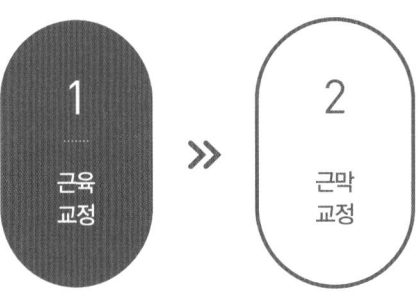

> **1단계** 근육 교정

　스웨이백이 있는 경우 복직근(배곧은근), 대흉근(큰가슴근), 소흉근(작은가슴근), 광배근(넓은등근), 승모근(등세모근), 흉추부 기립근(장늑근; 긴갈비근) 같은 근육에 과사용성 긴장이 나타나는 반면, 능형근(마름근), 극하근(가시아래근), 소원근(작은원근), 장요근(엉덩허리근), 내복사근(배속빗근), 중둔근(중간볼기근), 대퇴사두근(넙다리네갈래근), 요추부 기립근(다열근; 뭇갈래근)은 약해져 있는 경우가 많습니다.

　따라서, 과사용되어 긴장된 근육들은 이완시켜주고, 약해진 근육들은 활성화 혹은 강화시켜 줌으로써 신경계가 정상적인 근육의 긴장도를 조절할 수 있도록 자극해 주는 것이 중요합니다.

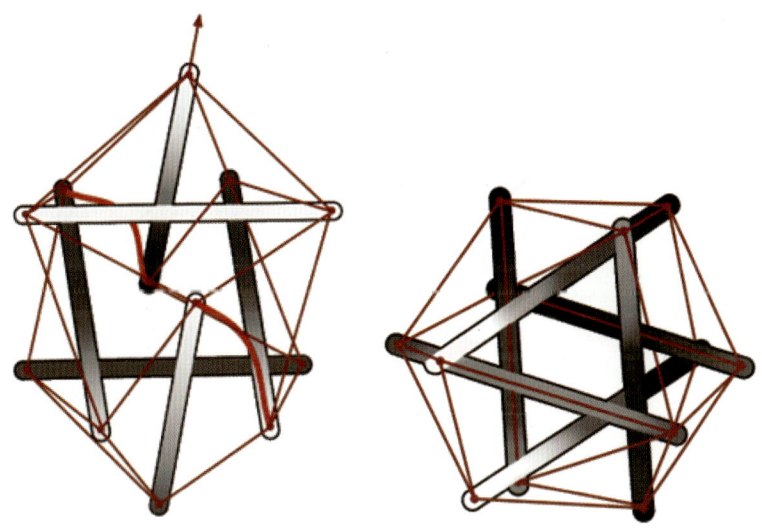

스웨이백

근육 이완

• 복직근(배곧은근) 스트레칭

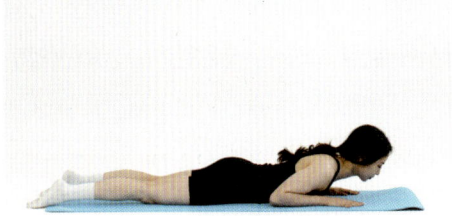 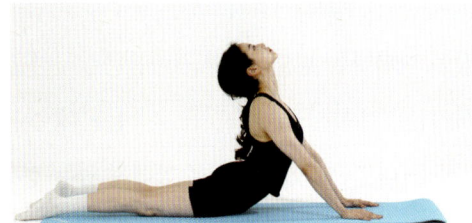

1. 바닥에 엎드려서, 양 손으로 체중을 지지한 상태로 허리를 젖혀줍니다.
2. 이 때 팔꿈치는 완전히 펴준 상태를 유지하고, 복부 앞쪽이 늘어나는 느낌에 최대한 집중합니다.
3. 12초간 유지하고, 2세트 반복합니다.

• 대흉근(큰가슴근)

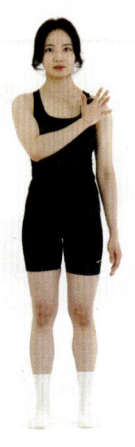 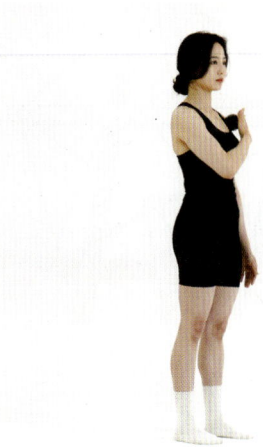

1. 마사지볼을 쇄골(빗장뼈) 바로 아래쪽에 올려놓고 쇄골(빗장뼈) 라인을 따라서 좌우로 굴려줍니다.
2. 뻐근한 부위가 완전히 풀릴 때까지 반복합니다.
3. 부위를 위 아래로 이동하여 전부 풀어줍니다.
4. 가슴 근육이 모두 풀리는 느낌에 최대한 집중합니다.
5. 12초 유지합니다.

• 소흉근(작은가슴근)

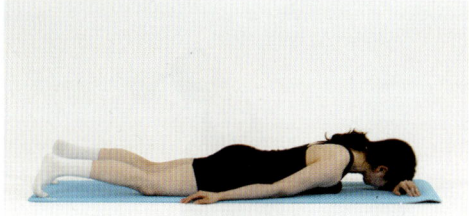
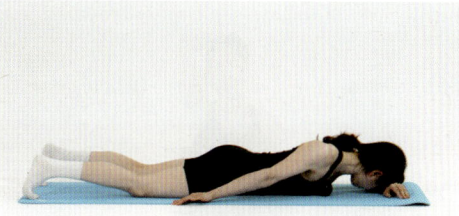

1. 소흉근(작은가슴근) 부위에 마사지볼이 위치하도록 엎드려준 다음, 손등이 천장을 향하게 합니다.
2. 체중을 활용하여 마사지볼로 소흉근(작은가슴근) 부위를 부드럽게 풀어줍니다.
3. 가슴 근육이 이완되는 것에 최대한 집중하며, 20초간 유지합니다.

• 광배근(넓은등근) 스트레칭

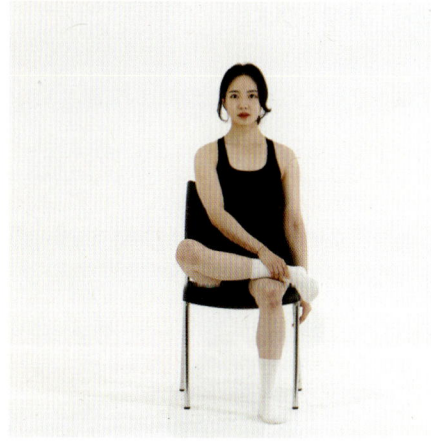
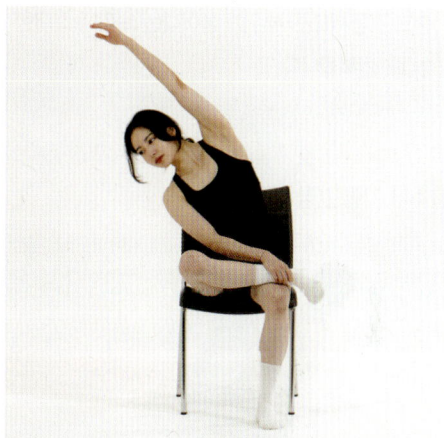

1. 양 발을 꼬아서 앉은 다음, 한 손은 발목을 잡아서 골반이 움직이지 않게 고정합니다.
2. 고정하지 않은 손은 반대쪽 대각선 방향으로 최대한 뻗어줍니다.
3. 광배근(넓은등근) 부위가 늘어나는 느낌에 최대한 집중하면서 20초간 2세트 반복합니다.

스웨이백

• 승모근(등세모근) 스트레칭

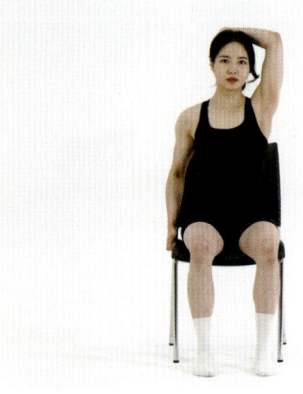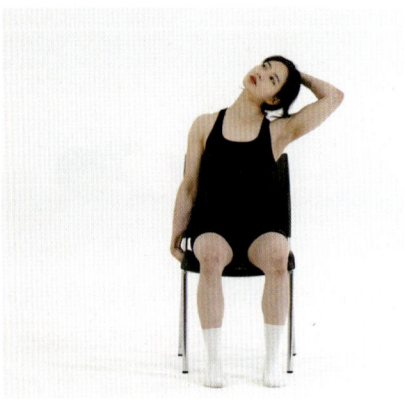

1. 의자에 앉아서 한 손은 의자를 잡아서 고정하고, 반대쪽 손은 귀 뒤쪽 뒤통수 부위를 잡아서 대각선 방향으로 당겨줍니다.
2. 고개가 살짝 반대쪽으로 돌아가게끔 당겨줍니다.
3. 승모근(등세모근) 부위가 늘어나는 느낌에 최대한 집중하면서 12초 유지합니다.
4. 2세트 반복합니다.

• 흉추부 기립근(장늑근(긴갈비근))

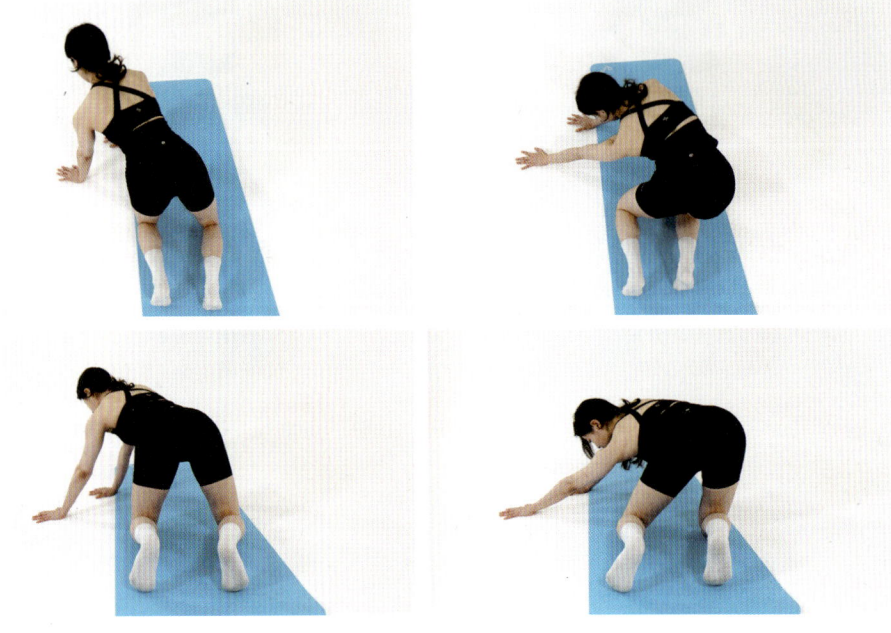

1 네발 기기 자세로 엎드린 다음, 양 손은 대각선 왼쪽을 짚어 균형을 유지합니다.
2 그 상태로, 오른쪽 등허리 부위가 최대한 늘어나게끔 천천히 골반을 오른쪽으로 밀어주고, 20초간 유지합니다.
3 2세트 반복합니다.

활성화 및 강화

허리 근육이나 허벅지 근육이 약한 경우, 서 있을 때 고관절 인대에 의존하게 되면서 스웨이백 체형이 발생하게 됩니다. 그래서 허리 근육과 허벅지 근육을 강화시켜 줌으로써 우리 몸으로 하여금 고관절 인대에 의존하게 되는 현상이 나타나지 않도록 만들어주는 게 좋습니다.

• 대퇴사두(넙다리네갈래근) 운동

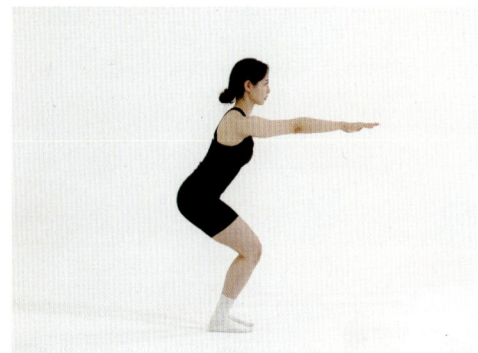

1 양 발을 어깨 너비로 벌려준 다음, 천천히 무릎과 고관절을 45도 정도 굽혀줍니다.
2 하프 스쿼트 자세를 10초간 유지하고, 다시 원래 자세로 돌아옵니다.
3 3번 반복합니다.

• 중둔근(중간볼기근) 운동

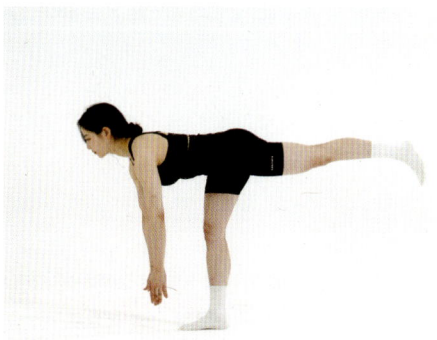

1 바른 자세로 서서, 한 발로 체중을 지지한 상태로 상체를 앞으로 숙여줍니다.
2 이 때 옆에서 봤을 때 머리부터 골반까지 자연스러운 s자형 커브가 나올 수 있도록 합니다.
3 또한 한쪽 골반이 왼쪽이나 오른쪽으로 치우치지 않도록 하면서, 중둔근(중간볼기근) 부위에 힘이 들어가는 느낌에 최대한 집중합니다.
4 8번 2세트 반복합니다.

• 다열근(뭇갈래근) 운동

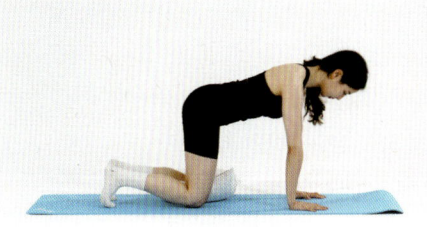 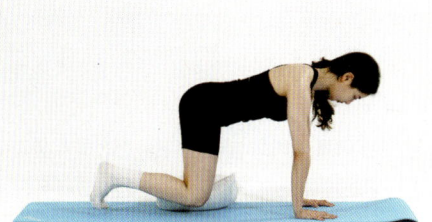

1 네발 기기 자세로 엎드린 다음, 한 쪽 무릎 아래에 패드나 수건을 깔아 약간의 높낮이 차이를 형성합니다.
2 그리고 맨바닥에 닿는 무릎을 살짝 들어올려, 골반의 평행을 맞춰줍니다.
3 다시 천천히 내리고 올리고를 반복하면서, 척추 주변부 근육에 힘이 들어오는 느낌에 최대한 집중합니다.
4 12번 반복합니다.

• 장요근(엉덩허리근) 운동

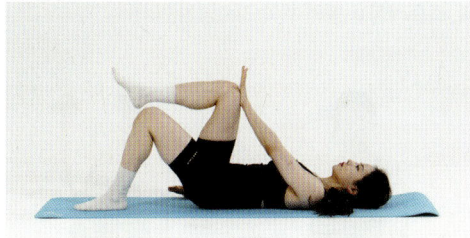 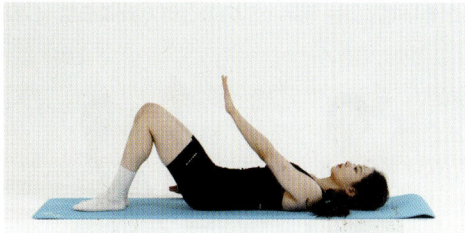

1. 양 쪽 무릎을 굽혀 바닥에 눕습니다.
2. 한 쪽 다리를 들어올리는데, 이 때 반대쪽 손으로 이를 저지합니다.
3. 고관절 부위에 힘이 들어오는 느낌에 최대한 집중하면서 8초간 유지합니다.
4. 2세트 반복합니다.

2단계 근막 교정

근육의 긴장만 교정하게 되면 다시 재발하기 쉽습니다. 이를 방지하기 위해서는 올바른 몸 상태가 단순히 자극된 부위에만 국한되지 않고 전신으로 동기화Synchronization 될 수 있도록, 체형과 연결된 근막경선 경로를 따라 움직임을 만들어 주어 기능적 연결Integration을 해주는 과정이 필요합니다.

즉, 과사용 긴장으로 인해 지속적으로 당겨지는 방향의 반대쪽으로 움직임을 유도해주는 것입니다. 스웨이백이 있는 경우 전방기능선, 표면전방선, 표면전방상지선, 심부전방상지선, 후방기능선, 표면후방상지선, 표면후방선, 나선선이 당겨지게 됩니다. 이렇게 당겨진 방향의 반대쪽으로 움직임을 유도함으로써 정상적인 기능적 통합을 만들어줍니다.

- 전방기능선

(스웨이백이 있는 경우 전방기능선이 아래쪽으로 당겨지며, 스트레칭을 통해 위쪽으로 당겨준다)

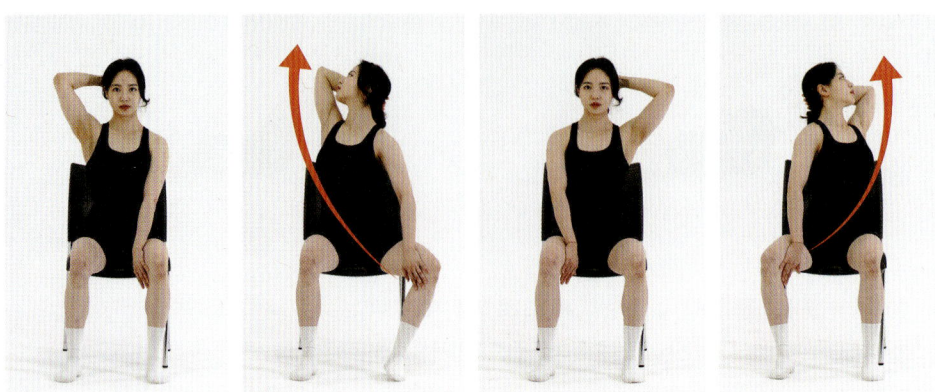

1 시작 자세

1. 의자에 앉아 두 다리를 약간 벌리고 안정된 자세를 취합니다.
2. 한 손은 머리 뒤쪽에, 다른 손은 허벅지 안쪽에 둡니다.

2 스트레칭 동작

1. 머리 뒤쪽에 둔 손과 함께 흉추를 돌려 줍니다.
2. 동시에 허벅지에 둔 손으로는 몸통을 반대 방향으로 회전시켜줍니다.
3. 이때 전방기능선이 늘어나는 느낌을 유지합니다.
4. 고개는 뒤로 젖히고, 시선은 천장을 향하게 하여 가슴과 복부의 앞쪽 라인이 늘어나는 것을 느낍니다.
5. 이 자세를 15-30초간 유지하며 호흡은 천천히 고르게 합니다.
6. 반대쪽도 동일한 방법으로 스트레칭합니다.

• 표면전방선

(스웨이백이 있는 경우 표면전방선이 아래쪽으로 당겨지며, 스트레칭을 통해 위쪽으로 당겨준다)

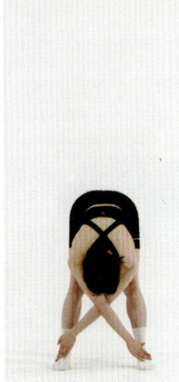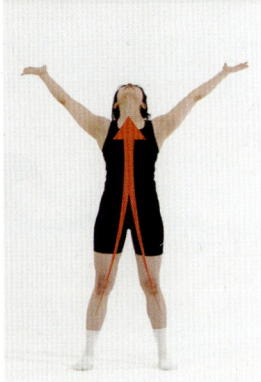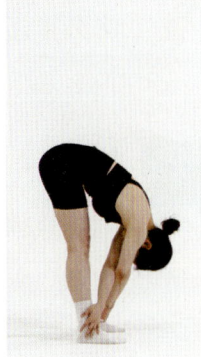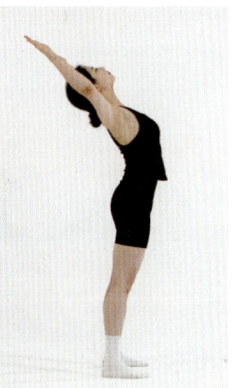

1 시작 자세

1. 다리를 어깨 너비로 벌리고 섭니다.
2. 두 팔을 앞으로 교차하면서 내밀어 손가락 끝이 바닥에 닿도록 합니다.
3. 머리를 숙여 몸 전체가 앞으로 굽혀지도록 합니다.

2 스트레칭 동작

1. 천천히 상체를 일으켜 두 팔을 머리 위로 올립니다.
2. 팔을 벌려 손가락 끝이 천장을 향하도록 합니다.
3. 이때 허리를 살짝 뒤로 젖혀 몸 전체가 펴지도록 합니다.
4. 목을 뒤로 젖히며 시선은 위를 바라봅니다.
5. 이 자세를 유지하며 천천히 깊게 호흡합니다.
6. 10~15초간 유지한 후 천천히 시작 자세로 돌아옵니다.

3 주의사항

1. 스트레칭 중 통증이 발생하면 동작을 멈추고, 무리하지 않도록 합니다.

• 표면전방상지선 / 심부전방상지선

(스웨이백이 있는 경우 표면전방상지선과 심부전방상지선이 몸쪽으로 당겨지며, 스트레칭을 통해 바깥쪽으로 당겨준다)

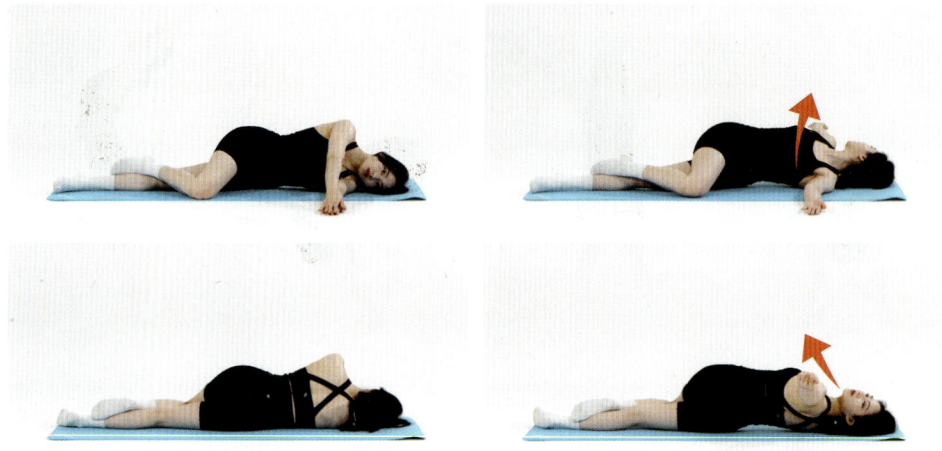

1 시작 자세

1. 매트에 옆으로 누워, 양팔을 쭉 피고 손바닥을 마주보게 모은다. 위쪽 다리를 살짝 구부려 줍니다.

2 스트레칭 동작

1. 위쪽 팔을 넘겨서 반대쪽으로 쭉 뻗습니다.
2. 동시에 다리는 반대 방향으로 약간 굽혀줍니다.
3. 팔과 다리를 최대한 멀리 뻗어 상체와 하체를 늘려줍니다.
4. 이때, 몸이 편안하게 늘어나는 것을 느끼면서 스트레칭을 유지합니다.
5. 20-30초간 유지한 후 천천히 원래 자세로 돌아옵니다.
6. 반대쪽도 동일한 방법으로 스트레칭을 진행합니다.

• 후방기능선

(스웨이백이 있는 경우 후방기능선이 아래쪽으로 당겨지며, 스트레칭을 통해 위쪽으로 당겨준다)

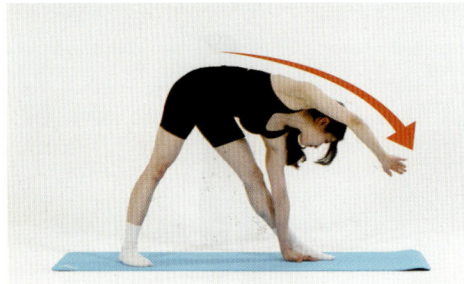
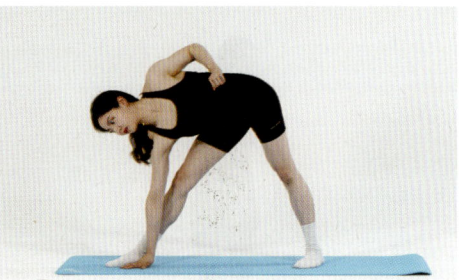
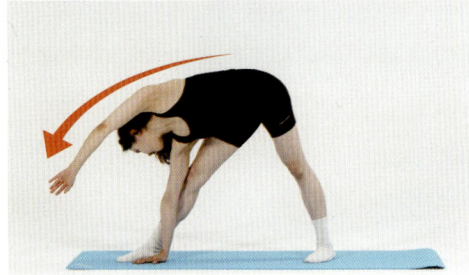

1 시작 자세

1. 발을 충분히 벌리고 선 자세에서 시작합니다.

2 스트레칭 동작

1. 상체를 숙이고 오른손은 발옆의 바닥을 지지합니다.
2. 반대 왼손은 뻗을 준비를 합니다.
3. 왼손은 팔꿈치를 구부려 머리 위쪽으로 올려줍니다. 상체가 오른쪽으로 살짝 기울어지도록 해줍니다.
4. 상체를 천천히 오른쪽으로 회전시키면서, 오른손으로 왼발을 옆 바닥을 지지하는 상태를 유지합니다. 이때, 척추가 곧게 펴진 상태를 유지해야 합니다.
5. 이 자세를 유지하면서 깊게 숨을 들이마시고 내쉬면서, 몸 전체의 긴장을 풀어주세요. 20~30초간 유지합니다.
6. 반대쪽도 동일한 방법으로 스트레칭을 합니다.

• 표면후방상지선

(스웨이백이 있는 경우 표면후방상지선이 몸쪽으로 당겨지며, 스트레칭을 통해 바깥쪽으로 당겨준다)

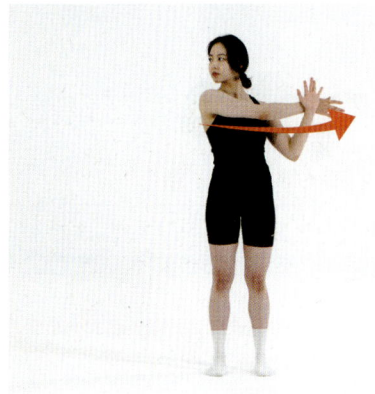 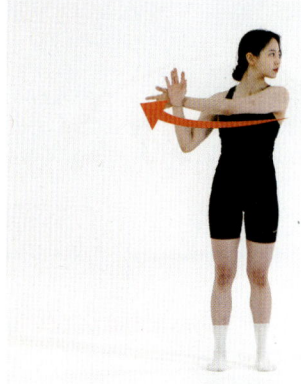

1 시작 자세

1. 똑바로 서서 다리를 어깨 너비로 벌립니다.
2. 한 팔을 반대쪽 어깨 위로 올리고 팔꿈치를 잡습니다.

2 스트레칭 동작

1. 한쪽 팔을 반대쪽 몸 쪽으로 가슴 높이에서 교차합니다.
2. 다른 손으로 팔꿈치나 손목을 잡고 부드럽게 몸 쪽으로 당깁니다.
3. 이 자세를 유지하며 목과 어깨를 편안하게 이완시킵니다.
4. 머리를 천천히 반대쪽으로 돌려 팔의 뒤쪽이 늘어나는 것을 느낍니다.
5. 천천히 깊게 숨을 들이마시고 내쉽니다.
6. 스트레칭 동안 긴장을 풀고 자연스럽게 호흡을 이어갑니다.
7. 스트레칭을 15–30초 동안 유지한 후 천천히 원래 자세로 돌아옵니다.
8. 반대쪽 팔도 동일하게 스트레칭합니다.

• 표면후방선

(스웨이백이 있는 경우 표면후방선이 아래쪽으로 당겨지며, 스트레칭을 통해 위쪽으로 당겨준다)

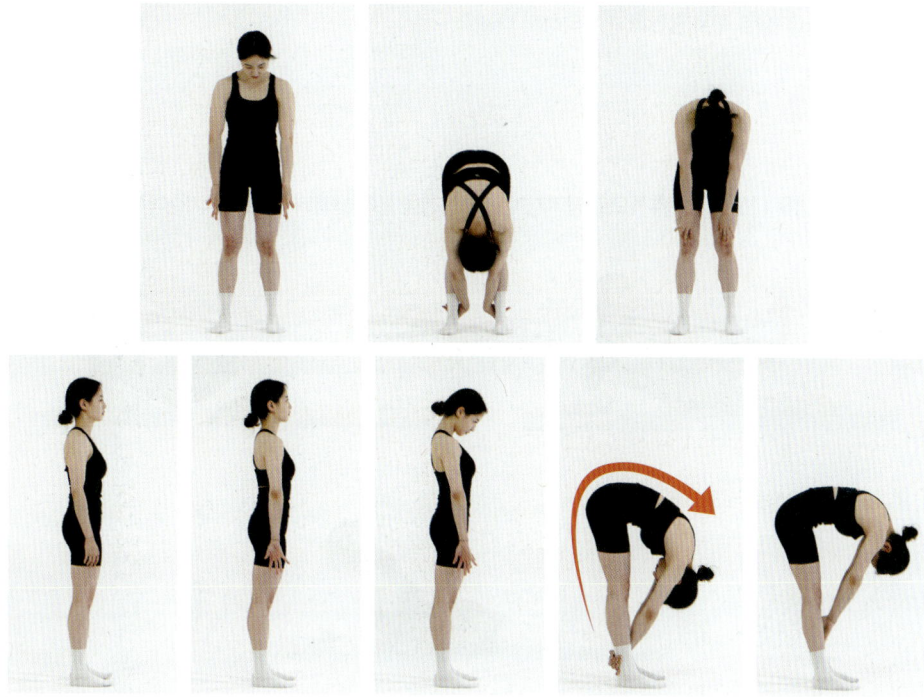

1 시작 자세

1. 편안하게 서서 다리를 어깨너비로 벌립니다.
2. 팔은 몸 옆에 자연스럽게 내려놓습니다.
3. 손바닥은 바깥쪽을 바라보도록 팔 안쪽돌림을 해줍니다.

2 스트레칭 동작

1. 천천히 고개를 앞으로 숙여 턱이 가슴에 닿도록 합니다.
2. 어깨와 팔을 늘어뜨린 채, 상체를 천천히 앞으로 숙여 손이 발 뒷꿈치 안쪽에 닿도록 합니다.
3. 가능한 만큼 상체를 숙인 후, 이 자세를 몇 초간 유지합니다.
4. 천천히 상체를 들어 올려 준비 자세로 돌아갑니다.
5. 이 과정을 반복합니다.

3 주의사항

1 천천히 움직이며 호흡을 자연스럽게 유지하세요.
2 통증이 느껴지면 즉시 중단하고 무리하지 마세요.

• 나선선

(일자목이 있는 경우 나선선이 척추쪽으로 당겨지며, 스트레칭을 통해 날개뼈 쪽으로 당겨준다)

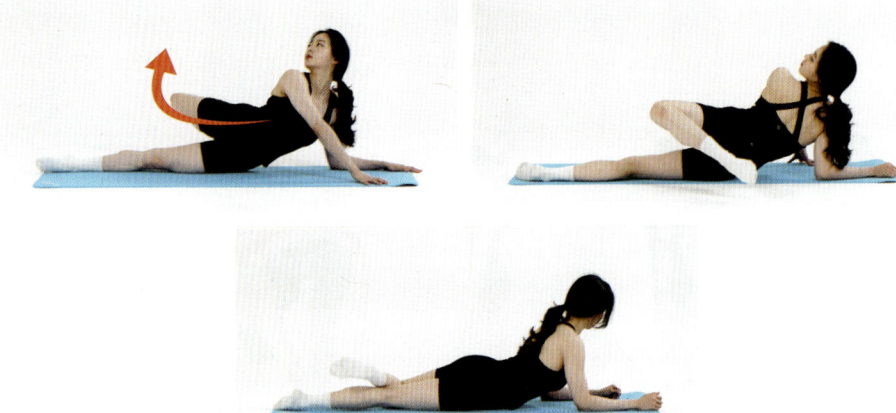

1 시작 자세

1 매트에 엎드려 팔꿈치를 바닥에 대고 상체를 지탱합니다.
2 양 다리는 바닥에 편안하게 놓습니다.
3 한쪽 다리를 무릎을 구부려 위로 들어 올립니다.
4 이때, 상체는 바닥에 안정적으로 지탱한 상태를 유지합니다.

2 스트레칭 동작

1 이렇게 준비 자세에서 상체를 반대 방향으로 천천히 돌립니다.
2 시선은 상체가 돌아가는 방향을 따라갑니다.
3 팔꿈치는 여전히 바닥에 대고 상체를 지탱합니다.
4 위로 들어 올린 다리를 반대쪽 다리 위로 넘겨 교차합니다.
5 무릎을 구부린 상태로 유지합니다.
6 이 자세를 유지하며 15-30초 동안 깊게 호흡합니다.

7 스트레칭을 충분히 느끼면서 근육이 이완되는 것을 느낍니다.
8 천천히 원래 자세로 돌아가 반대쪽도 동일하게 반복합니다. 이 자세를 유지하면서 천천히 호흡합니다.
9 15-30초 동안 이 자세를 유지하며 근육이 이완되도록 합니다.

3 주의사항

1 동작을 수행할 때 호흡을 깊고 규칙적으로 유지하고, 통증이 느껴지면 강도를 조절하여 무리하지 않도록 주의합니다.

레퍼런스

O'Sullivan, P. B., Grahamslaw, K. M., Kendell, M., Lapenskie, S. C., Möller, N. E., & Richards, K. V. (2002). The effect of different standing and sitting postures on trunk muscle activity in a pain-free population. Spine, 27(11), 1238-1244.

Claus, A. P., Hides, J. A., Moseley, G. L., & Hodges, P. W. (2009). Different ways to balance the spine: subtle changes in sagittal spinal curves affect regional muscle activity. Spine, 34(6), E208-E214.

Fujitani, R., Jiromaru, T., Kida, N., & Nomura, T. (2017). Effect of standing postural deviations on trunk and hip muscle activity. Journal of physical therapy science, 29(7), 1212-1215.

Czaprowski, D., Stoliński, Ł., Tyrakowski, M., Kozinoga, M., & Kotwicki, T. (2018). Non-structural misalignments of body posture in the sagittal plane. Scoliosis and spinal disorders, 13, 1-14.

Norris, C. M. (2011). Managing Sports Injuries e-book: Managing Sports Injuries e-book. Elsevier Health Sciences.

"호주물리치료사의 13가지 체형교정법" 집필진이 만든
체형교정 전문가를 위한 필독서

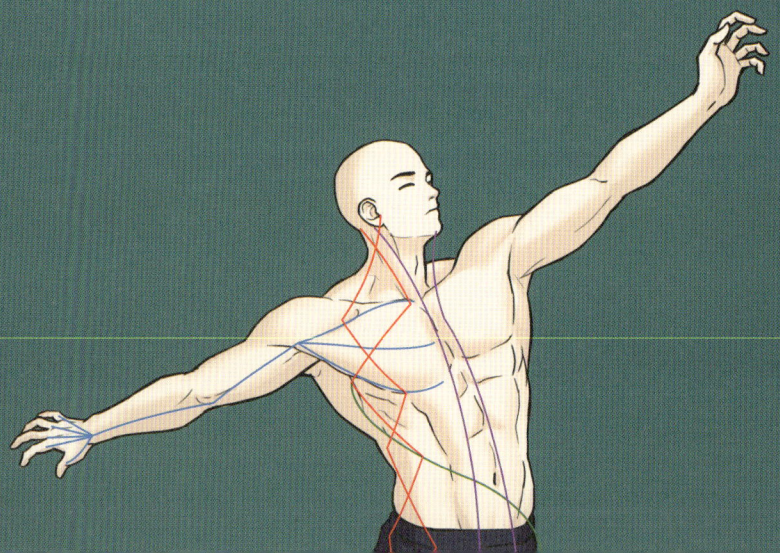

PART

3

하체 체형과 근막경선

골반전방경사 | 골반후방경사 | O다리 | X다리 | 반장슬

07.

골반전방경사
Pelvic anterior tilt

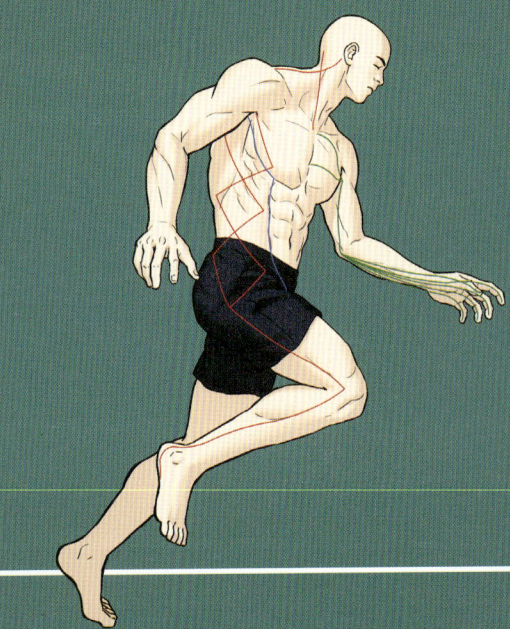

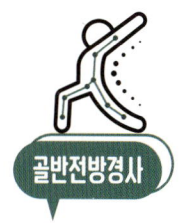

골반전방경사란

골반전방경사Anterior Pelvic Tilt는 골반이 앞으로 회전했다는 뜻을 가진 전문 용어로, 골반이 앞으로 회전하면서 엉덩이가 튀어나오고, 허리가 꺾이며, 배가 볼록하게 나오는 체형입니다. 이는 열린가위증후군이라고도 하는데, 옆에서 봤을 때 복부와 허리가 마치 가위가 열린 것처럼 보이기 때문입니다.

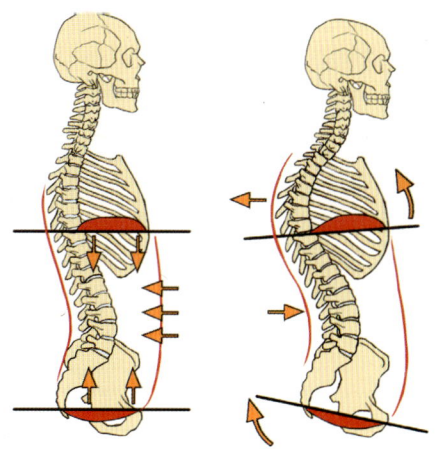

 이렇게 복부가 벌어지고 허리가 눌리게 되면, 허리 안정성이 매우 떨어지는 것이 특징입니다. 정상적인 경우, 왼쪽의 체형처럼 위아래와 좌우 사방에서 균일한 압력을 가해주

면서 허리와 골반을 안정화시키지만, 오른쪽 그림처럼 허리가 젖혀지고 복부가 내밀어지게 되면 복강내압Intra-abdominal pressure, IAP이 균등하게 퍼지지 않고 한쪽으로 쏠리게 되어 허리 안정성이 매우 떨어지게 됩니다.

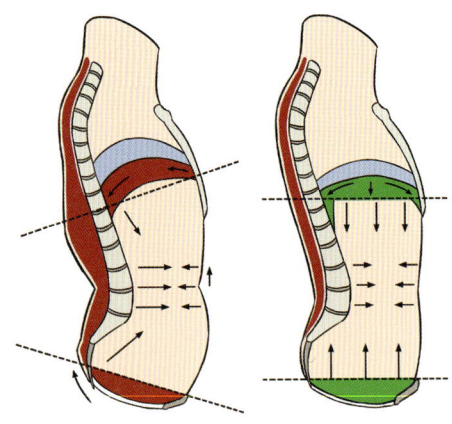

이렇게 허리 안정성이 떨어지면, 각종 허리 통증이나 등 통증, 심지어 고관절 앞쪽에서 뚝뚝하는 소리까지 나타나게 됩니다. 실제로 퀸즐랜드 대학의 호저스 교수는 복강내압이 척추 안정성에 매우 강력한 영향을 미친다고 주장하였으며, 최근 연구에서는 복강내압이 약한 경우 허리 디스크에 가해지는 압력이 최대 33%까지 증가하고, 허리 인대에는 최대 60%까지 스트레스가 증가한다는 결과도 나왔습니다.

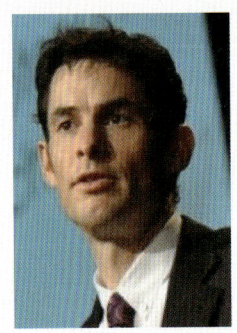

Numerical Investigation of Intra-abdominal Pressure Effects on Spinal Loads and Load-Sharing in Forward Flexion

Tao Liu[1,2], Kinda Khalaf[3], Samer Adeeb[2] and Marwan El-Rich[1]*

[1] Department of Mechanical Engineering, Khalifa University, Abu Dhabi, United Arab Emirates, [2] Department of Civil and Environmental Engineering, University of Alberta, Edmonton, AB, Canada, [3] Department of Biomedical Engineering, Khalifa University, Abu Dhabi, United Arab Emirates

The intra-abdominal pressure (IAP), which generates extensor torque and unloads the spine, is often neglected in most of the numerical studies that use musculoskeletal (MSK) or finite element (FE) spine models. Hence, the spinal loads predicted by these models may not be realistic. In this work, we quantified the effects of IAP variation in forward flexion on spinal loads and load-sharing using a novel computational tool that combines a MSK model of the trunk with a FE model of the ligamentous lumbosacral spine. The MSK model predicted the trunk muscle and reaction forces at the T12-L1 junction, with or without the IAP, which served as input in the FE model to investigate the effects of IAP on spinal loads and load-sharing. The findings confirm the unloading role of the IAP, especially at large flexion angles. Inclusion of the IAP reduced global muscle forces and disc loads, as well as the intradiscal pressure (IDP). The reduction in disc loads was compensated for by an increase in ligament forces. The IDP, as well as the strain of the annular fibers were more sensitive to the IAP at the upper levels of the spine. Including the IAP also increased the ligaments' load-sharing which reduced the role of

OPEN ACCESS

Edited by:
Alexandros E. Tsouknidas,
University of Western
Macedonia, Greece

Reviewed by:
Tito Bassani,
Istituto Ortopedico Galeazzi
(IRCCS), Italy
André P. G. Castro,

즉, 골반전방경사를 방치하면 허리 인대나 디스크에 훨씬 더 큰 스트레스가 지속적으로 발생하기 때문에, 허리 디스크나 협착증과 같은 각종 질환으로 이어지기 쉽습니다.

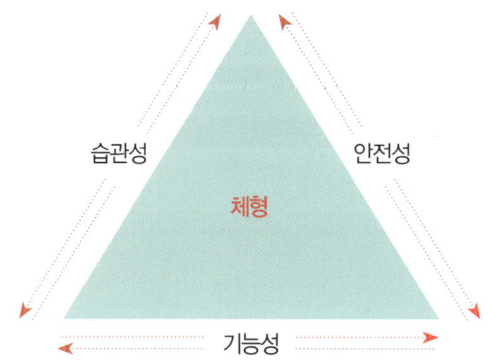

따라서 골반전방경사가 있는 경우 반드시 교정해주는 것이 좋으며, 체형의 틀어짐은 대부분 크게 세 가지 원인에 의해 발생하기 때문에 이를 모두 고려해서 교정할 필요가 있습니다. 가장 먼저 습관성 원인부터 살펴보겠습니다.

골반전방경사의 원인 1 `습관성`

　골반전방경사의 원인은 습관성, 안정성, 기능성 원인으로 크게 세 가지로 구성됩니다. 이 각각의 원인들은 서로 상호작용하며 영향을 주기 때문에, 동시에 개선시키는 것이 예방 측면이나 교정 효과 측면에서 훨씬 더 효과적일 것입니다. 골반전방경사를 만드는 습관은 허리가 젖혀지거나 골반이 앞으로 기울어지게 되는 습관이라고 할 수 있으며, 이는 크게 두 가지 유형이 있습니다.

1 | 굽 높은 신발

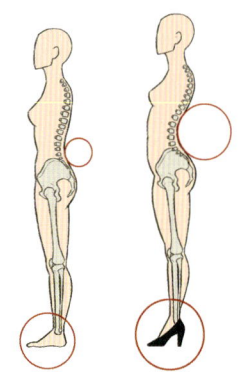

　골반전방경사의 핵심은 골반이 앞쪽으로 기울어지거나 허리가 꺾이는 것입니다. 이는 굽 높은 신발을 신고 있을 때 흔하게 나타납니다. 실제로 굽이 높은 신발을 신으면 무릎이 펴지면서 골반이 앞으로 기울어지게 되는 것을 볼 수 있습니다. 이러한 상태가 장시간 지속되면, 골반이 점점 앞으로 기울어진 상태가 고착화되면서 골반전방경사 체형이 나타나게 됩니다.

　따라서 골반전방경사가 있는 경우, 절대 하이힐이나 키높이 신발 같이 굽이 높은 신발을 신지 않도록 하는 것이 중요합니다. 근본적인 원인을 해결하기 위해서는 꼭 일반적인 운동화나 굽이 낮은 신발을 착용해야 합니다.

2 | 과도한 허리 받침대

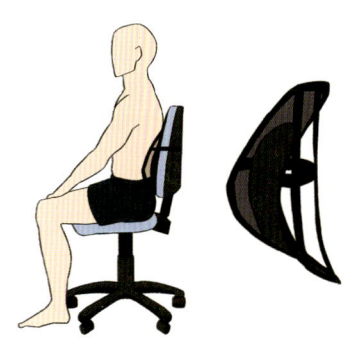

　의자에 부착할 수 있는 허리 받침대는 허리 근육이 쉴 수 있는 공간을 제공할 뿐만 아니라, 허리의 아치를 잡아주는 데도 도움을 줍니다. 하지만 허리 받침대가 너무 과하면 오히려 허리를 과도하게 꺾어서 골반전방경사를 유발할 수 있습니다. 실제로 허리 받침대가 너무 두꺼운 경우 허리가 젖혀지면서 골반이 앞으로 기울어지게 되는 것을 볼 수 있습니다. 이러한 상태가 장시간 지속되면, 골반이 점점 앞으로 기울어진 상태가 고착되면서 골반전방경사 체형이 나타나게 됩니다.

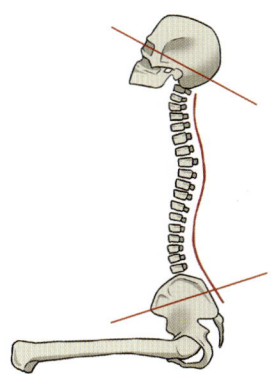

따라서 허리 받침대를 사용할 때, 허리가 과도하게 꺾이고 골반전방경사 체형이 나타난다면, 받침대 두께를 조금 얇은 것으로 교체해야 합니다.

골반전방경사의 원인 2

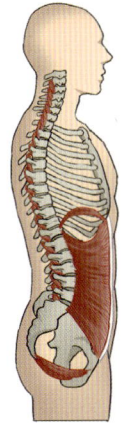 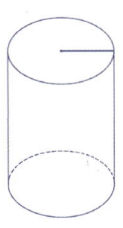

허리뼈의 안정성을 담당하는 핵심 근육은 크게 네 가지로, 횡격막(가로막), 골반저근(골반 바닥근), 복횡근(배가로근), 다열근(뭇갈래근)이 이에 해당됩니다. 이 근육들은 척추를

감싸는 심부 근육으로, 적절하게 수축하거나 이완되지 못하면 복강내압Intra-abdominal pressure, IAP 조절에 실패하게 됩니다. 그 결과, 허리 주변 근육인 요방형근(허리네모근)이나 기립근(장늑근; 엉덩갈비근, 최장근; 가장긴근) 같은 표면부 근육들이 보상적으로 긴장하게 되어, 골반이 앞으로 기울어지는 골반전방경사가 나타나게 됩니다.

따라서 복강내압을 잘 조절하여 이러한 보상성 긴장이 발생하지 않도록 만들어 줄 필요가 있습니다.

골반전방경사의 원인 3 　기능성

골반전방경사가 있는 사람들은 허리가 꺾이고 골반이 앞으로 기울어진 체형에 적응된 상태로, 골반이 기울어진 상태가 정상이라고 인식하게 됩니다. 이러한 비정상적인 적응 상태는 세 가지 단계에 걸친 기능적 통합을 통해 교정할 수 있습니다.

1단계 │ 골반전방경사 체형의 근막경선 이해하기

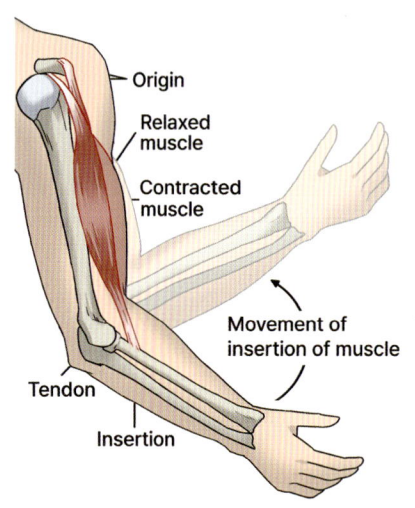

일반적으로 근육은 정지Insertion에서 기시Origin 방향으로 수축하며, 과사용으로 인해 긴장이 나타나는 근육들도 정지에서 기시 방향의 긴장성Tension을 띠게 됩니다. 이러한 긴장성은 특정 근막경선을 당기는 동력Momentum을 제공하기 때문에, 과사용으로 긴장이 나타나는 근육을 살펴보면 근막경선이 어떤 방향으로 당겨지는지 추측할 수 있습니다.

골반전방경사의 근육 불균형

• **과사용 근육**

골반전방경사가 있는 경우 대퇴근막장근(넙다리근막긴장근), 대퇴직근(넙다리곧은근), 요방형근(허리네모근), 장요근(엉덩허리근), 흉추부 기립근(장늑근;엉덩갈비근, 최장근;가장긴근)은 과사용되는 경우가 많습니다.

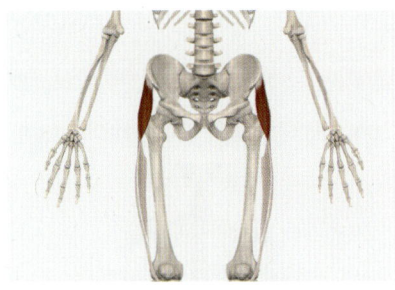

대퇴근막장근(넙다리근막긴장근)
★ Key muscle

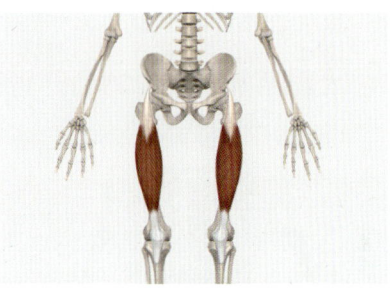

대퇴직근(넙다리곧은근)

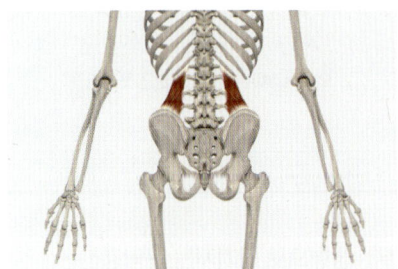

요방형근(허리네모근)

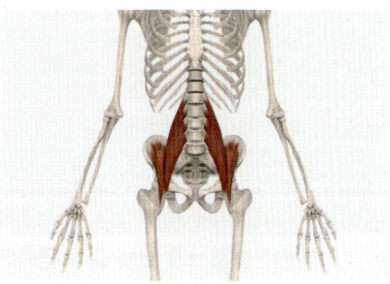

장요근(엉덩허리근)

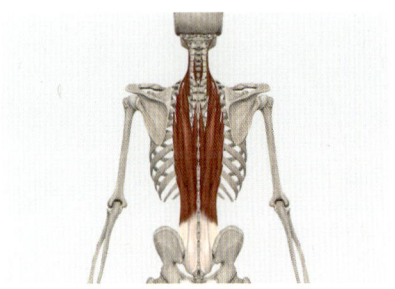

흉추부 기립근(척추세움근)

• 약화된 근육

중둔근(중간볼기근), 복직근(배곧은근), 대둔근(큰볼기근), 요추(허리뼈)부 기립근(다열근;뭇갈래근)은 약해져 있는 경우가 많습니다.

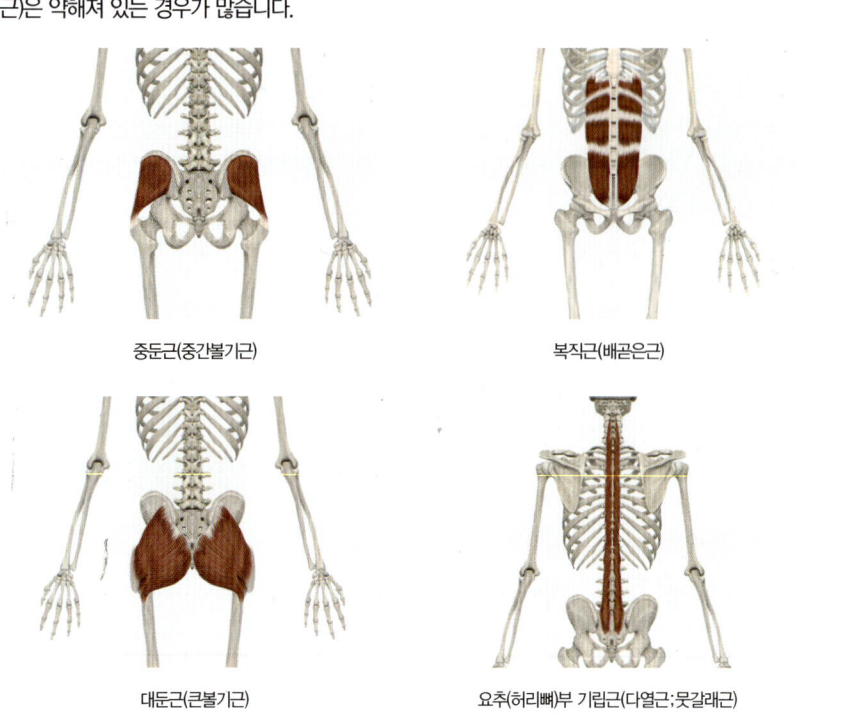

중둔근(중간볼기근)

복직근(배곧은근)

대둔근(큰볼기근)

요추(허리뼈)부 기립근(다열근;뭇갈래근)

골반전방경사가 있는 경우 근육의 기시 방향으로 당겨지는 근막경선

• 외측선

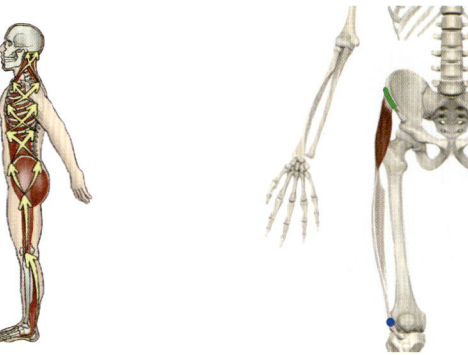

기시점

정지점

주요 과사용 근육1 – 대퇴근막장근(넙다리근막긴장근) 〈기시 방향으로 당겨짐〉

- **기시점:** 골반
- **정지점:** 경골(정강뼈)

» 골반전방경사가 있는 경우 대퇴근막장근(넙다리근막긴장근)이 주로 긴장되며 외측선이 경골(정강뼈) 골반 방향으로 당겨지게 된다.

- 나선선

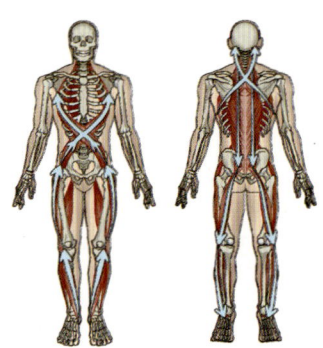

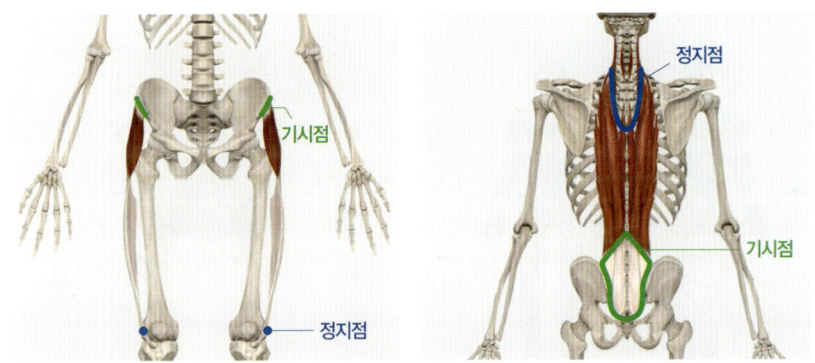

주요 과사용 근육2 – 대퇴근막장근(넙다리근막긴장근), 척추기립근 〈기시 방향으로 당겨짐〉

대퇴근막장근
- **기시점:** 골반
- **정지점:** 경골(정강뼈)

척추기립근
- **기시점:** 하부 흉추 or 골반
- **정지점:** 상부 흉추

» 골반전방경사가 있는 경우 대퇴근막장근(넙다리근막긴장근)과 척추기립근이 주로 긴장되며 나선선이 경골(정강뼈) 골반 방향으로 당겨지게 된다.

• 표면전방선

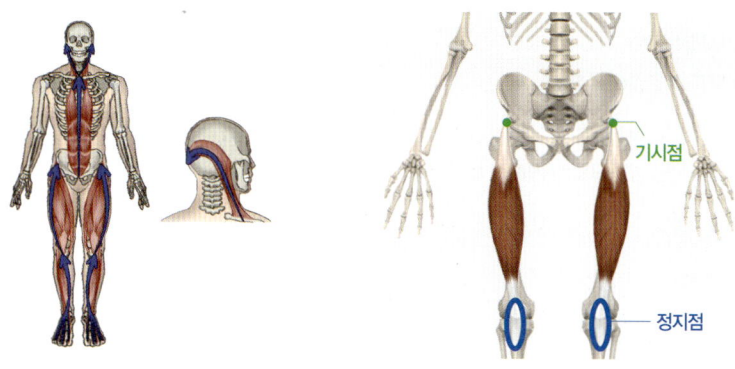

주요 과사용 근육3 – 대퇴직근(넙다리곧은근) 〈기시 방향으로 당겨짐〉

· **기시점:** 골반
· **정지점:** 경골(정강뼈)

» 골반전방경사가 있는 경우 대퇴직근(넙다리곧은근)이 주로 긴장되며 표면전방선이 경골(정강뼈)골반 방향으로 당겨지게 된다.

• 심부전방상지선

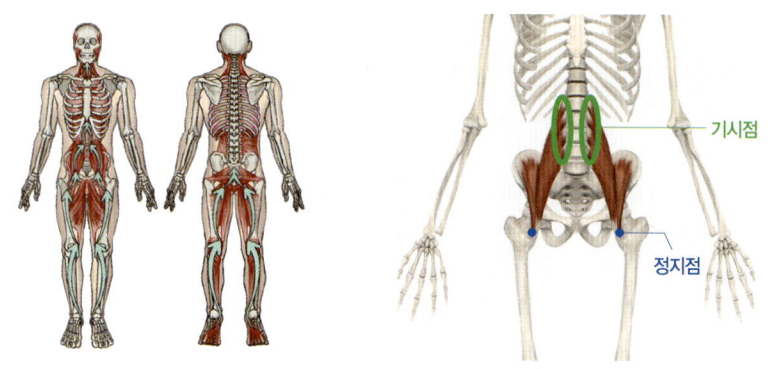

주요 과사용 근육4 – 장요근(엉덩허리근) 〈기시 방향으로 당겨짐〉

· **기시점:** 요추(허리뼈)
· **정지점:** 대퇴골(넙다리뼈)

» 골반전방경사가 있는 경우 대퇴직근(넙다리곧은근)이 주로 긴장되며 심부전방선이 대퇴골(넙다리뼈)에서 요추(허리뼈) 방향으로 당겨지게 된다.

- 후방기능선

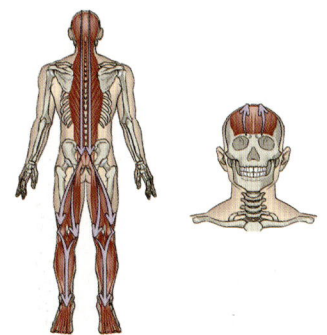 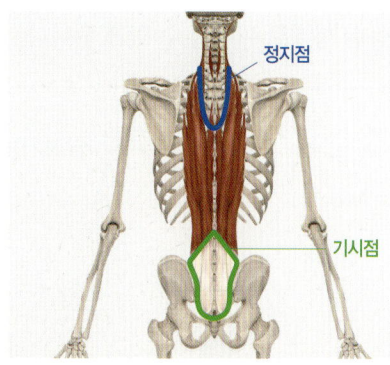

정지점

기시점

주요 과사용 근육5 – 척추 기립근 〈기시 방향으로 당겨짐〉

· **기시점**: 하부 흉추 or 골반
· **정지점**: 상부 흉추

» 골반전방경사가 있는 경우 척추 기립근이 주로 긴장되며 표면후방선이 상부 흉추에서 골반 방향으로 당겨지게 된다.

2단계 | 근육 자극을 통한 올바른 평형 상태(Balance Equilibrium State) 생성

골반전방경사 체형에서 각 근막경선들이 어떻게 긴장되어 있는지 파악했다면, 두 번째 단계로 과사용 긴장이 발생한 근육들을 이완시켜주는 과정이 필요합니다. 즉, 대퇴근막 장근(넙다리근막긴장근), 대퇴직근(넙다리곧은근), 요방형근(허리네모근), 장요근(엉덩허리근), 흉추부 기립근(장늑근; 엉덩갈비근, 최장근; 가장긴근)을 이완시켜 주는 것입니다.

이렇게 긴장된 근육들을 이완시켜주면 일시적으로나마 올바른 평형 상태Balance Equilibrium State를 이루게 되고, 자세 또한 이전보다 훨씬 좋은 형태를 띠게 됩니다.

3단계 | 전신 동기화 및 기능적 연결

마지막 단계로, 올바른 몸 상태가 단순히 자극된 부위에만 국한되지 않고 전신으로 동기화Synchronization 될 수 있도록, 체형과 연결된 근막경선 경로를 따라 움직임을 만들어 주어 기능적 연결Integration을 해주는 과정이 필요합니다.

이는 과사용으로 인해 당겨진 방향의 반대 방향으로 움직임을 유도하는 것을 의미합니다.

이를 통해 각 근육들의 기능이 서로 유기적으로 통합될 수 있으며, 일시적인 효과가 아닌 지속 가능한 형태로 이어질 수 있게 됩니다.

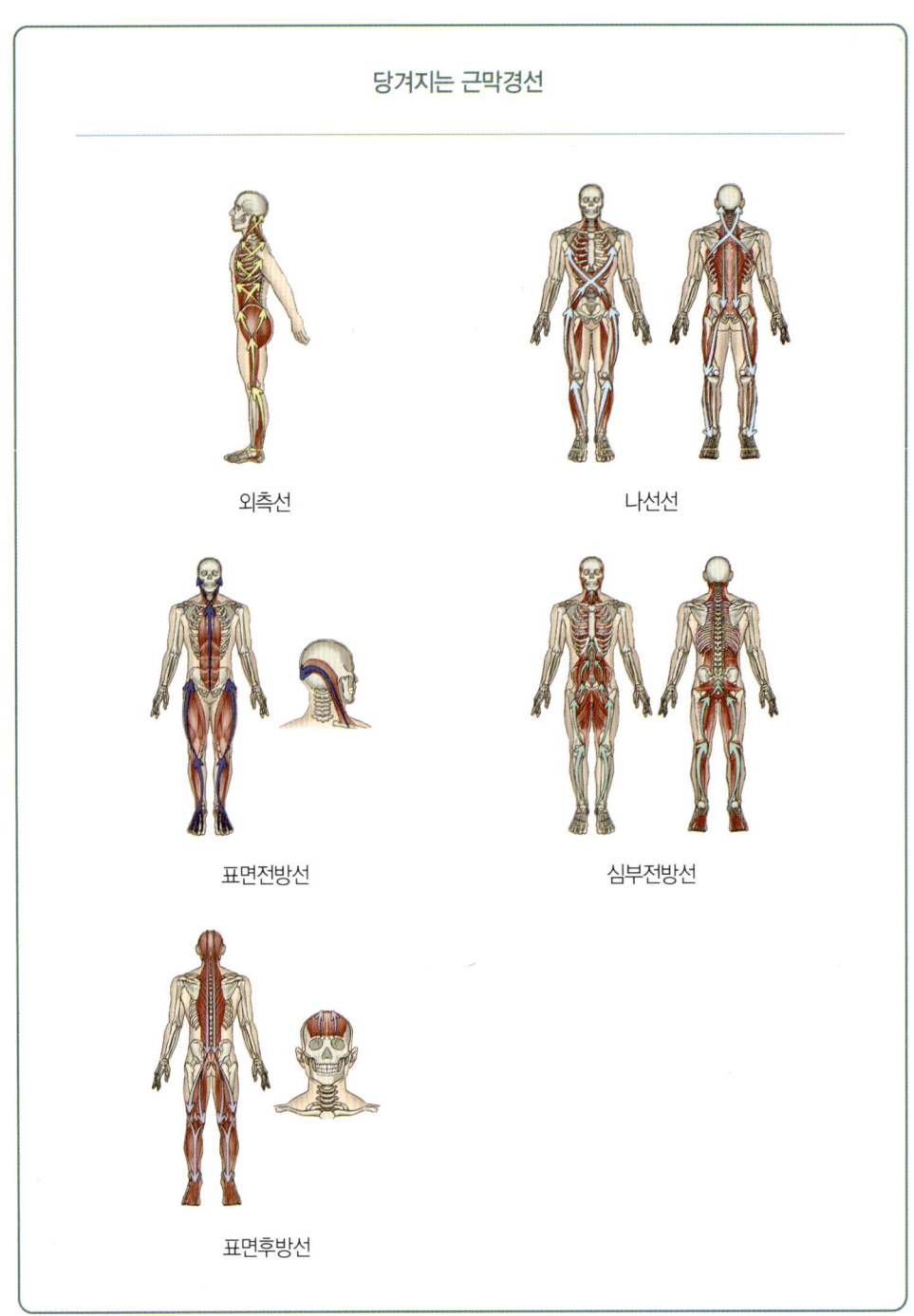

체형 평가

체형 평가는 크게 3가지 유형으로 분류할 수 있습니다.

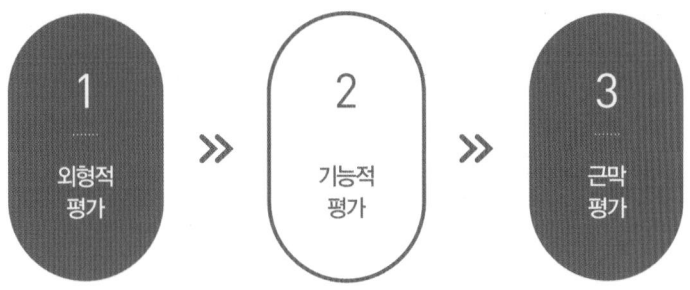

3가지 평가에서 모두 양성 반응이 의심된다면, 매우 높은 확률로 골반전방경사 체형이라고 볼 수 있습니다.

외형적 평가

외형적 평가는, 편안한 자세에서 관측했을 때 골반이 기울어져 있는지 보는 것입니다.

평가 | ASIS-PSIS 높이 검사

▼ 평가법

1. 골반전방경사가 의심되는 경우, 거울 옆에 서서 골반의 제일 앞에서 튀어나온 뼈(ASIS)와 골반의 제일 뒤에 튀어나온 뼈(PSIS)의 위치를 비교합니다.(ASIS, PSIS라고 해서 어렵게 생각할 필요 없이 가장 튀어나온 뼈를 찾으면 된다)
2. 이때 앞쪽에 튀어나온 뼈가 뒤쪽에 튀어나온 뼈보다 눈에 띄게 낮은 곳에 위치한다면 골반전방경사일 가능성이 높고, 정상적인 경우, 앞쪽에 튀어나온 뼈가 뒤쪽에 튀어나온 뼈보다 약간 낮습니다.(여자가 남자보다 좀 더 낮다)

▼ 분석 결과

1. **정상 기준**
    - ✓ 가장 앞쪽에 튀어나온 뼈가, 가장 뒤쪽에 튀어나온 뼈보다 살짝 낮거나 평행해야 함.

2. **비정상 케이스**
    - ✓ 가장 앞쪽에 튀어나온 뼈가 가장 뒤쪽에 튀어나온 뼈보다 상당히 낮게 위치함.

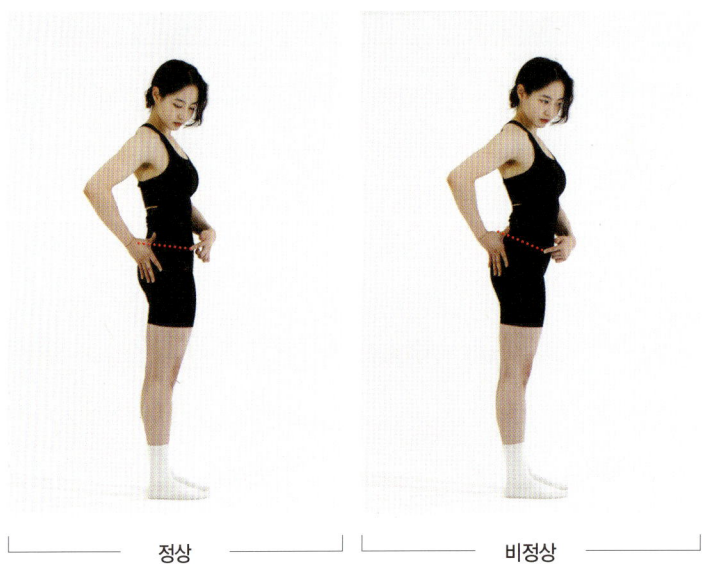

정상 　　　　　　　　　　 비정상

기능적 평가

기능적 평가는, 골반이나 허리의 움직임이 골반전방경사를 유발할 수 있는지를 보는 것입니다. 만약 움직임에서 골반전방경사 패턴이 발견된다면, 골반전방경사가 있을 가능성이 높습니다.

평가 | 골반 기울임 검사

▼ **평가법**

1 | 대상자는 몸을 약간 앞으로 숙인 다음(Hip hinge) 골반을 살짝 앞으로 기울여 보려고 노력합니다.
2 | 이때 상체나 무릎이 움직이지 않은 채로, 골반이 앞으로 기울여질 수 있는지 확인합니다.

▼ **분석 결과**

1 | 정상 기준
  ✓ 골반이 부드럽게 전방으로 움직일 수 있음.

2 | 비정상 케이스
  ✓ 만약 골반이 전방경사 되지 않고 허리가 펴지거나 무릎이 펴지는 경우, 이미 골반이 전방경사 되어 있어 움직임이 나오지 않는 것이라 의심할 수 있음.
  골반의 전방경사는 고관절을 내회전 시켜 평발로 이어질 수 있으며 평발일 가능성 또한 높아짐.

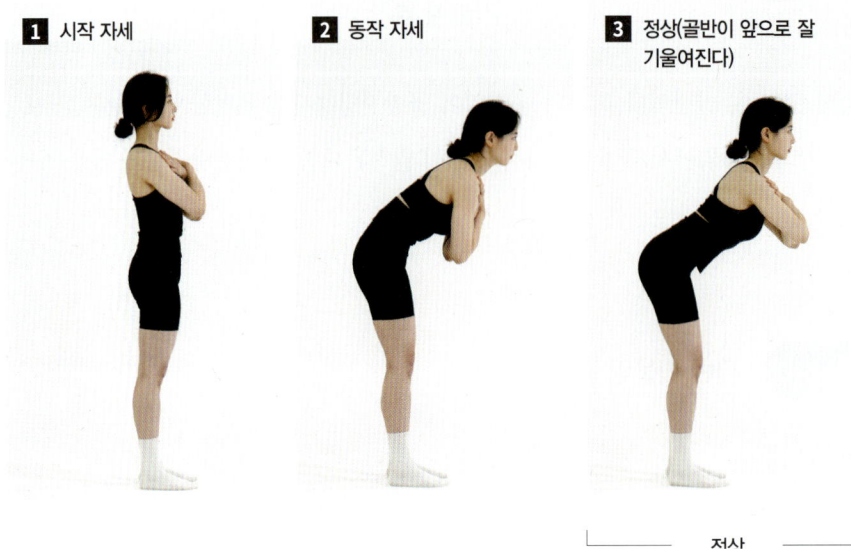

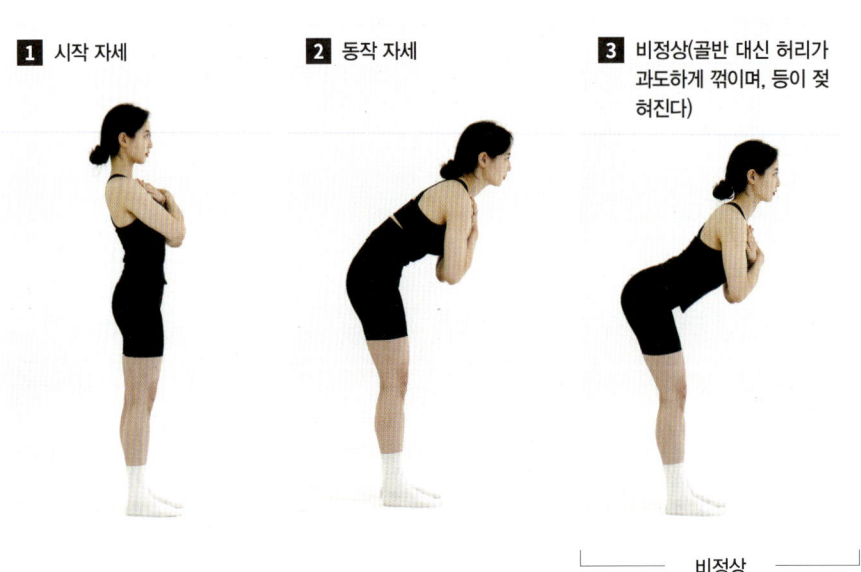

> **주의**
> • 골반전방경사가 있는 경우, 골반을 앞으로 기울일 때 허리를 과도하게 젖힌 모습을 볼 수 있다.

근막 평가

　근막 평가는, 골반전방경사가 있는 경우 아래쪽으로 당겨지는 근막들이 실제로 아래쪽으로 당겨져 있는지 확인하는 것입니다. 당겨진 근막경선이 많을수록, 골반전방경사 체형 또한 더욱 심할 가능성이 높습니다.

 아래 근막 스트레칭을 수행할 때, 해당 근막평가에서 양성 반응이 나타난 근막에 한해서 스트레칭을 수행하는 게 좋습니다!

골반전방경사가 있는경우 당겨지는 근막경선

평가1　외측선

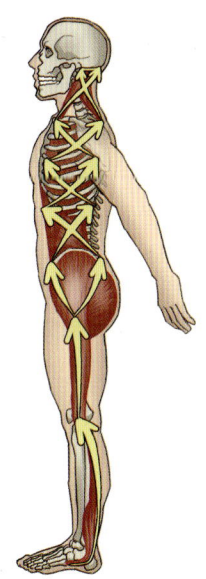

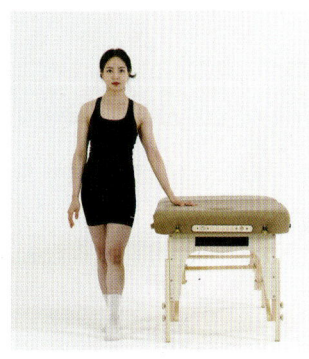 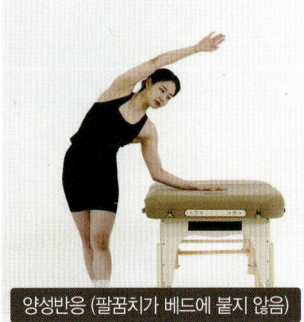 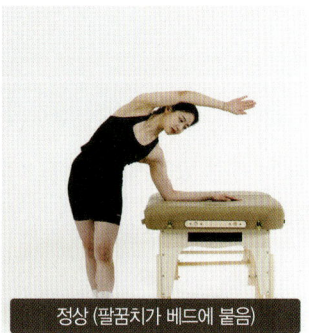

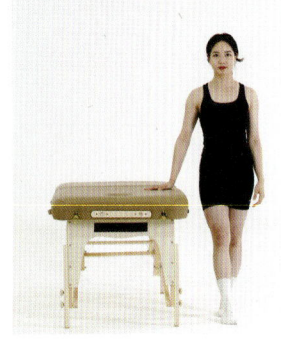 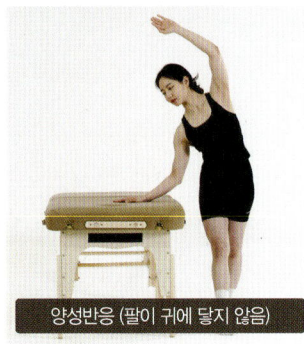 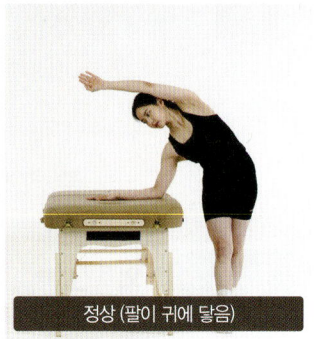

1 시작 자세

1. 의자 옆에 서서 한 손은 의자 또는 베드를 가볍게 잡습니다.
2. 다리를 교차하여 시작합니다. 테스트 하고자 하는 외측선의 발이 뒤로 가도록 합니다.

2 진행 방법

1. 테스트하고자 하는 외측선 쪽 손을 머리 위로 올리고 몸을 측면으로 기울입니다.
2. 이때 상체를 가능한 한 멀리 측면으로 기울여 스트레칭 효과를 최대화합니다.
3. 반대쪽도 동일하게 반복합니다.

3 양성 기준

1. 외측선 주행 근육의 긴장 – 팔꿈치가 베드에 붙지 않고 떨어질 정도로 적게 내려가는 경우 양성 반응으로 판단합니다.(이 때 골반은 과도하게 빠지지 않은 상태로 중립을 유지하고 있어야 합니다)

| 평가2 | 나선선 |

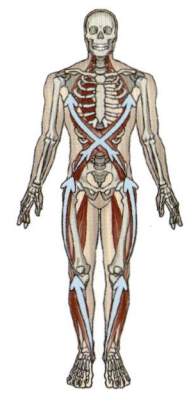
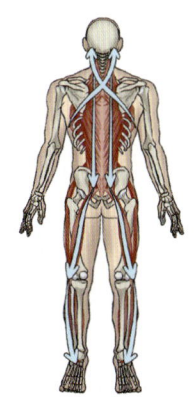

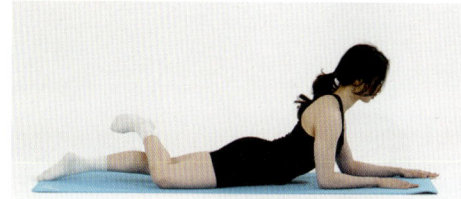
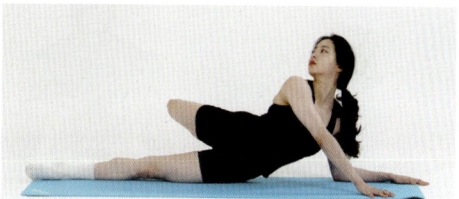

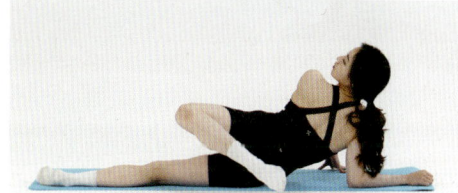
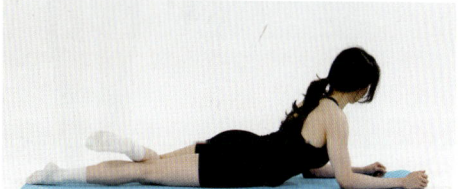

1 시작 자세

1. 매트에 엎드려 팔꿈치를 바닥에 대고 상체를 지탱합니다.
2. 양 다리는 바닥에 편안하게 놓습니다.
3. 한쪽 다리를 무릎을 구부려 위로 들어 올립니다.
4. 이때, 상체는 바닥에 안정적으로 지탱한 상태를 유지합니다.

2 진행 방법

1. 이렇게 준비 자세에서 상체를 반대 방향으로 천천히 돌립니다.
2. 시선은 상체가 돌아가는 방향을 따라갑니다.
3. 팔꿈치는 여전히 바닥에 대고 상체를 지탱합니다.
4. 위로 들어 올린 다리를 반대쪽 다리 위로 넘겨 교차합니다.

골반전방경사

5 무릎을 구부린 상태로 유지합니다.
6 반대쪽도 동일하게 반복합니다.

3 양성 기준

1 다리를 뒤로 넘길 때, 손이 바닥에서 떨어지는 경우, 양성 반응으로 판단합니다.
2 다리를 뒤로 넘길 때, 허리에 힘이 풀리고 과도하게 꺾이는 경우, 양성 반응으로 판단합니다.

평가3   표면전방선

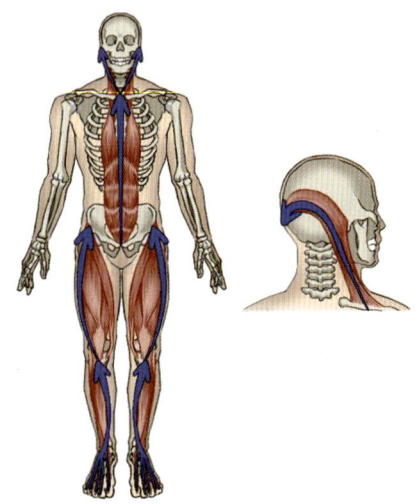

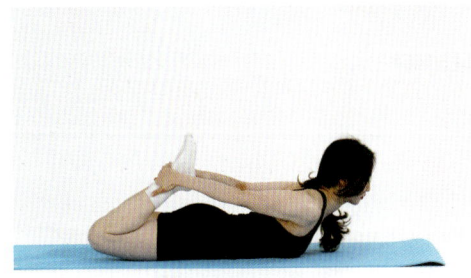 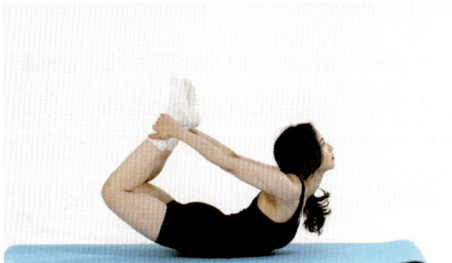

1 시작 자세

1 매트를 깔고 엎드린 상태로 시작합니다.
2 양손으로 발목을 잡습니다.

2 진행 방법

1. 숨을 들이마시며 가슴과 다리를 동시에 들어 올립니다.
2. 몸을 활처럼 휘어지게 하여 가슴을 앞으로 밀고, 다리를 위로 들어 올리세요.
3. 시선은 자연스럽게 약간 위를 향하도록 유지합니다.

3 양성 기준

1. 양 팔로 뒤쪽 발목을 아예 잡을 수 없는 경우 양성 반응으로 판단합니다.
2. 몸을 활처럼 휘어지게 할 때 허리에서 꺾이는 느낌이 들거나 통증이 나타나는 경우 양성 반응으로 판단합니다.

평가4 　심부전방선

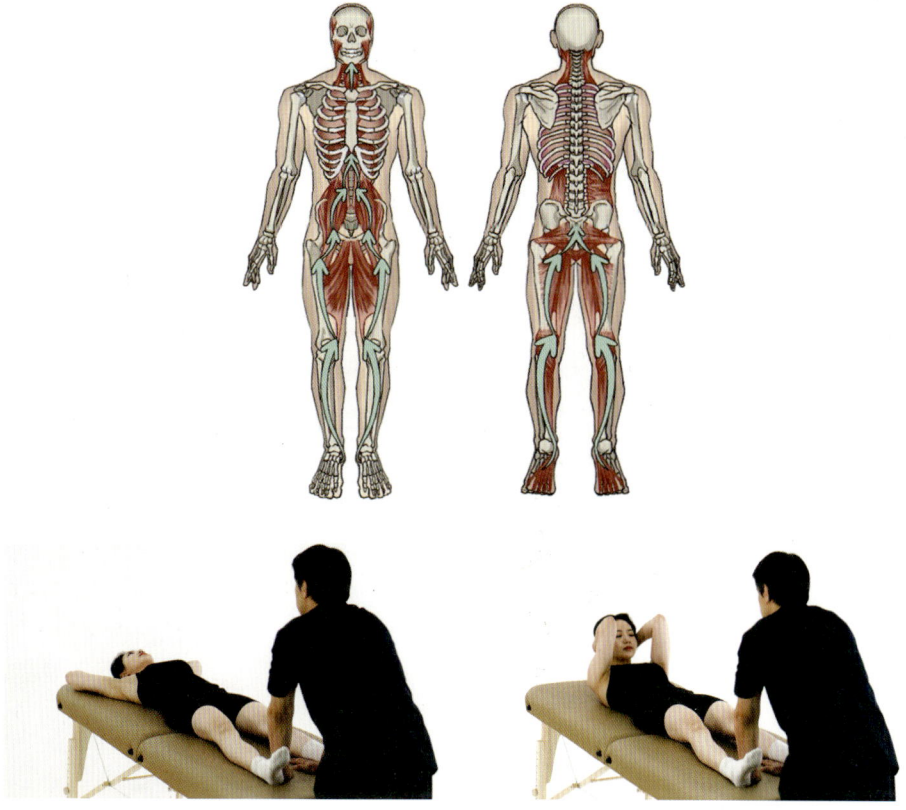

골반전방경사

1 시작 자세

1. 환자는 등을 대고 테이블에 눕습니다.
2. 양팔은 머리 위로 올리고 손을 깍지 낍니다.
3. 다리는 곧게 펴고 편안한 자세를 유지합니다.

2 진행 방법

1. 검사자는 대상자의 발안쪽으로 팔을 지지하여 대상자의 내전근에 힘이 들어오도록 합니다.
2. 환자는 머리와 어깨를 들어 올려 상체를 들어 올리는 동작을 합니다.
3. 이때 복근을 사용하여 상체를 들어 올리며, 머리와 손이 일직선이 되도록 유지합니다.
4. 15초 유지합니다.

3 양성 기준

1. 10초 이상 버틸 수 없는 경우 양성 반응으로 판단합니다.
2. 허리에서 통증이나 불편감이 느껴지는 경우 양성 반응으로 판단합니다.

평가5 표면후방선

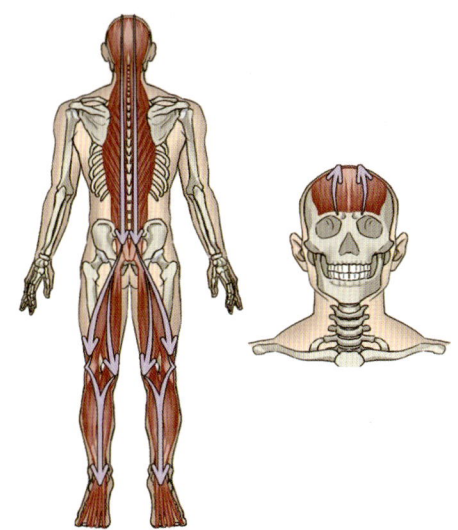

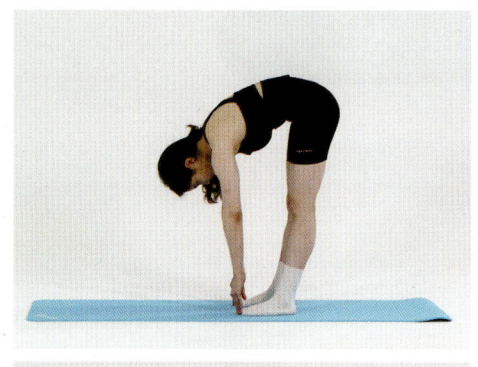
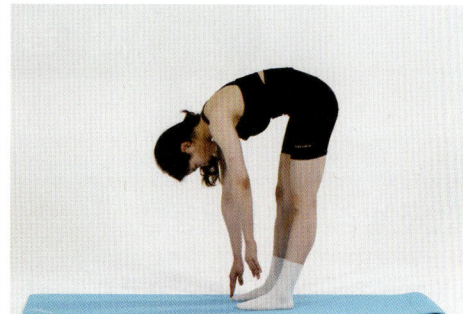
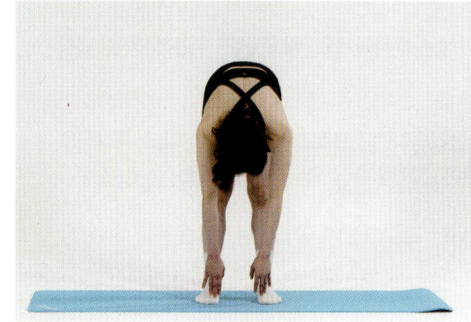
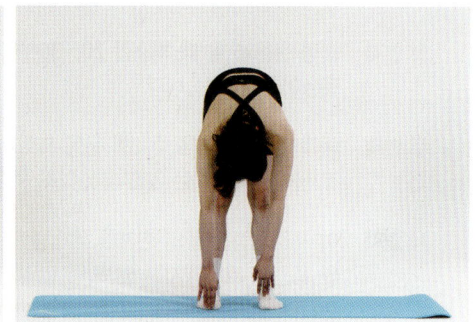

1 시작 자세

1. 대상자는 양 발을 골반 너비로 벌리고 바르게 서서 시작합니다.
2. 양 팔은 쭉 뻗어 몸통 앞에 자연스럽게 내립니다.

2 진행 방법

1. 피검자는 천천히 상체를 앞으로 굽히며 손가락 끝이 발가락에 닿도록 노력합니다.

3 양성 기준

1. 상체를 굽혔을 때 한 쪽 손이 더욱 많이 내려가고, 상체가 회전되는 경우 양성 반응으로 판단합니다.
2. 상체를 굽혔을 때 양 손이 바닥에서 15cm 이상 떨어져 있는 경우 양성 반응으로 판단합니다.

골반전방경사

체 형 교 정

골반전방경사 교정 운동법

시작하기 앞서 주의사항을 알려 드리겠습니다.

첫 번째 교정 운동을 할 때 최소한 20~30분 이상은 투자하세요. 짧고 굵게 하는 운동은 재활 운동이 될 수 없습니다.

두 번째 아래의 프로그램은 주 2회 운동 프로그램입니다. 이 프로그램을 따라 한다고 즉각적으로 몸이 좋아지지는 않습니다. 다소 시간이 소요될 수 있으니 참고하세요.

세 번째 이 프로그램은 몸의 한계를 뛰어넘기 위한 프로그램이 아닙니다. 이 운동을 하는 동안 통증을 호소해서는 안 되니 만약 통증이 있다면 반드시 전문가의 상담을 받도록 합니다.

체형 교정은 크게 2단계로 구성됩니다.

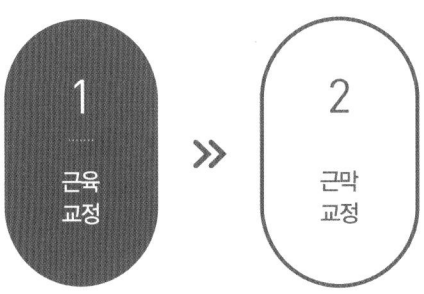

> **1단계** 근육 교정

골반전방경사가 있는 경우 대퇴근막장근(넙다리근막긴장근), 대퇴직근(넙다리곧은근), 요방형근(허리네모근), 장요근(엉덩허리근), 흉추부 기립근(장늑근;엉덩갈비근, 최장근;가장긴근)은 과사용성 긴장이 나타나는 반면, 중둔근(중간볼기근), 복직근(배곧은근), 대둔근(큰볼기근), 요추(허리뼈)부 기립근(다열근;갈래근)은 약해져 있는 경우가 많습니다.

그래서 과사용되어 긴장된 근육들은 이완시켜주고, 약해진 근육들은 다시 활성화 혹은 강화 시켜 줌으로써 신경계로 하여금 정상적인 근육의 긴장도를 조율할 수 있도록 자극해 주는 게 좋습니다.

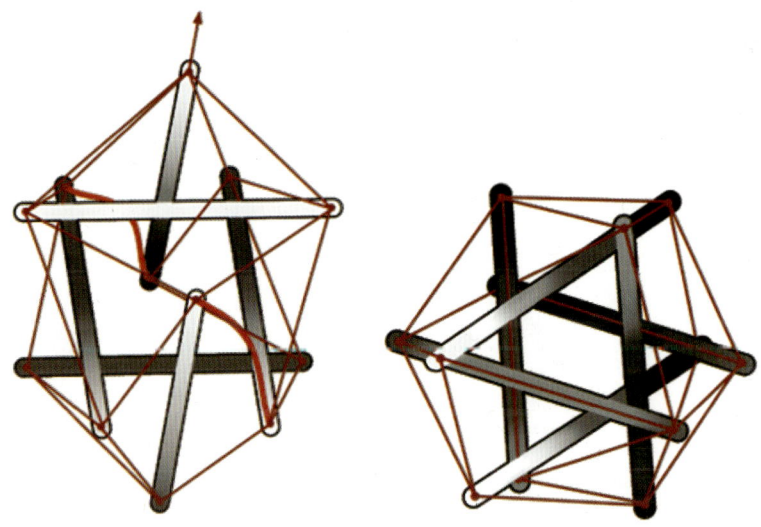

골반전방경사

근육 이완

- 대퇴근막장근(넙다리근막긴장근) 스트레칭

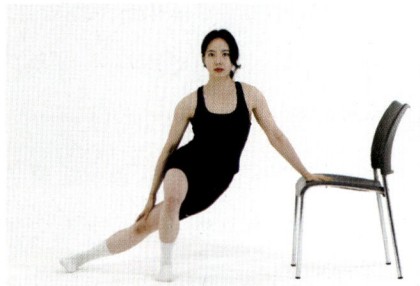 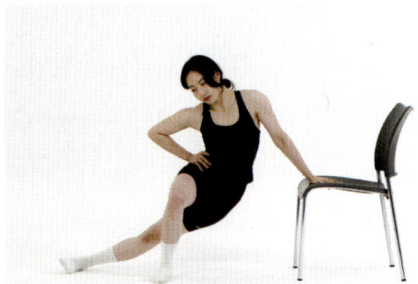

1. 한 손으로 의자를 잡아서 체중을 고정해준 다음, 한쪽 다리는 무릎을 굽혀서 앞쪽에 위치 시킵니다.
2. 또한 반대쪽 다리는 무릎을 펴주어 뒤쪽으로 뻗어줍니다.
3. 반대쪽 손은 골반을 잡아서 아래쪽으로 눌러줍니다.
4. 골반 바깥쪽이 늘어나는 느낌에 집중하면서 12초 2세트 반복합니다.

- 대퇴직근(넙다리곧은근) 스트레칭

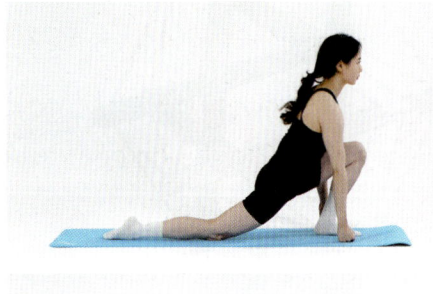 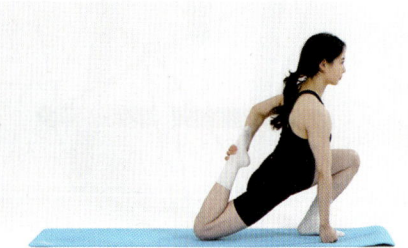

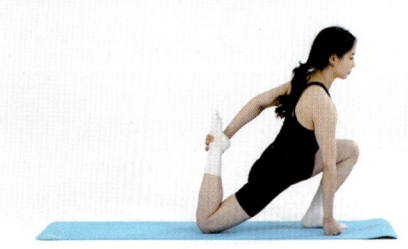

1. 양 발을 앞뒤로 벌려준 다음, 뒤쪽 무릎을 굽혀주고 반대쪽 손으로 발목을 잡아서 고정시켜줍니다.
2. 한 손은 바닥을 짚어 체중을 지지하고, 천천히 골반을 앞으로 내밀어줍니다.
3. 허벅지 앞쪽이 늘어나는 느낌에 최대한 집중하며, 12초 유지합니다.

• 요방형근(허리네모근) 스트레칭

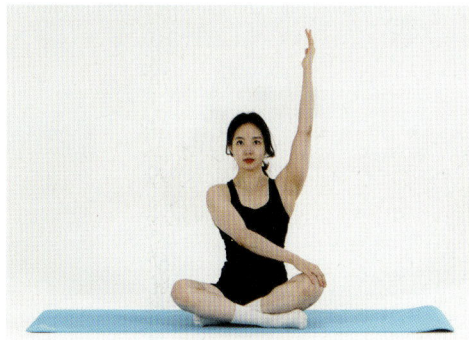 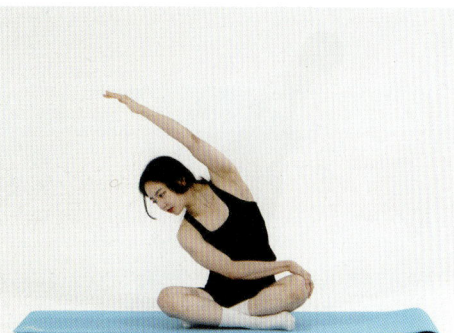

1. 바닥에 앉아서, 한 손은 무릎을 잡아서 골반을 고정하고 반대 손은 대각선 앞쪽을 향해 최대한 뻗어줍니다.
2. 허리 바깥쪽 부위가 늘어나는 느낌에 최대한 집중하며, 12초 유지합니다.

• 장요근(엉덩허리근) 스트레칭

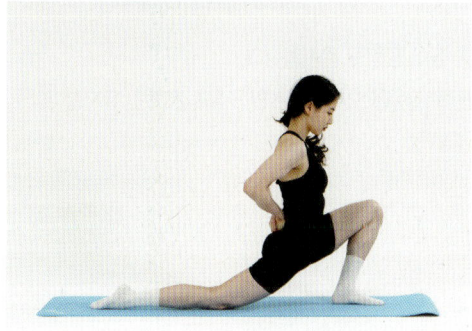 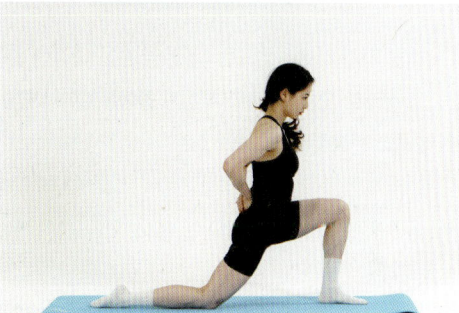

1. 양 발을 앞뒤로 벌려준 다음, 양 손은 엉치를 잡아서 천천히 앞으로 밀어줍니다.
2. 고관절 앞쪽 부위가 늘어나는 느낌에 최대한 집중하며, 12초간 유지합니다.
3. 이 때 허리가 과도하게 꺾이지 않도록 주의합니다.

골반전방경사

• 흉추부 기립근 스트레칭

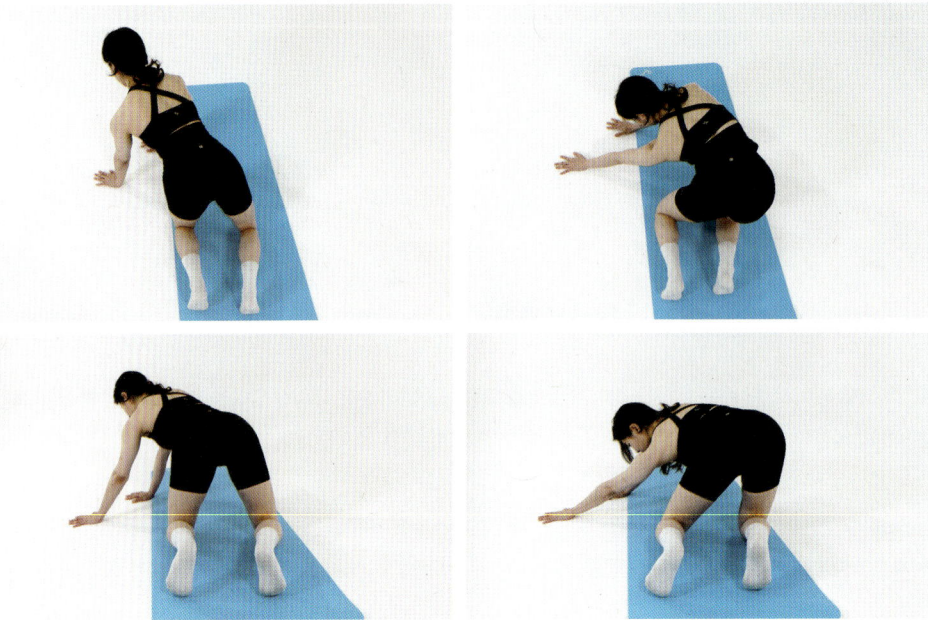

1. 네발 기기 자세로 엎드린 다음, 양 손은 대각선 왼쪽을 짚어 균형을 유지합니다.
2. 그 상태로, 오른쪽 등허리 부위가 최대한 늘어나게끔 천천히 골반을 오른쪽으로 밀어주고, 20초간 유지합니다.
3. 2세트 반복합니다.

활성화 및 강화

복강내압 조절이 안되는 경우, 허리 뼈 안정성을 보강하기 위해 요방형근(허리네모근)이나 기립근같은 근육들이 보상적으로 긴장하여 불균형 평형상태에 이르게 됩니다. 그래서 복강내압 훈련을 통해 우리 몸으로 하여금 보상성 근육 불균형이 나타나지 않도록 해주는 게 좋습니다.

- 복강내압 조절 훈련

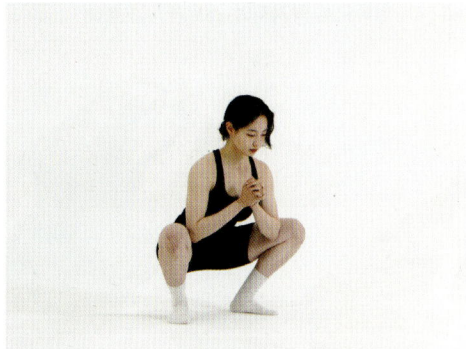

1. 양 발을 어깨너비보다 조금 더 넓게 벌려준 다음, 최대한 깊숙히 앉습니다.
2. 이 상태로 2초간 멈춘 다음, 3초 동안 숨을 들이쉬어 최대한 복부를 확장해줍니다.
3. 그리고 배꼽을 등뼈에 붙여준다고 상상이 될 정도로 천천히 숨을 완전히 내쉬어줍니다.
4. 총 3번 반복합니다.

2단계 근막 교정

 근육의 긴장만 교정하게 되면 다시 재발하기 쉽습니다. 이를 방지하기 위해서는 올바른 몸 상태가 단순히 자극된 부위에만 국한되지 않고 전신으로 동기화Synchronization 될 수 있도록, 체형과 연결된 근막경선 경로를 따라 움직임을 만들어 주어 기능적 연결Integration을 해주는 과정이 필요합니다.

 즉, 과사용 긴장으로 인해 지속적으로 당겨지는 방향의 반대쪽으로 움직임을 유도해주는 것입니다. 골반전방경사가 있는 경우, 외측선, 나선선, 표면전방선, 심부전방선, 표면후방선이 당겨지게 됩니다. 이렇게 당겨진 방향의 반대쪽으로 움직임을 유도함으로써 정상적인 기능적 통합을 만들어줍니다.

• **외측선**

(골반전방경사가 있는 경우 외측선이 위쪽으로 당겨지며, 스트레칭을 통해 아래쪽으로 당겨준다)

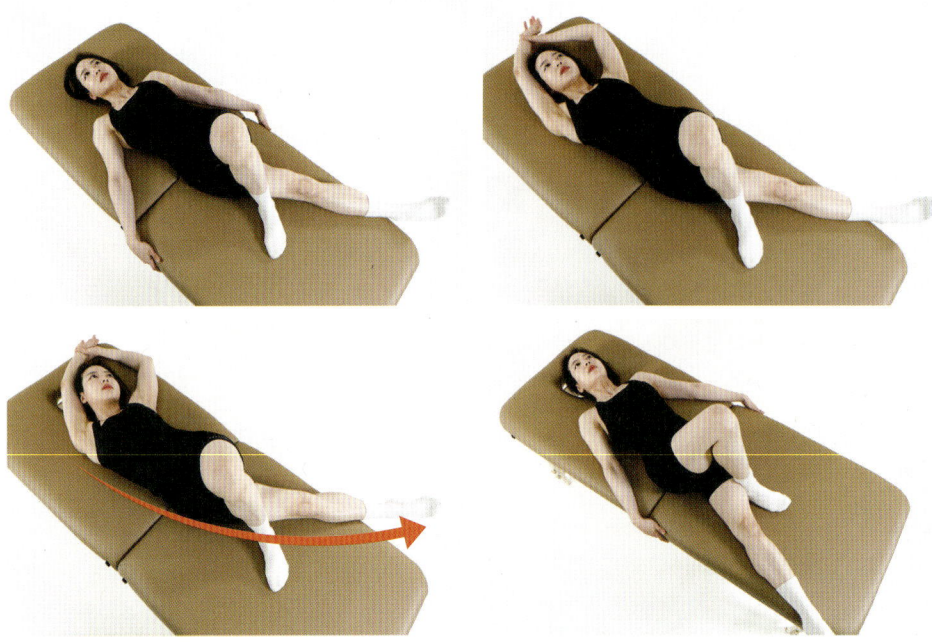

1 시작 자세

1. 베드나 매트 위에 누워 시작합니다. 편안한 자세로 누워서 준비합니다.
2. 왼쪽 다리를 오른쪽 다리 위로 교차시킵니다.
3. 오른다리로 왼다리를 고정합니다.

2 스트레칭 동작

1. 두 팔을 머리 위로 올려서 교차시킵니다.
2. 이때 왼쪽 팔이 오른쪽 팔을 잡고 늘려 스트레칭의 강도를 조절할 수 있습니다.
3. 상체는 최대한 바닥에 붙여 줍니다.
4. 팔을 더 늘려 머리 위로 길게 뻗어줍니다.
5. 이 자세에서 몸의 외측선이 충분히 늘어나는 것을 느낍니다.
6. 15-30초간 스트레칭을 유지합니다.
7. 천천히 원래 자세로 돌아옵니다.

3 주의사항

1. 이 스트레칭은 몸의 측면 근막을 늘려주고, 허리와 골반의 긴장을 풀어주는데 효과적입니다. 스트레칭을 할 때는 천천히 호흡하며 근육의 이완을 느끼는 것이 중요합니다.
2. 반대쪽도 동일하게 반복하여 양쪽 모두 스트레칭을 해줍니다.

• 나선선

(골반전방경사가 있는 경우 나선선이 위쪽으로 당겨지며, 스트레칭을 통해 아래쪽으로 당겨준다)

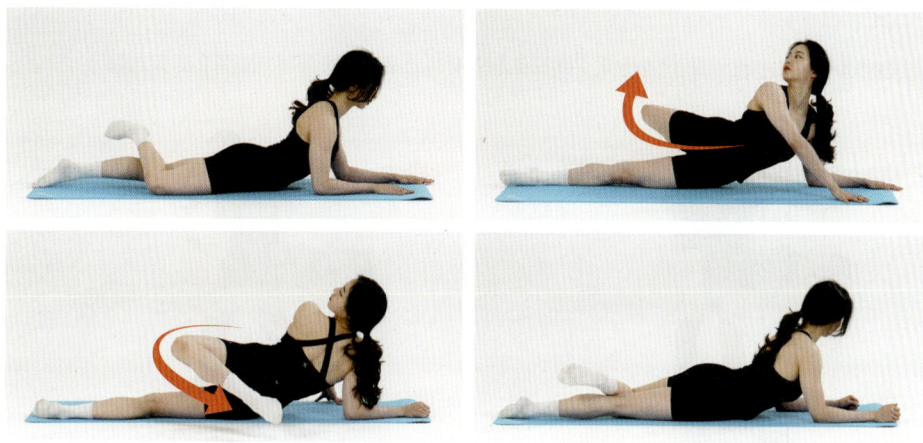

1 시작 자세

1. 매트에 엎드려 팔꿈치를 바닥에 대고 상체를 지탱합니다.
2. 양 다리는 바닥에 편안하게 놓습니다.
3. 한쪽 다리를 무릎을 구부려 위로 들어 올립니다.
4. 이때, 상체는 바닥에 안정적으로 지탱한 상태를 유지합니다.

2 스트레칭 동작

1. 이렇게 준비 자세에서 상체를 반대 방향으로 천천히 돌립니다.
2. 시선은 상체가 돌아가는 방향을 따라갑니다.
3. 팔꿈치는 여전히 바닥에 대고 상체를 지탱합니다.
4. 위로 들어 올린 다리를 반대쪽 다리 위로 넘겨 교차합니다.
5. 무릎을 구부린 상태로 유지합니다.
6. 이 자세를 유지하며 15-30초 동안 깊게 호흡합니다.

골반전방경사

7 스트레칭을 충분히 느끼면서 근육이 이완되는 것을 느낍니다.
8 천천히 원래 자세로 돌아가 반대쪽도 동일하게 반복합니다. 이 자세를 유지하면서 천천히 호흡합니다.
9 15-30초 동안 이 자세를 유지하며 근육이 이완되도록 합니다.

3 주의사항

1 깊고 규칙적인 호흡을 유지합니다. 숨을 참지 않도록 주의합니다.

- 표면전방선

(골반전방경사가 있는 경우 표면전방선이 위쪽으로 당겨지며, 스트레칭을 통해 아래쪽으로 당겨준다)

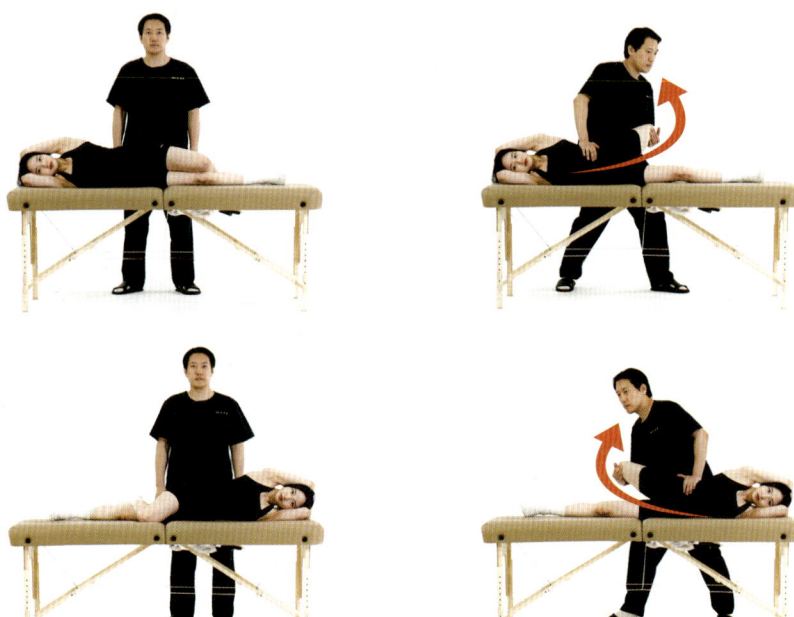

1 시작 자세

1 베드 위에 옆으로 누워서 준비합니다.
2 이때 몸은 곧게 펴고 팔은 머리 뒤로 올립니다.
3 한쪽 다리는 약간 굽힌 상태로 준비합니다.

2 스트레칭 동작

1. 시행자는 환자의 굽힌 다리를 뒤로 천천히 당겨줍니다. 이때 환자는 상체 및 하체의 근막이 늘어나는 것을 느껴야 합니다.
2. 이 방법은 표면전방선의 근막을 이완시켜 유연성을 향상시키고 통증을 완화하는 데 도움이 됩니다.

3 주의사항

1. 각 동작은 천천히 시행 하고, 스트레칭 중 통증이 느껴진다면 즉시 중단해야 합니다.

• 심부전방선

(골반전방경사가 있는 경우 심부전방선이 위쪽으로 당겨지며, 스트레칭을 통해 아래쪽으로 당겨준다)

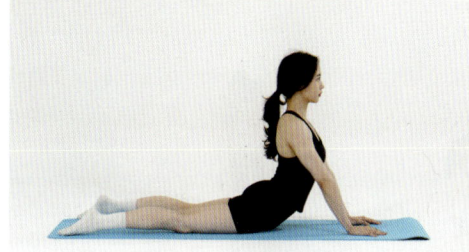
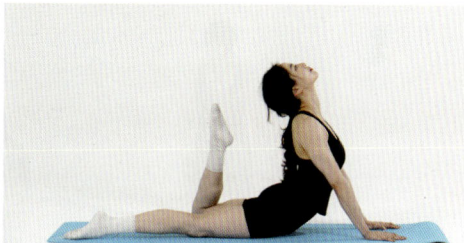
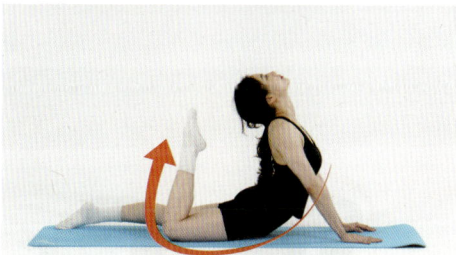

1 시작 자세

1. 요가 매트에 엎드린 상태에서 팔을 곧게 펴고 상체를 들어 올립니다.
2. 눈은 정면을 향해 시선을 고정합니다.

2 스트레칭 동작

1. 상한쪽 다리를 무릎에서 구부려 발을 위로 들어 올립니다.
2. 허벅지 앞쪽이 당겨지는 느낌을 느낄 수 있도록 합니다.
3. 이때 골반이 비틀리지 않도록 주의합니다.

골반전방경사

4 상체를 더욱 들어 올리며 목을 천천히 뒤로 젖힙니다.
5 어깨와 가슴을 최대한 열어주어 가슴 근육을 스트레칭합니다.
6 호흡을 깊게 들이마시며 이 자세를 유지합니다.
7 이 자세를 20-30초 정도 유지하며 천천히 호흡합니다.
8 긴장을 풀고 근육이 충분히 늘어나도록 합니다.
9 반대쪽 다리도 동일한 방식으로 스트레칭을 진행합니다.
10 양쪽 다리와 상체를 균형 있게 스트레칭하여 몸의 균형을 맞춥니다.

• 표면후방선
(골반전방경사가 있는 경우 표면후방선이 아래쪽으로 당겨지며, 스트레칭을 통해 위쪽으로 당겨준다)

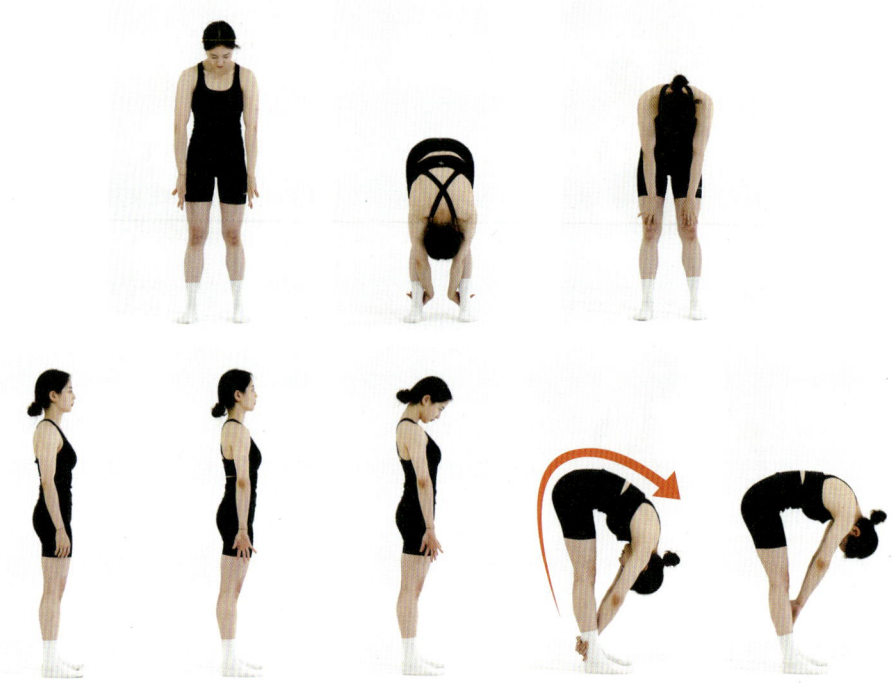

1 시작 자세

1 편안하게 서서 다리를 어깨너비로 벌립니다.
2 팔은 몸 옆에 자연스럽게 내려놓습니다.
3 손바닥은 바깥쪽을 바라보도록 팔 안쪽돌림을 해줍니다.

2 스트레칭 동작

1. 천천히 고개를 앞으로 숙여 턱이 가슴에 닿도록 합니다.
2. 어깨와 팔을 늘어뜨린 채, 상체를 천천히 앞으로 숙여 손이 발 뒷꿈치 안쪽에 닿도록 합니다.
3. 가능한 만큼 상체를 숙인 후, 이 자세를 몇 초간 유지합니다.
4. 천천히 상체를 들어 올려 준비 자세로 돌아갑니다.
5. 이 과정을 반복합니다.

3 주의사항

1. 천천히 움직이며 호흡을 자연스럽게 유지하세요.
2. 통증이 느껴지면 즉시 중단하고 무리하지 마세요.

레퍼런스

Hodges, P. W., Eriksson, A. M., Shirley, D., & Gandevia, S. C. (2005). Intra-abdominal pressure increases stiffness of the lumbar spine. *Journal of biomechanics, 38*(9), 1873-1880.

Liu, T., Khalaf, K., Adeeb, S., & El-Rich, M. (2019). Numerical investigation of intra-abdominal pressure effects on spinal loads and load-sharing in forward flexion. *Frontiers in Bioengineering and Biotechnology, 7*, 428.

골반전방경사

08.
골반후방경사
Pelvic posterior tilt

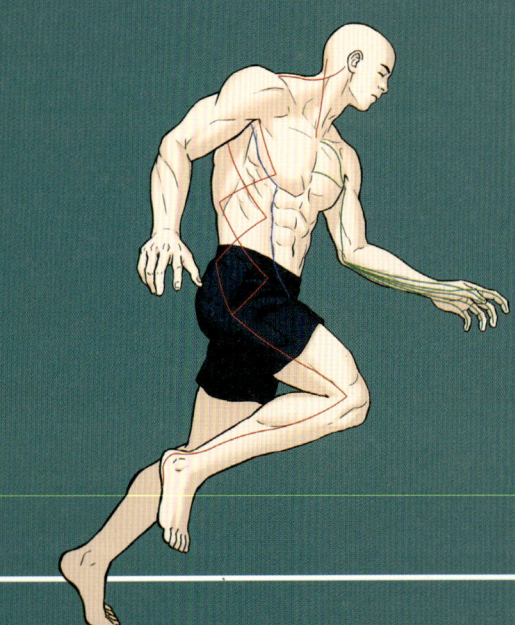

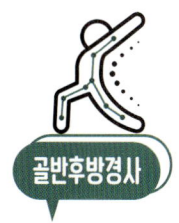

골반후방경사란

골반후방경사Posterior Pelvic Tilt는 골반이 뒤로 회전한 상태를 의미하는 전문 용어로, 복부 근육이 지속적으로 긴장하여 골반이 뒤로 기울어지고 허리가 둥글게 말리는 체형을 말합니다. 이는 모래시계증후군이라고도 하는데, 복부 근육이 계속 긴장하여 몸통이 마치 모래시계처럼 가운데가 움푹 들어간 형태를 보이기 때문입니다. (왼쪽 그림 참고)

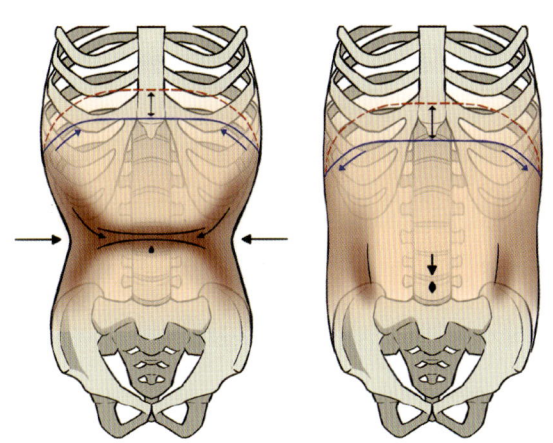

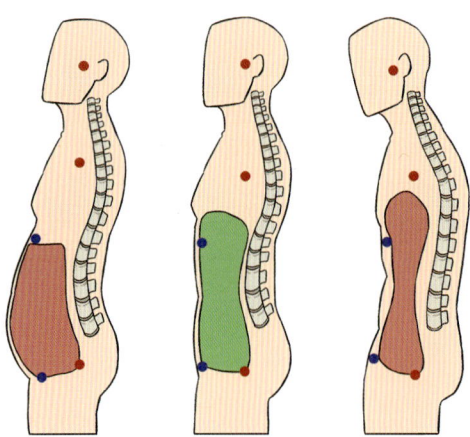

그리고 이렇게 복부가 조여지고 허리가 둥글게 말리게 되면, 허리 안정성이 매우 떨어지는 것이 특징입니다. 정상적인 경우, 가운데 그림처럼 위아래와 좌우 사방에서 균일한 압력을 가해주면서 허리와 골반을 안정화시키지만, 오른쪽 그림처럼 허리가 둥글게 말리고 복부가 조여지게 되면 복강내압Intra-abdominal pressure, IAP이 균등하게 퍼지지 않고 한쪽으로 쏠리게 되어 허리 안정성이 매우 떨어지게 됩니다.

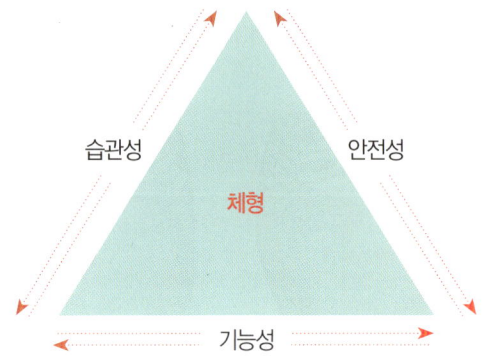

허리의 안정성이 떨어지면, 골반전방경사와 마찬가지로 각종 허리 통증이나 등 통증 등으로 이어질 수 있습니다.

따라서 골반후방경사가 있는 경우 반드시 교정해주는 것이 좋습니다. 체형의 틀어짐은 대부분 크게 세 가지 원인에 의해 발생하기 때문에, 이를 모두 고려하여 교정할 필요가 있습니다. 가장 먼저 습관성 원인부터 살펴보겠습니다.

골반후방경사의 원인 1 `습관성`

　골반후방경사의 원인은 크게 습관성, 안정성, 기능성 원인으로 나눌 수 있습니다. 이들 원인은 서로 상호작용하며 영향을 주기 때문에, 동시에 개선하는 것이 예방과 교정 측면에서 더욱 효과적입니다. 골반후방경사를 유발하는 습관은 허리가 둥글게 말리거나 골반이 뒤로 기울어지는 습관으로, 크게 두 가지 유형이 있습니다.

1 │ 복부 집어넣기

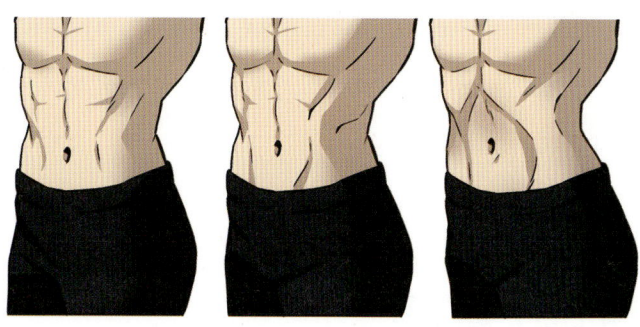

　골반후방경사의 핵심은 골반이 뒤로 기울어지거나 복부 근육이 조여지는 것입니다. 이는 뱃살을 감추기 위해 배를 집어넣으려고 할 때 흔히 나타납니다. 배를 집어넣는 동작을 보면, 배꼽이 위로 올라가면서 가운데가 조여지는 모래시계증후군 상태가 나타납니다. 이러한 상태가 장시간 지속되면, 골반이 점점 뒤로 기울어진 상태가 고착화되어 골반후방경사 체형이 형성됩니다.

　이를 해결하기 위해서는 복부를 잡아당기는 것이 오히려 복부 근육을 과도하게 수축시켜 기능을 떨어뜨린다는 점을 인지하고, 약간 배가 나오더라도 평소 배에 힘을 빼는 습관을 들이는 것이 좋습니다.

2 | 구부정한 자세

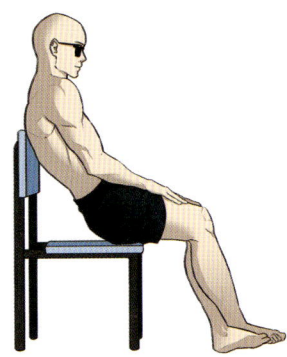

골반후방경사는 앉는 습관 때문에도 나타날 수 있습니다. 특히 엉덩이가 허리 받침대에 닿지 않고 허리가 둥글게 말리도록 앉는 습관은 골반후방경사를 유발하는 대표적인 생활습관입니다. 이러한 자세를 잠깐 유지하는 것은 괜찮지만, 지속적으로 반복하게 되면 골반이 점점 뒤로 기울어진 상태가 고착화되어 골반후방경사 체형이 형성됩니다.

따라서 골반후방경사가 있다면, 반드시 허리가 둥글게 말리지 않도록 자세를 주의하고, 엉덩이가 허리 받침대에 닿도록 하여 올바른 자세를 유지할 수 있도록 해야 합니다.

골반후방경사의 원인 2 안정성

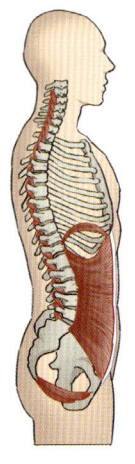 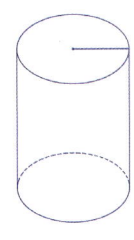

허리뼈의 안정성을 담당하는 핵심 근육은 크게 네 가지로, 횡격막(가로막), 골반저근(골반 바닥근), 복횡근(배가로근), 다열근(뭇갈래근)이 있습니다. 이 근육들은 척추를 감싸는 심부 근육으로, 적절하게 수축하거나 이완되지 못하면 복강내압 Intra-abdominal pressure, IAP 조절에

실패하게 됩니다. 그 결과, 허리 주변 근육인 복직근(배곧은근)이나 기립근(장늑근; 엉덩갈비근, 최장근; 가장긴근) 같은 표면부 근육들이 보상적으로 긴장하게 되어, 골반이 뒤로 기울어지는 골반후방경사가 나타나게 됩니다.

따라서 복강내압을 잘 조절하여 이러한 보상성 긴장이 발생하지 않도록 관리할 필요가 있습니다.

골반후방경사의 원인 3 　기능성

골반후방경사가 있는 사람들은 허리가 둥글게 말리고 골반이 뒤로 기울어진 체형에 적응된 상태로, 골반이 기울어진 상태가 정상이라고 인식하게 됩니다. 이러한 비정상적인 적응 상태는 세 가지 단계에 걸친 기능적 통합을 통해 교정할 수 있습니다.

1단계 │ 골반전방경사 체형의 근막경선 이해하기

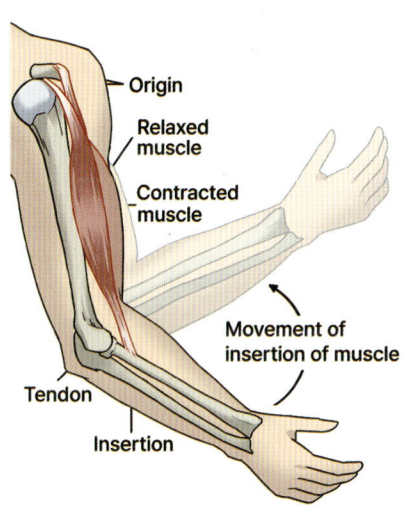

일반적으로 근육은 정지Insertion에서 기시Origin 방향으로 수축하며, 과사용으로 인해 긴장이 나타나는 근육들도 정지에서 기시 방향의 긴장성Tension을 띠게 됩니다. 이러한 긴상성은 특정 근막경선을 당기는 동력Momentum을 제공하기 때문에, 과사용으로 긴장이 나타나는 근육을 살펴보면 근막경선이 어떤 방향으로 당겨지는지 추측할 수 있습니다.

골반후방경사의 근육 불균형

- **과사용 근육**

골반후방경사가 있는 경우, 복직근(배곧은근), 대둔근(큰볼기근), 햄스트링(넙다리뒤근)은 과사용 되는 경우가 많습니다.

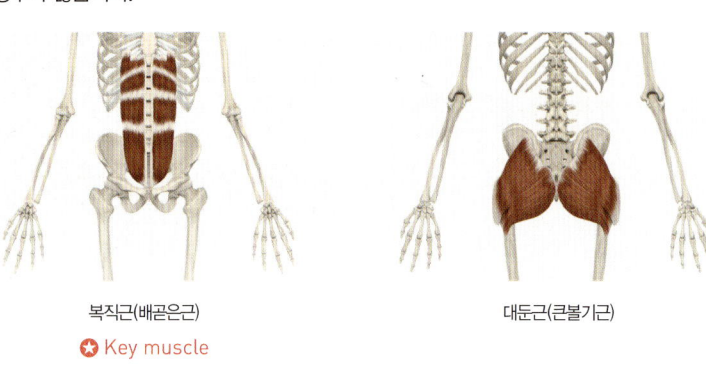

복직근(배곧은근)　　　　　　　　대둔근(큰볼기근)
★ Key muscle

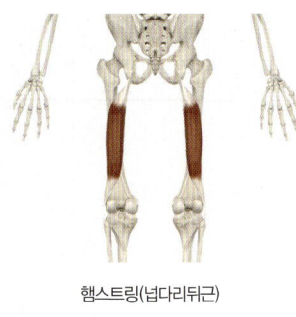

햄스트링(넙다리뒤근)
★ Key muscle

- **약화된 근육**

대퇴직근(넙다리곧은근), 기립근(척주세움근), 장요근(엉덩허리근)은 약해져 있는 경우가 많습니다.

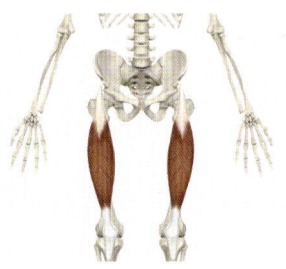 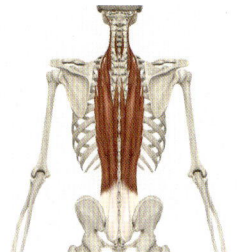

대퇴직근(넙다리곧은근)　　　　　　흉추부 기립근(척추세움근)

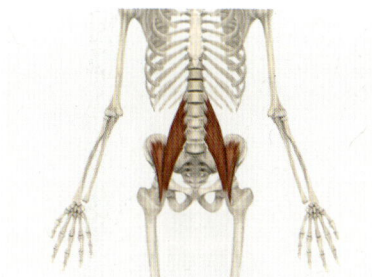

장요근(엉덩허리근)

골반후방경사가 있는 경우 근육의 기시 방향으로 당겨지는 근막경선

- 전방기능선

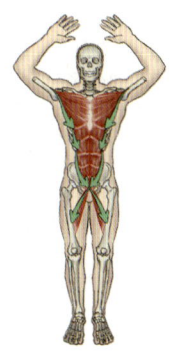
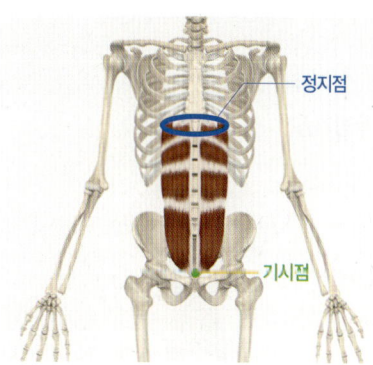

주요 과사용 근육1 – 복직근(배곧은근) 〈기시 방향으로 당겨짐〉

- **기시점:** 치골(두덩뼈)
- **정지점:** 복장뼈

» 골반후방경사가 있는 경우 복직근(배곧은근)이 주로 긴장되며 전방기능선이 복장뼈에서 치골(두덩뼈) 방향으로 당겨지게 된다.

• 표면전방선

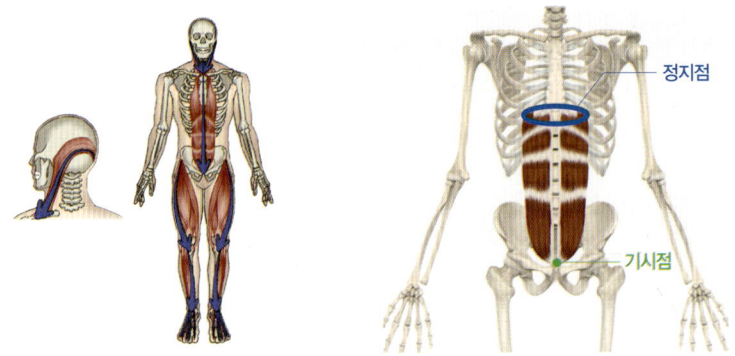

주요 과사용 근육2 – 복직근(배곧은근) 〈기시 방향으로 당겨짐〉

- 기시점: 치골(두덩뼈)
- 정지점: 복장뼈

» 골반후방경사가 있는 경우 복직근(배곧은근)이 주로 긴장되며 표면전방선이 복장뼈에서 치골(두덩뼈) 방향으로 당겨지게 된다.

• 후방기능선

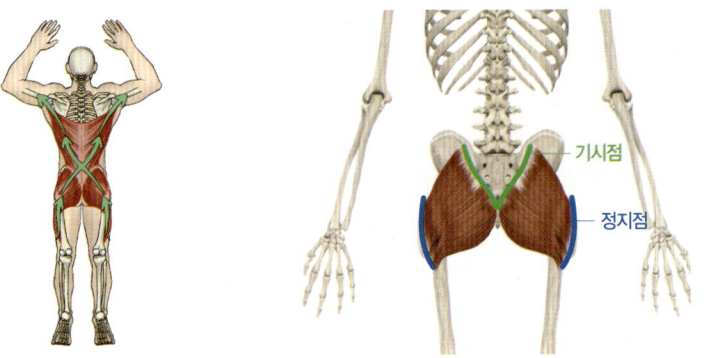

주요 과사용 근육3 – 대둔근(큰볼기근) 〈기시 방향으로 당겨짐〉

- 기시점: 천골(엉치뼈)
- 정지점: 대퇴골(넙다리뼈)

» 골반후방경사가 있는 경우 대둔근(큰볼기근)이 주로 긴장되며 후방기능선이 대퇴골(넙다리뼈)에서 천골(엉치뼈) 방향으로 당겨지게 된다.

• 외측선

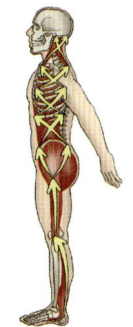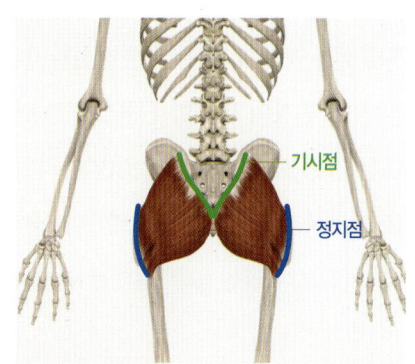

주요 과사용 근육4 – 대둔근(큰볼기근) 〈기시 방향으로 당겨짐〉

· **기시점:** 천골(엉치뼈)
· **정지점:** 대퇴골(넙다리뼈)

» 골반후방경사가 있는 경우 대둔근(큰볼기근)이 주로 긴장되며 외측선이 복장뼈에서 치골(두덩뼈) 방향으로 당겨지게 된다.

• 표면후방선

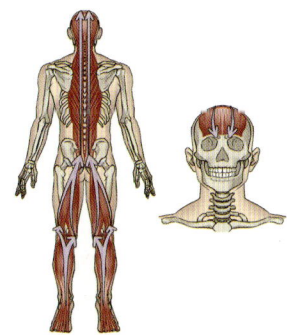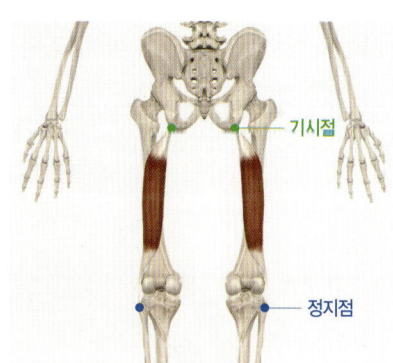

주요 과사용 근육5 – 햄스트링(넙다리뒤근) 〈기시 방향으로 당겨짐〉

· **기시점:** 좌골(궁둥뼈)
· **정지점:** 경골(정강뼈)

» 골반후방경사가 있는 경우 햄스트링(넙다리뒤근)이 주로 긴장되며 표면후방선이 경골에서 좌골(궁둥뼈) 방향으로 당겨지게 된다.

2단계 | 근육 자극을 통한 올바른 평형 상태(Balance Equilibrium State) 생성

골반후방경사 체형에서 각 근막경선들이 어떻게 긴장되어 있는지 파악했다면, 두 번째 단계로 과사용 긴장이 발생한 근육들을 이완시켜주는 과정이 필요합니다. 즉, 복직근(배곧은근), 대둔근(큰볼기근), 햄스트링(넙다리뒤근)을 이완시켜 주는 것입니다. 이렇게 긴장된 근육들을 이완시켜주면 일시적으로나마 올바른 평형 상태Balance Equilibrium State를 이루게 되고, 자세 또한 이전보다 훨씬 좋은 형태를 띠게 됩니다.

3단계 | 근막경선 움직임을 통한 전신 동기화 및 기능적 연결

마지막 단계로, 올바른 몸 상태가 단순히 자극된 부위에만 국한되지 않고 전신으로 동기화Synchronization 될 수 있도록, 체형과 연결된 근막경선 경로를 따라 움직임을 만들어 주어 기능적 연결Integration을 해주는 과정이 필요합니다.

이는 과사용으로 인해 당겨진 방향의 반대 방향으로 움직임을 유도하는 것을 의미합니다. 이를 통해 각 근육들의 기능이 서로 유기적으로 통합될 수 있으며, 일시적인 효과가 아닌 지속 가능한 형태로 이어질 수 있게 됩니다.

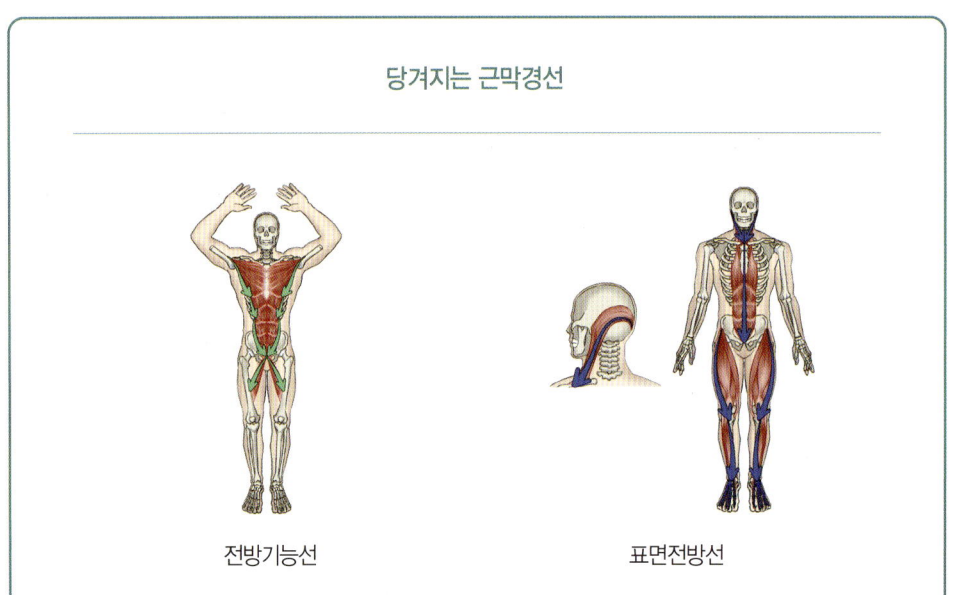

당겨지는 근막경선

전방기능선   표면전방선

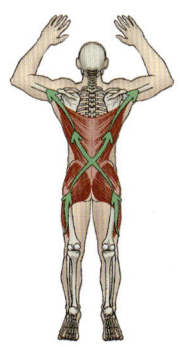
후방기능선

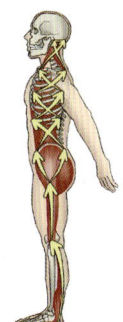
외측선

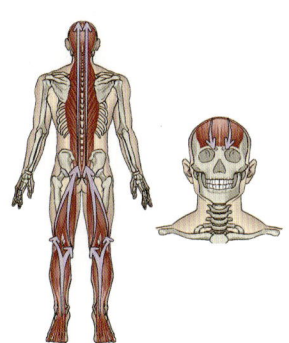
표면후방선

체형 평가

체형 평가는 크게 3가지 유형으로 분류할 수 있습니다.

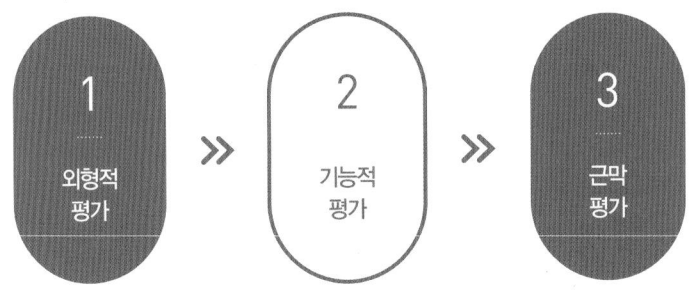

3가지 평가에서 모두 양성 반응이 의심된다면, 매우 높은 확률로 골반후방경사 체형이라고 볼 수 있습니다.

외형적 평가

외형적 평가는, 편안한 자세에서 관측했을 때 골반이 기울어져 있는지 보는 것입니다.

평가 | ASIS-PSIS 높이 검사

▼ 평가법

1 | 골반후방경사가 의심되는 경우, 거울 옆에 서서 골반의 제일 앞에서 튀어나온 뼈(ASIS)와 골반의 제일 뒤에 튀어나온 뼈(PSIS)의 위치를 비교합니다.(ASIS, PSIS라고 해서 어렵게 생각할 필요 없이 가장 튀어나온 뼈를 찾으면 된다)

2 | 이때 앞쪽에 튀어나온 뼈가 뒤쪽에 튀어나온 뼈보다 높은 곳에 위치한다면 골반후방경사일 가능성이 높고, 정상적인 경우, 앞쪽에 튀어나온 뼈가 뒤쪽에 튀어나온 뼈보다 약간 낮습니다.(여자가 남자보다 좀 더 낮다)

▼ 분석 결과

1 | 정상 기준
   ✓ 가장 앞쪽에 튀어나온 뼈가, 가장 뒤쪽에 튀어나온 뼈보다 살짝 낮거나 평행해야 함.

2 | 비정상 케이스
   ✓ 가장 앞쪽에 튀어나온 뼈가 가장 뒤쪽에 튀어나온 뼈보다 높은 곳에 위치함.

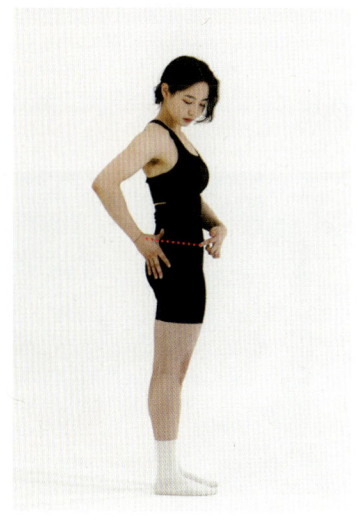
정상

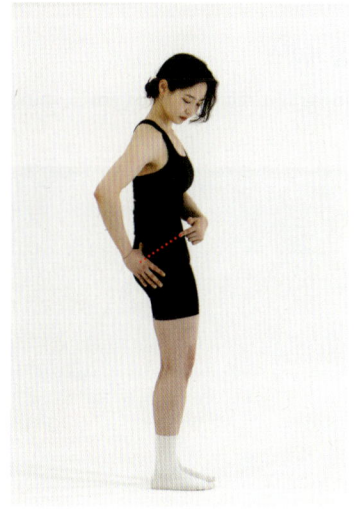
비정상

기능적 평가

기능적 평가는, 골반이나 허리의 움직임이 골반후방경사를 유발할 수 있는지를 보는 것입니다. 만약 움직임에서 골반후방경사 패턴이 발견된다면, 골반후방경사가 있을 가능성이 높습니다.

평가 | L자 앉기 검사

▼ 평가법

바닥에 앉았을 때 허리를 세울 수 있는지 확인해 봅니다. 만약 골반후방경사가 있다면 허리를 제대로 세우기 어렵습니다. 특히 이렇게 다리를 완전히 편 상태로 벽에 등을 대고 앉았을 때 허리에 커브를 만들 수 있는지 확인해 보면, 쉽게 알 수 있습니다.

▼ 분석 결과

1 | 정상 기준
   ✓ 허리를 세울 수 있다면 → 정상

2 | 비정상 케이스
   ✓ 만약 허리가 둥글게 말려 있다면 → 골반후방경사

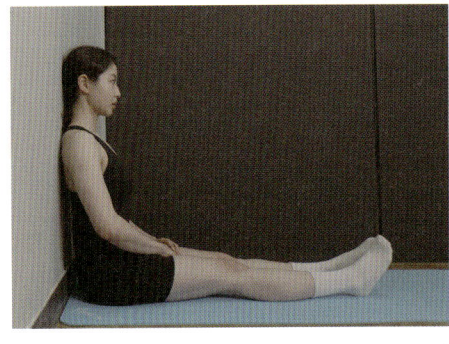
정상

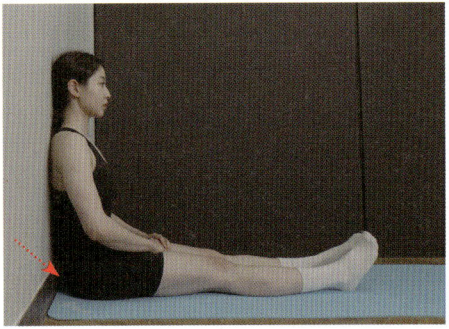
비정상

근막 평가

　근막 평가는, 골반후방경사가 있는 경우 아래쪽으로 당겨지는 근막들이 실제로 아래쪽으로 당겨져 있는지 확인하는 것입니다. 당겨진 근막경선이 많을수록, 골반후방경사 체형 또한 더욱 심할 가능성이 높습니다.

 아래 근막 스트레칭을 수행할 때, 해당 근막평가에서 양성 반응이 나타난 근막에 한해서 스트레칭을 수행하는 게 좋습니다!

골반후방경사가 있는경우 당겨지는 근막경선

평가1　**전방기능선**

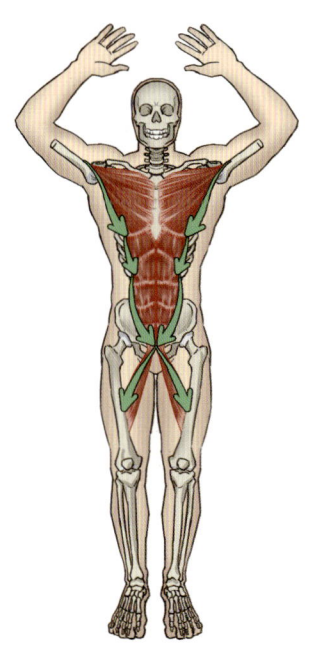

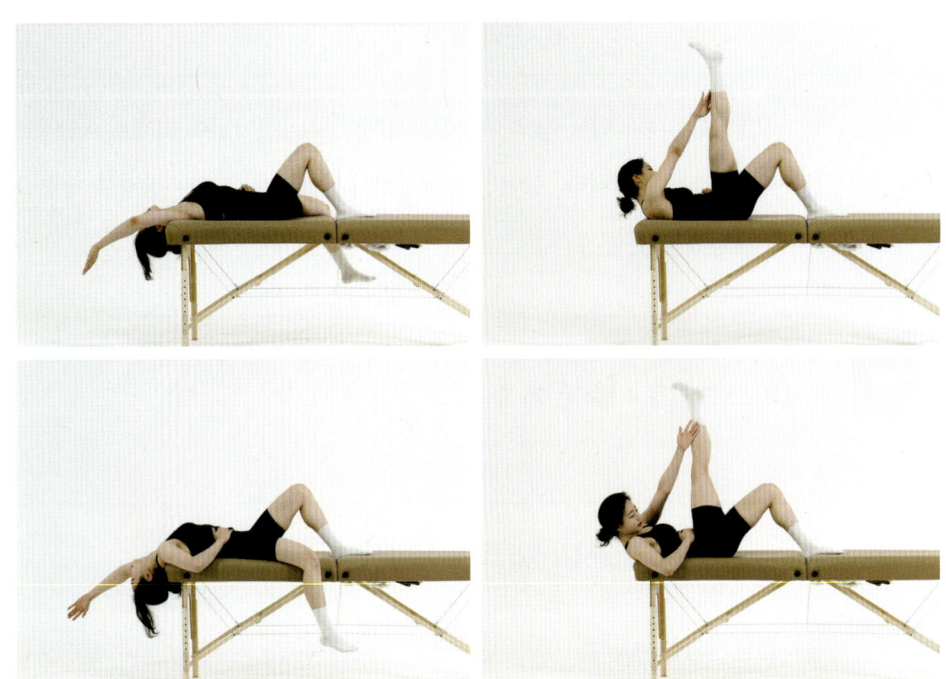

1 시작 자세

1. 피검자는 베드 끝에 누워야 합니다.
2. 한쪽 다리는 베드 위에 놓고 다른 쪽 다리는 베드 밖으로 내려뜨립니다.
3. 한 손은 머리 뒤로 만세 자세, 다른 손은 배에 둡니다.

2 진행 방법

1. 베드 위에 놓인 다리를 들어 올려 무릎을 굽히고 발끝이 천장을 향하게 합니다.
2. 동시에 머리 뒤로 만세한 팔을 앞으로 뻗어 반대쪽 정강이 바깥쪽을 잡아줍니다. 반대쪽 팔은 몸을 지지합니다.
3. 반대도 마찬가지로 진행합니다.

3 양성 기준

1. 균형을 제대로 잡지 못하고, 몸이 마구 흔들리는 경우 양성 반응으로 판단합니다.
2. 팔이 반대쪽 정강이를 제대로 잡지 못하고 무릎까지만 닿는 경우 양성 반응으로 판단합니다.

평가2 　표면전방선

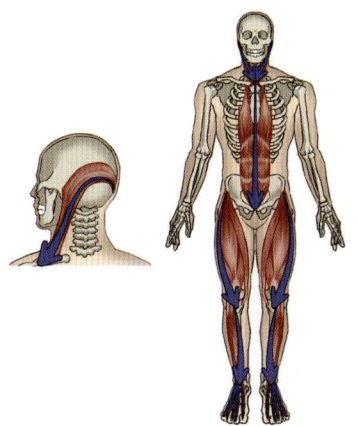

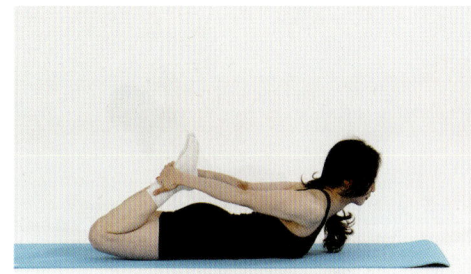 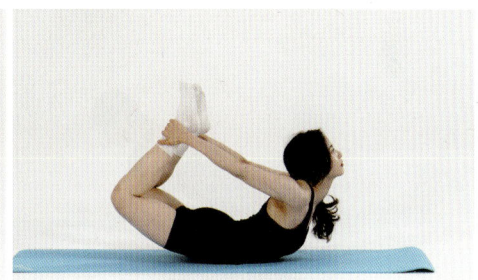

1 시작 자세

1. 매트를 깔고 엎드린 상태로 시작합니다.
2. 양손으로 발목을 잡습니다.

2 진행 방법

1. 숨을 들이마시며 가슴과 다리를 동시에 들어 올립니다.
2. 몸을 활처럼 휘어지게 하여 가슴을 앞으로 밀고, 다리를 위로 들어 올립니다.
3. 시선은 자연스럽게 약간 위를 향하도록 유지합니다.

3 양성 기준

1. 양 팔로 뒤쪽 발목을 아예 잡을 수 없는 경우 양성 반응으로 판단합니다.
2. 몸을 활처럼 휘어지게 할 때 허리에서 꺾이는 느낌이 들거나 통증이 나타나는 경우 양성 반응으로 판단합니다.

골반후방경사

평가3 후방기능선

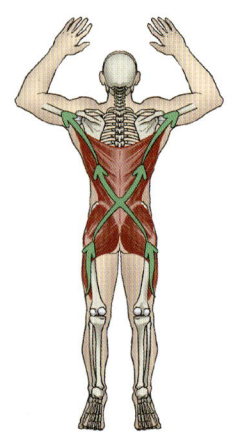

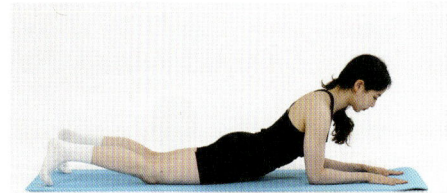
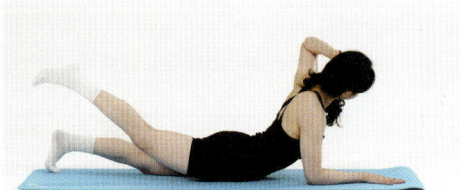
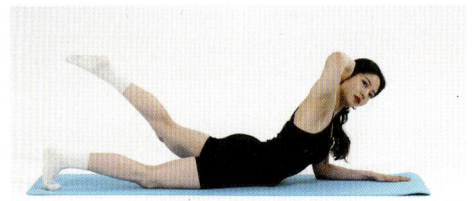

1 시작 자세

1. 바닥에 엎드려서 팔꿈치를 구부리고 팔꿈치 밑으로 체중을 지탱합니다.
2. 양 다리는 쭉 뻗은 상태로 유지합니다.

2 진행 방법

1. 한쪽 다리를 천천히 들어올리면서 같은쪽 팔꿈치로 체중을 지탱합니다.
2. 동시에 올린 다리의 반대쪽 팔은 머리 뒤에 위치시키고 뒷쪽으로 당겨 줍니다.
3. 천천히 내리며 원래 자세로 돌아갑니다.
4. 반대쪽도 진행합니다.

3 양성 기준

1. 팔꿈치를 들어 올릴 때, 허리에서 꺾이는 느낌이 들거나 통증이 나타난다면 양성 반응으로 판단합니다.
2. 팔꿈치를 들어 올릴 때, 팔꿈치가 완전히 들어올려지지 않고 겨드랑이 쪽에서 강한 긴장감이 느껴진다면 양성 반응으로 판단합니다.

평가4 　외측선

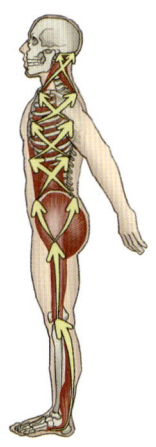

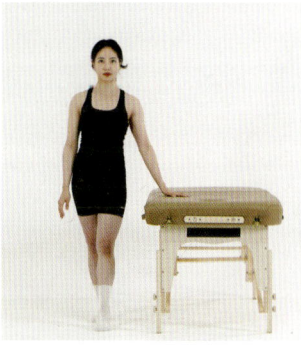

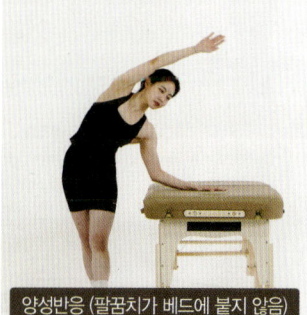
양성반응 (팔꿈치가 베드에 붙지 않음)

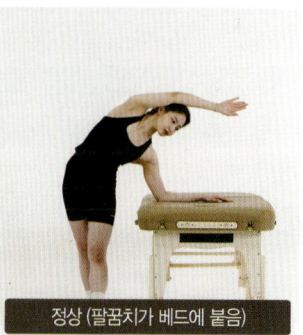
정상 (팔꿈치가 베드에 붙음)

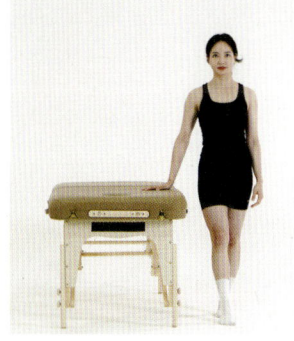

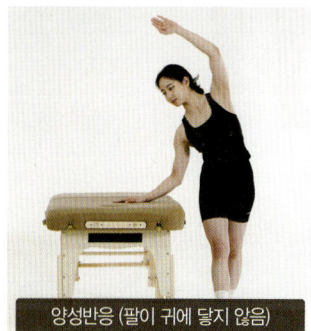
양성반응 (팔이 귀에 닿지 않음)

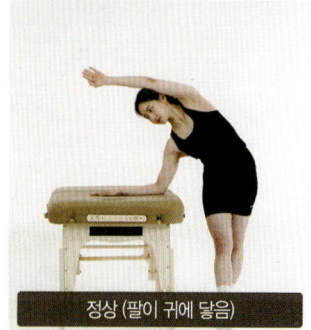
정상 (팔이 귀에 닿음)

골반후방경사

1 시작 자세

1. 의자 옆에 서서 한 손은 의자 또는 베드를 가볍게 잡습니다.
2. 다리를 교차하여 시작합니다. 테스트 하고자 하는 외측선의 발이 뒤로 가도록 합니다.

2 진행 방법

1. 테스트하고자 하는 외측선 쪽 손을 머리 위로 올리고 몸을 측면으로 기울입니다.
2. 이때 상체를 가능한 한 멀리 측면으로 기울여 스트레칭 효과를 최대화합니다.
3. 반대쪽도 동일하게 반복합니다.

3 양성 기준

1. 외측선 주행 근육의 긴장
2. 팔꿈치가 베드에 붙지 않고 떨어질 정도로 적게 내려가는 경우 양성 반응으로 판단합니다. (이 때 골반은 과도하게 빠지지 않은 상태로 중립을 유지하고 있어야 합니다)

평가5 표면후방선

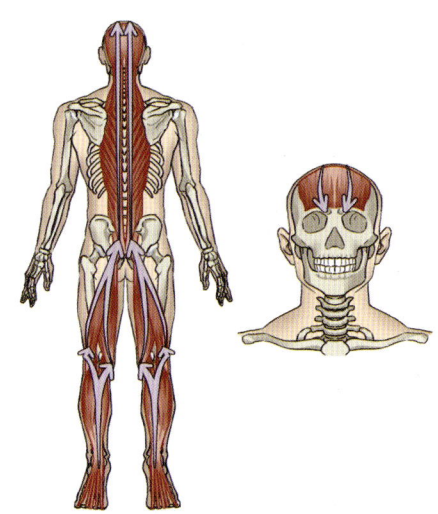

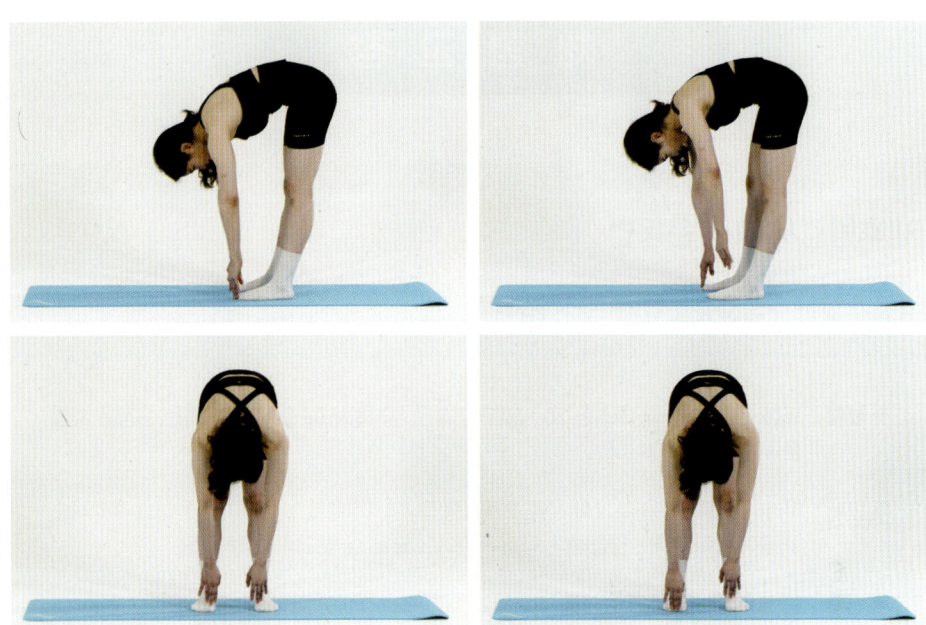

1 시작 자세

1. 대상자는 양 발을 골반 너비로 벌리고 바르게 서서 시작합니다.
2. 양 팔은 쭉 뻗어 몸통 앞에 자연스럽게 내립니다.

2 진행 방법

1. 피검자는 천천히 상체를 앞으로 굽히며 손가락 끝이 발가락에 닿도록 노력합니다.

3 양성 기준

1. 상체를 굽혔을 때 한 쪽 손이 더욱 많이 내려가고, 상체가 회전되는 경우 양성 반응으로 판단합니다.
2. 상체를 굽혔을 때 양 손이 바닥에서 15cm 이상 떨어져 있는 경우 양성 반응으로 판단합니다.

골반후방경사

체형교정

골반후방경사 교정 운동법

시작하기 앞서 주의사항을 알려 드리겠습니다.

> **첫 번째** 교정 운동을 할 때 최소한 20~30분 이상은 투자하세요. 짧고 굵게 하는 운동은 재활 운동이 될 수 없습니다.
>
> **두 번째** 아래의 프로그램은 주 2회 운동 프로그램입니다. 이 프로그램을 따라 한다고 즉각적으로 몸이 좋아지지는 않습니다. 다소 시간이 소요될 수 있으니 참고하세요.
>
> **세 번째** 이 프로그램은 몸의 한계를 뛰어넘기 위한 프로그램이 아닙니다. 이 운동을 하는 동안 통증을 호소해서는 안 되니 만약 통증이 있다면 반드시 전문가의 상담을 받도록 합니다.

체형 교정은 크게 2단계로 구성됩니다.

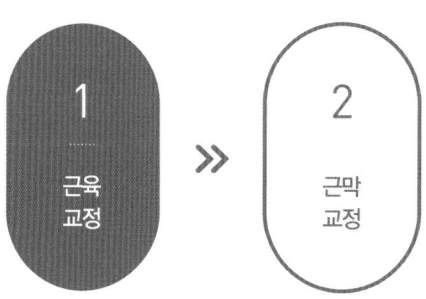

1단계 근육 교정

골반후방경사가 있는 경우 복직근(배곧은근), 대둔근(큰볼기근), 햄스트링(넙다리뒤근)은 과사용성 긴장이 나타나는 반면, 대퇴직근(넙다리곧은근), 기립근(척추 세움근), 장요근(엉덩허리근)은 약해져 있는 경우가 많습니다.

그래서 과사용되어 긴장된 근육들은 이완시켜주고, 약해진 근육들은 다시 활성화 혹은 강화 시켜 줌으로써 신경계로 하여금 정상적인 근육의 긴장도를 조율할 수 있도록 자극해 주는 게 좋습니다.

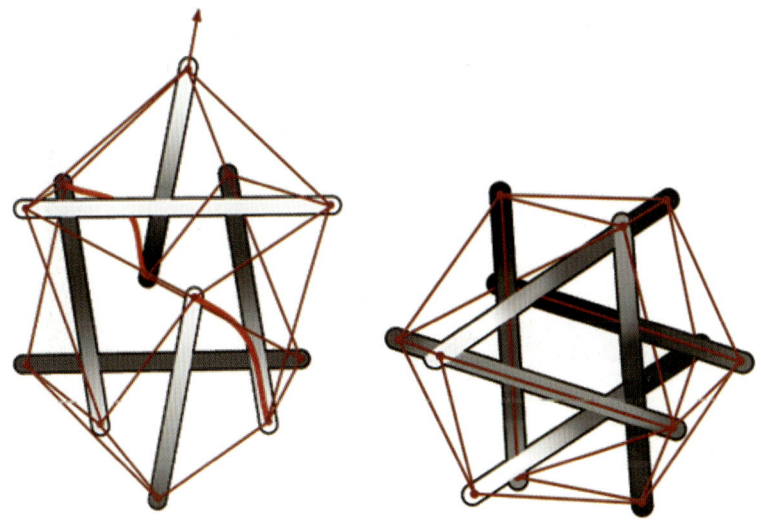

골반후방경사

근육 이완

• 복직근(배곧은근) 스트레칭

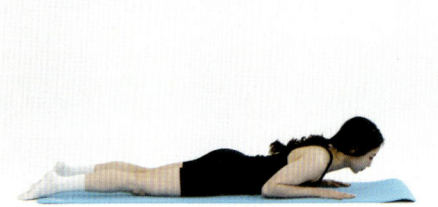 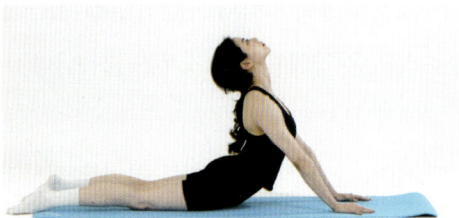

1. 바닥에 엎드려서, 양 손으로 체중을 지지한 상태로 허리를 젖혀줍니다.
2. 이 때 팔꿈치는 완전히 펴준 상태를 유지하고, 복부 앞쪽이 늘어나는 느낌에 최대한 집중합니다.
3. 12초간 유지하고, 2세트 반복합니다.

• 대둔근(큰볼기근) 스트레칭

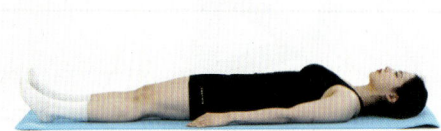 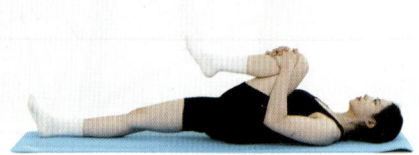

1. 바닥에 누워서, 양 손으로 무릎을 잡아 고정한 다음, 천천히 몸통 쪽으로 당겨줍니다.
2. 엉덩이 부위가 늘어나는 느낌에 최대한 집중하면서, 12초간 유지합니다.
3. 2세트 반복합니다.

• 햄스트링(넙다리뒤근) 스트레칭

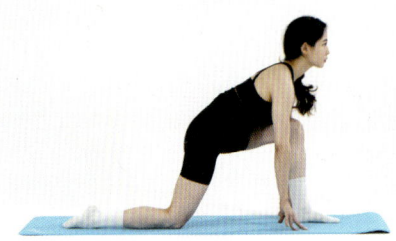 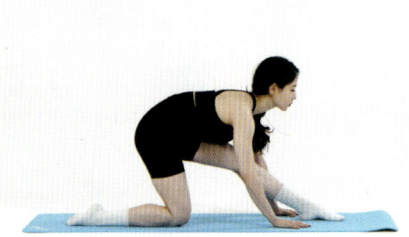

1. 양 발을 앞뒤로 벌려준 다음, 양 손을 앞으로 뻗어 균형을 잡아줍니다.
2. 그리고 앞쪽 무릎을 천천히 펴서 햄스트링(넙다리뒤근) 부위를 최대한 늘려줍니다.
3. 이 때 허리가 과도하게 둥글게 말리지 않도록 주의합니다.
4. 12초간 유지하고 2세트 반복합니다.

활성화 및 강화

복강내압 조절이 안되는 경우, 허리 뼈 안정성을 보강하기 위해 복직근(배곧은근)이나 기립근같은 근육들이 보상적으로 긴장하여 불균형 평형상태에 이르게 됩니다. 그래서 복강내압 훈련을 통해 우리 몸으로 하여금 보상성 근육 불균형이 나타나지 않도록 해주는 게 좋습니다.

• 복강내압 조절 훈련

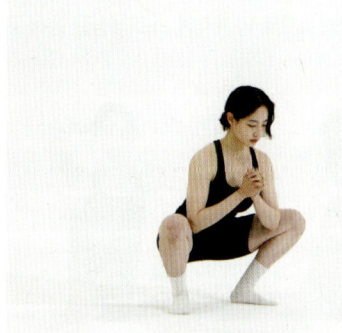

1. 양 발을 어깨너비보다 조금 더 넓게 벌려준 다음, 최대한 깊숙히 앉습니다.
2. 이 상태로 2초간 멈춘 다음, 3초 동안 숨을 들이쉬어 최대한 복부를 확장해줍니다.
3. 그리고 배꼽을 등뼈에 붙여준다고 상상이 될 정도로 천천히 숨을 완전히 내쉬어줍니다.
4. 총 3번 반복합니다.

2단계 근막 교정

근육의 긴장만 교정하게 되면 다시 재발하기 쉽습니다. 이를 방지하기 위해서는 올바른 몸 상태가 단순히 자극된 부위에만 국한되지 않고 전신으로 동기화Synchronization 될 수 있도록, 체형과 연결된 근막경선 경로를 따라 움직임을 만들어 주어 기능적 연결Integration을 해주는 과정이 필요합니다.

즉, 과사용 긴장으로 인해 지속적으로 당겨지는 방향의 반대쪽으로 움직임을 유도해주는 것입니다. 골반후방경사가 있는 경우, 전방기능선, 표면전방선, 후방기능선, 외측선, 표면후방선이 당겨지게 됩니다. 이렇게 당겨진 방향의 반대쪽으로 움직임을 유도함으로써 정상적인 기능적 통합을 만들어줍니다.

• 전방기능선

(골반후방경사가 있는 경우 전방기능선이 아래쪽으로 당겨지며, 스트레칭을 통해 위쪽으로 당겨준다)

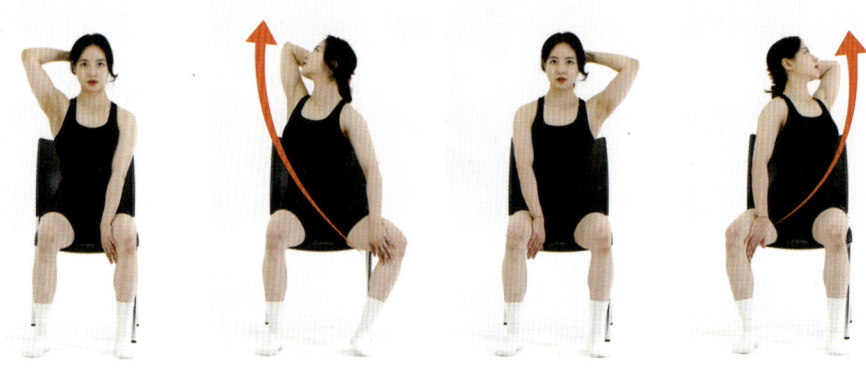

1 시작 자세

1. 의자에 앉아 두 다리를 약간 벌리고 안정된 자세를 취합니다.
2. 한 손은 머리 뒤쪽에, 다른 손은 허벅지 안쪽에 둡니다.

2 스트레칭 동작

1 머리 뒤쪽에 둔 손과 함께 흉추를 돌려 줍니다.
2 동시에 허벅지에 둔 손으로는 몸통을 반대 방향으로 회전시켜줍니다.
3 이때 전방기능선이 늘어나는 느낌을 유지합니다.
4 고개는 뒤로 젖히고, 시선은 천장을 향하게 하여 가슴과 복부의 앞쪽 라인이 늘어나는 것을 느낍니다.
5 이 자세를 15-30초간 유지하며 호흡은 천천히 고르게 합니다.
6 반대쪽도 동일한 방법으로 스트레칭합니다.

3 주의사항

1 스트레칭 동안 통증이 느껴지면 즉시 멈추고, 무리하지 않도록 주의합니다.

• 표면전방선

(골반후방경사가 있는 경우 표면전방선이 아래쪽으로 당겨지며, 스트레칭을 통해 위쪽으로 당겨준다)

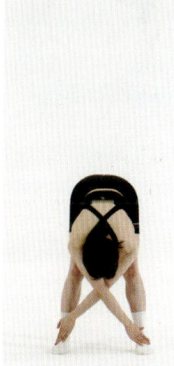 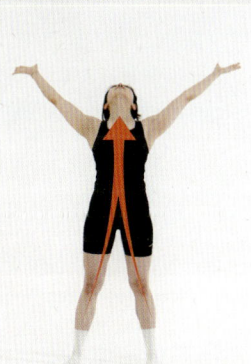 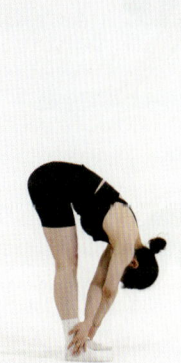 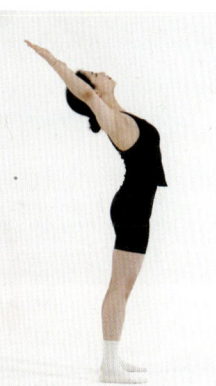

1 시작 자세

1 다리를 어깨 너비로 벌리고 섭니다.
2 두 팔을 앞으로 교차하면서 내밀어 손가락 끝이 바닥에 닿도록 합니다.
3 머리를 숙여 몸 전체가 앞으로 굽혀지도록 합니다.

2 스트레칭 동작

1 천천히 상체를 일으켜 두 팔을 머리 위로 올립니다.
2 팔을 벌려 손가락 끝이 천장을 향하도록 합니다.

골반후방경사

3 이때 허리를 살짝 뒤로 젖혀 몸 전체가 펴지도록 합니다.
4 목을 뒤로 젖히며 시선은 위를 바라봅니다.
5 이 자세를 유지하며 천천히 깊게 호흡합니다.
6 10~15초간 유지한 후 천천히 시작 자세로 돌아옵니다.

3 주의사항

1 스트레칭 중 통증이 발생하면 동작을 멈추고, 무리하지 않도록 합니다.

• 후방기능선

(골반후방경사가 있는 경우 후방기능선이 위쪽으로 당겨지며, 스트레칭을 통해 아래쪽으로 당겨준다)

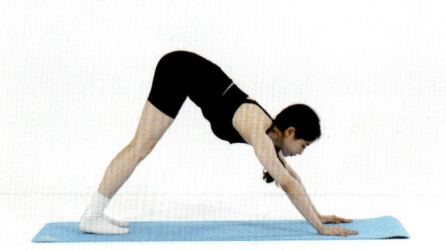
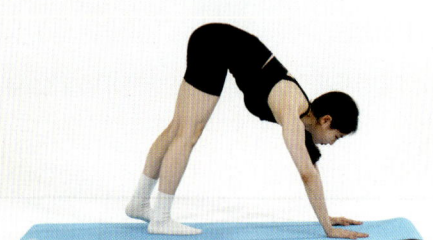
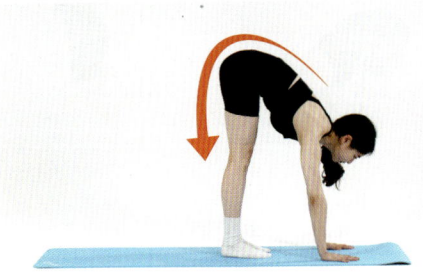

1 시작 자세

1 매트를 깔고 네발 기어가는 자세로 시작합니다.
2 두 손은 어깨 너비로 벌리고 바닥에 대고, 두 무릎은 엉덩이 너비로 벌려줍니다.

2 스트레칭 동작

1 상체와 다리를 펴며 엉덩이를 높이 들어 올립니다.

2 이때 머리는 팔 사이에 두고, 몸은 뒤쪽으로 밀어줍니다. 이 자세를 통해 등, 햄스트링(넙다리뒤근), 종아리 근육이 늘어나는 것을 느낄 수 있습니다.

3 한 발씩 번갈아가며 뒤꿈치를 바닥에 내리며 다리 뒤쪽의 근육을 더욱 늘려줍니다.

4 한쪽 다리의 무릎을 살짝 굽혀 반대쪽 다리의 종아리와 햄스트링(넙다리뒤근)을 더욱 깊이 스트레칭합니다.

5 스트레칭 동작을 유지하며 깊게 호흡합니다. 각 동작을 15-30초 동안 유지하며 몸이 편안해질 때까지 반복합니다.

• 외측선

(골반후방경사가 있는 경우 외측선이 위쪽으로 당겨지며, 스트레칭을 통해 아래쪽으로 당겨준다)

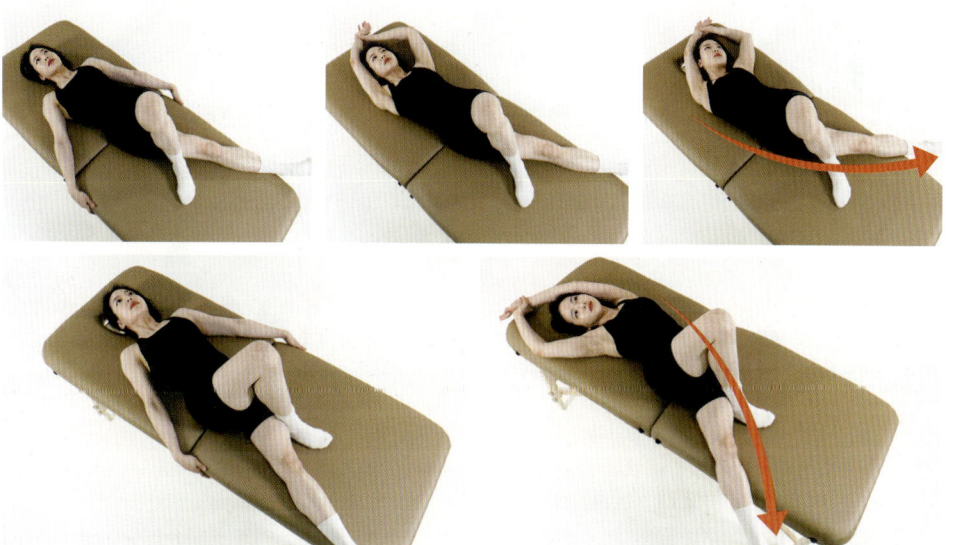

1 시작 자세

1 베드나 매트 위에 누워 시작합니다. 편안한 자세로 누워서 준비합니다.
2 왼쪽 다리를 오른쪽 다리 위로 교차시킵니다.
3 오른다리로 왼다리를 고정합니다.

2 스트레칭 동작

1 두 팔을 머리 위로 올려서 교차시킵니다.
2 이때 왼쪽 팔이 오른쪽 팔을 잡고 늘려 스트레칭의 강도를 조절할 수 있습니다.

3 상체는 최대한 바닥에 붙여 줍니다.
4 팔을 더 늘려 머리 위로 길게 뻗어줍니다.
5 이 자세에서 몸의 외측선이 충분히 늘어나는 것을 느낍니다.
6 15-30초간 스트레칭을 유지합니다.
7 천천히 원래 자세로 돌아옵니다.

3 주의사항

1 이 스트레칭은 몸의 측면 근막을 늘려주고, 허리와 골반의 긴장을 풀어주는데 효과적입니다. 스트레칭을 할 때는 천천히 호흡하며 근육의 이완을 느끼는 것이 중요합니다.
2 반대쪽도 동일하게 반복하여 양쪽 모두 스트레칭을 해줍니다.

• 표면후방선

(골반후방경사가 있는 경우 표면후방선이 위쪽으로 당겨지며, 스트레칭을 통해 아래쪽으로 당겨준다)

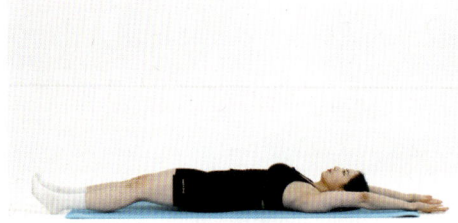 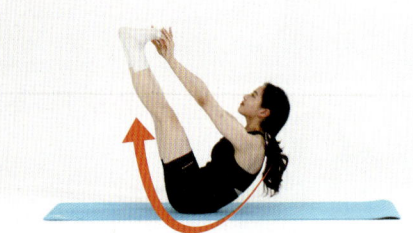

1 시작 자세

1 매트 위에 편하게 등을 대고 눕습니다.
2 양팔은 머리 위로 길게 뻗습니다.
3 다리는 편안하게 펴줍니다.

2 스트레칭 동작

1 숨을 깊게 들이마시며 두 다리를 천천히 들어올립니다.
2 동시에 두 팔을 앞으로 내려와 손으로 발을 잡습니다.
3 몸을 최대한 "V"자 형태로 만듭니다. 이때 복부에 힘을 주어 몸의 중심을 잡습니다.
4 가능한 한 이 자세를 유지하며 호흡을 안정시킵니다.
5 천천히 원래 자세로 돌아갑니다.

6 이 스트레칭 동작을 3~5회 반복합니다.

7 각 동작 사이에 충분히 휴식을 취합니다.

3 주의사항

1 스트레칭 중에 허리가 아프거나 불편하면 즉시 동작을 멈추세요.

2 무리하게 다리를 들어올리거나 상체를 굽히지 않도록 합니다.

레퍼런스

Hodges, P. W., Eriksson, A. M., Shirley, D., & Gandevia, S. C. (2005). Intra-abdominal pressure increases stiffness of the lumbar spine. *Journal of biomechanics, 38*(9), 1873-1880.

Liu, T., Khalaf, K., Adeeb, S., & El-Rich, M. (2019). Numerical investigation of intra-abdominal pressure effects on spinal loads and load-sharing in forward flexion. *Frontiers in Bioengineering and Biotechnology, 7*, 428.

Guo, J., Guo, W., & Ren, G. (2021). Embodiment of intra-abdominal pressure in a flexible multibody model of the trunk and the spinal unloading effects during static lifting tasks. *Biomechanics and Modeling in Mechanobiology, 20*(4), 1599-1626.

09.
O다리
Genu varum

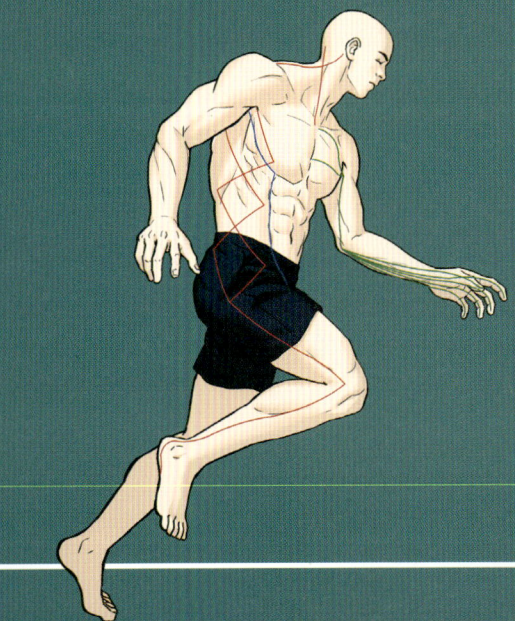

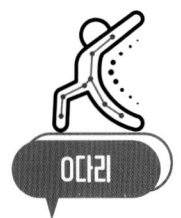

O다리란

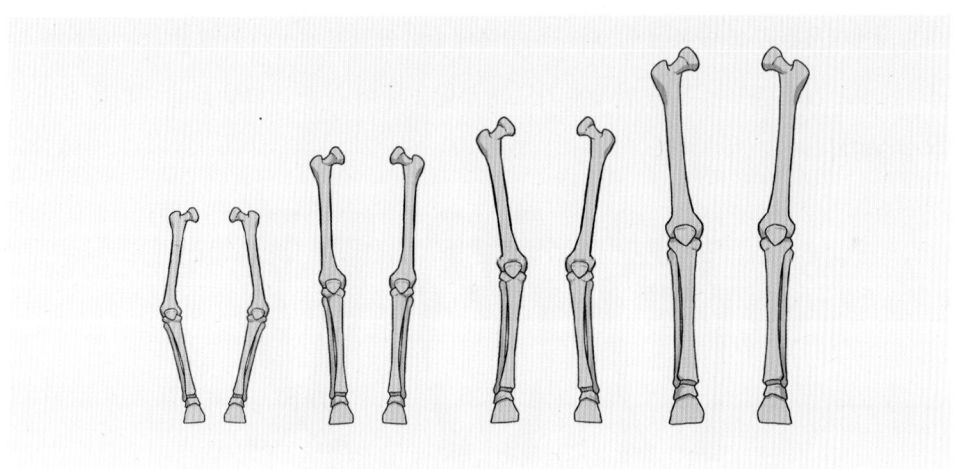

0~6개월 / 6~18개월 / 3년~7년 / 8~10년

 O다리는 발목을 모은 상태에서 서 있을 때 무릎 사이의 간격이 3cm 이상 벌어지져 다리가 'O'자 형태로 보이는 체형을 의미합니다. 이러한 체형은 사실 어릴 때(0~18개월) 자연스럽게 나타나지만, 그 이상의 나이대에서 나타나는 경우는 비정상적인 체형으로 간주됩니다.

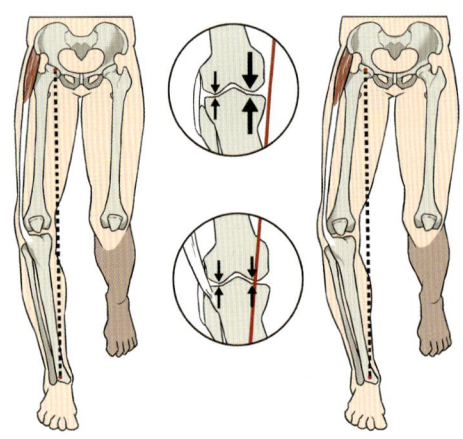

왼쪽 정상, 오른쪽 O다리 / 가운데 위쪽 동그라미는 O다리 확대한 모습, 가운데 아래쪽 동그라미는 정상 다리 확대한 모습

3살 이후에도 O다리가 지속되면 무릎에 과도한 스트레스를 줄 수 있습니다. 정상 체형의 경우, 가만히 서 있을 때 무릎 안쪽에 약 70%, 바깥쪽에 30%의 스트레스가 가해지지만, O다리 체형에서는 무릎 안쪽에 약 90%, 바깥쪽에 10%의 스트레스가 가해집니다. 이러한 불균형한 스트레스 분포는 무릎 안쪽에 과도한 부담을 주어 각종 퇴행성 무릎 질환을 유발할 수 있습니다.

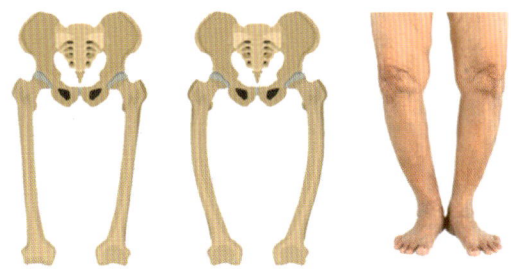

진짜 O다리 예시 왼쪽: 정상 다리, 중앙: 구루병 다리, 오른쪽: 퇴행성 관절염에 의한 변형된 다리

다리가 'O'자 형태로 벌어지는 원인은 여러 가지가 있지만, 임상적으로 크게 두 가지로 분류할 수 있습니다. 하나는 뼈 자체가 변형된 진짜 O다리 True Genu Varum이고, 다른 하나는 다리가 회전되면서 생긴 가짜 O다리 Pseudo Genu Varum입니다.

진짜 O다리 True Genu Varum는 뼈 자체가 변형되어 발생하는 형태로, 운동이나 스트레칭 등으로 치료하기 매우 어렵고, 반드시 수술의 도움이 필요합니다. 반면 가짜 O다리 Pseudo Genu

Varum는 무릎 자체의 변형이 아닌, 고관절이나 발목의 회전에 의해 'O'자처럼 보이는 체형을 의미하며, 운동을 통해 교정이 가능합니다. 따라서 가짜 O다리와 진짜 O다리를 구분하는 것이 중요합니다.

가짜 O다리와 진짜 O다리를 구분하는 방법은 매우 간단합니다.

가짜 O다리 Pseudo Genu Varum

- 발이 정면을 향할 때는 O다리가 나타났다가, 발을 바깥쪽으로 돌리면 O다리가 사라지는 체형입니다.
- 실제로 무릎 자체가 변형된 것이 아니라, 고관절이나 발목의 회전에 의해 'O'자처럼 보입니다.
- 예를 들어, 가짜 O다리 환자의 다리를 X선으로 촬영한 결과, 발을 외회전 시킬 때 무릎이 정면을 향하며 무릎 사이 공간이 좁아지는 것을 확인할 수 있습니다.
- 즉, 정면에서 봤을 때 무릎이 안쪽을 향하고, 고관절을 외회전 시켰을 때 무릎 사이 공간이 좁아지는 것이 특징입니다.

진짜 O다리 True Genu Varum

- 다리를 봤을 때 무릎이 이미 정면을 향하고 있으며, 고관절을 외회전 시켰을 때도 무릎 사이 공간이 좁아지지 않습니다.
- 이는 뼈 자체가 휘어진 O다리일 가능성이 높기 때문에, 무릎 교정은 매우 신중하게 접근해야 합니다.

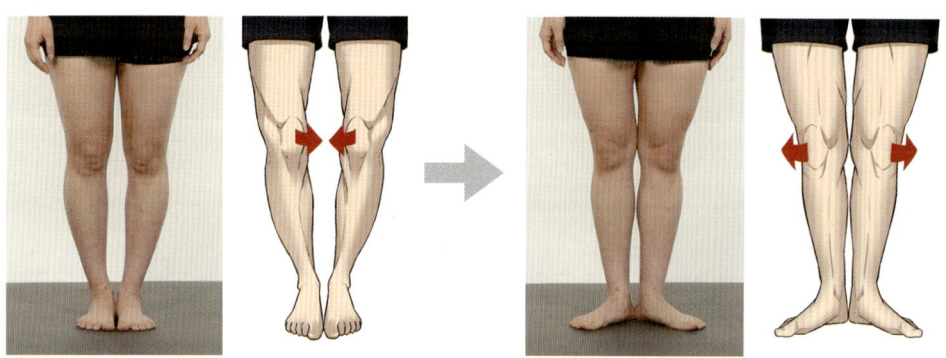

가짜 O다리. 왼쪽 무릎이 안쪽 방향으로 회전되어 있는 것을 볼 수 있다.
가짜 O다리의 경우, 고관절을 외회전 시키면 무릎이 정면을 향하면서 무릎 사이 간격이 줄어든다.

만약, 무릎이 안쪽을 향하고 고관절을 외회전 시켰을 때 무릎 사이 공간이 좁아진다면, 근육 불균형 등으로 인한 O다리일 가능성이 높고, 이는 각종 무릎 질환의 주범이 될 수 있기 때문에 반드시 교정해주는 것이 좋습니다.

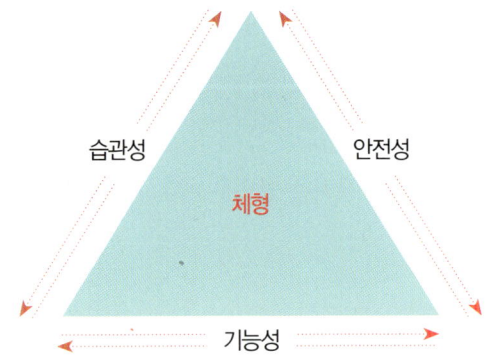

체형의 틀어짐은 대부분 크게 세 가지 원인에 의해 발생하기 때문에, 이를 모두 고려하여 교정할 필요가 있습니다. 가장 먼저 습관성 원인부터 살펴보겠습니다.

O다리의 원인 1 습관성

O다리의 원인은 크게 습관성 원인, 안정성 원인, 기능성 원인으로 분류됩니다. 이들 각각의 원인은 상호작용하며 영향을 미치기 때문에, 동시에 개선하는 것이 예방과 교정 측면에서 더욱 효과적입니다. O다리를 유발하는 습관은 고관절이 내회전되는 습관이라고 할 수 있으며, 이는 크게 두 가지 유형으로 나눌 수 있습니다.

1 | 모델처럼 걷기

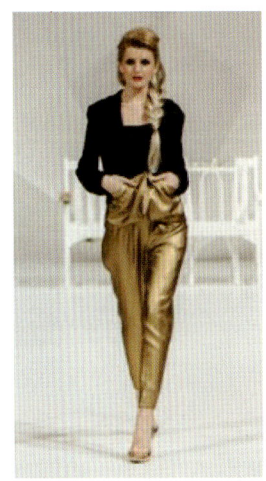 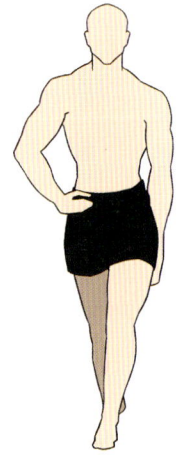

근막경선 실전 응용 10가지 **체형교정법**

실제로 모델의 워킹 동작을 보면, 고관절이 내회전되면서 무릎뼈가 안쪽을 향하는 것을 확인할 수 있습니다. 이러한 상태가 장시간 지속되면, 고관절의 내회전 상태가 고착화되어 가짜 O다리 체형이 나타나게 됩니다. 따라서 이렇게 걷는 패턴이 있다면, 다리를 약간 벌려 걸을 수 있도록 걸음걸이를 교정해주는 것이 좋습니다.

2 | 다리 꼬기

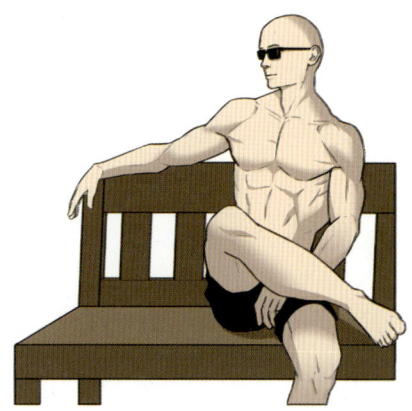

O다리는 앉는 습관 때문에도 나타날 수 있습니다. 실제로 다리를 꼬고 앉는 자세를 살펴보면, 꼬인 쪽 다리의 고관절이 안쪽으로 회전되는 것을 볼 수 있습니다. 이러한 자세를 잠깐 유지하는 것은 문제가 없지만, 지속적으로 반복하게 되면 고관절이 점점 안쪽으로 회전된 상태가 고착화되어 O다리 체형이 형성됩니다. 이를 해결하기 위해서는 복부와 골반 주변 근육을 강화시키는 것이 중요합니다.

연구에 따르면, 다리를 꼬는 행위는 복부 근육의 활성도가 크게 낮아진다고 합니다. 이는 근육을 사용하지 않고 인대나 관절에만 의존하게 된다는 것을 의미합니다. 따라서 평소 다리를 자주 꼬는 습관이 있다면 반드시 복부 코어 운동을 통해 골반 인대나 관절에 의존하지 않도록 해야 합니다.

O다리의 원인 2 안정성

고관절이 불안정한 경우, 고관절을 고정해주는 중둔근(중간볼기근)이나 심부 고관절 외회전근 대신 대퇴근막장근(넙다리근막긴장근)과 같은 표면부 고관절 근육들이 보상적으로 긴장하게 되어 O다리가 나타날 수 있습니다. 따라서 고관절 주변 근육이 제 기능을 할 수 있도록 강화시켜 이러한 근육 불균형이 발생하지 않도록 해야 합니다.

고관절 안정성에 핵심적인 역할을 하는 근육은 중둔근(중간볼기근)과 심부 고관절 외회전근으로, 이들 근육은 고관절의 가장 깊숙한 곳에 부착되어 고관절을 안정화시키는 역할을 합니다.

O다리의 원인 3 기능성

가짜 O다리가 있는 사람들은 고관절이 내회전된 체형에 적응하여, 고관절이 내회전된 상태가 정상이라고 인식하게 됩니다. 이러한 비정상적인 적응 상태는 세 가지 단계에 걸친 기능적 통합을 통해 교정할 수 있습니다.

1단계 | O다리 체형의 근막경선 이해하기

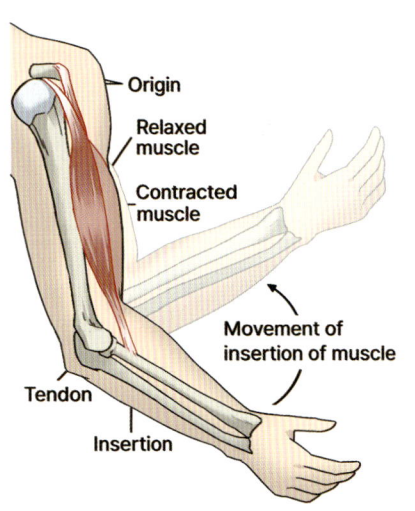

일반적으로 근육은 정지 지점 Insertion에서 기시 지점 Origin 방향으로 수축합니다. 과사용으로 인해 긴장이 나타나는 근육들은 정지 지점에서 기시 방향으로 긴장성을 띠게 됩니다. 이러한 긴장성은 특정 근막경선을 당기는 동력을 제공하므로, 과사용으로 긴장된 근육을 살펴보면 근막경선이 어떤 방향으로 당겨지는지 추측할 수 있습니다.

가짜 O다리의 근육 불균형

• **과사용 근육**

가짜 O다리가 있는 경우 대퇴근막장근(넙다리근막긴장근), 비복근(장딴지근), 가자미근(넙치근)은 과사용되는 경우가 많습니다.

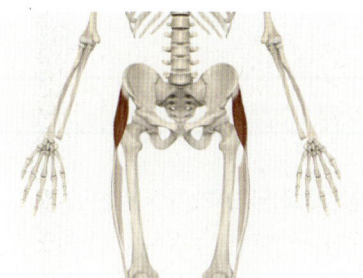

대퇴근막장근(넙다리근막긴장근)
⭐ Key muscle

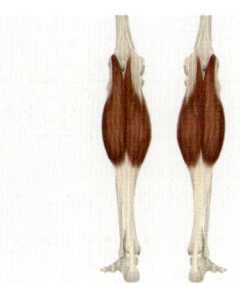

비복근(장딴지근)
⭐ Key muscle

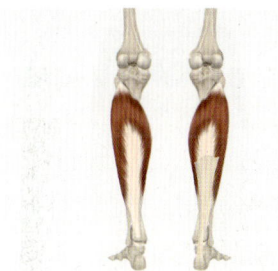

가자미근(넙치근)

• **약화된 근육**

중둔근(중간볼기근), 대둔근(큰볼기근), 이상근(궁둥구멍근), 장요근(엉덩허리근)은 약해져 있는 경우가 많습니다.

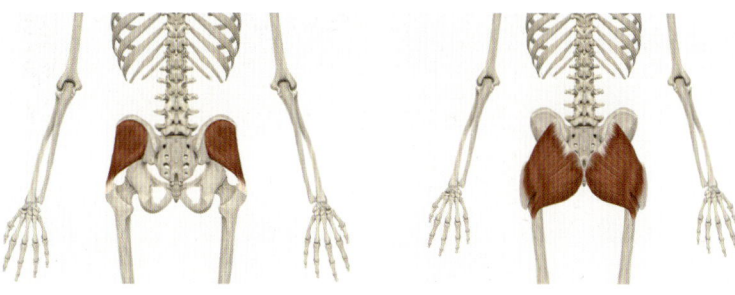

중둔근(중간볼기근)　　　　　대둔근(큰볼기근)

O다리

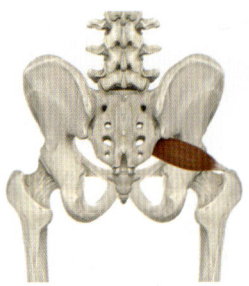
이상근(궁둥구멍근)

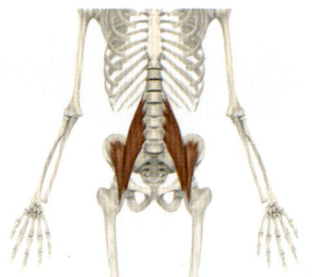
장요근(엉덩허리근)

O다리가 있는 경우 근육의 기시 방향으로 당겨지는 근막경선

• 외측선

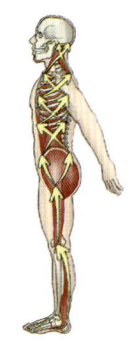 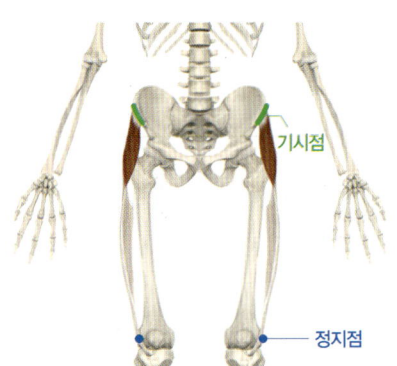

주요 과사용 근육1 – 대퇴근막장근(넙다리근막긴장근) 〈기시 방향으로 당겨짐〉

- **기시점**: 골반
- **정지점**: 경골(정강뼈)

» O다리가 있는 경우 대퇴근막장근(넙다리근막긴장근)이 주로 긴장되며 외측선이 경골에서 골반 방향으로 당겨지게 된다.

- 나선선

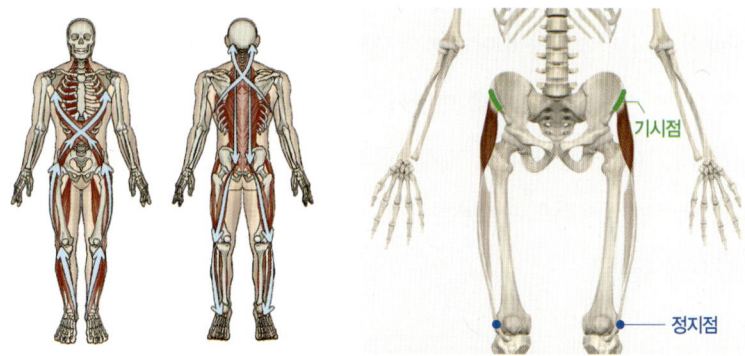

주요 과사용 근육2 – 대퇴근막장근(넙다리근막긴장근) 〈기시 방향으로 당겨짐〉

· **기시점:** 골반
· **정지점:** 경골(정강뼈)

» O다리가 있는 경우 대퇴근막장근(넙다리근막긴장근)이 주로 긴장되며 나선선이 경골에서 골반 방향으로 당겨지게 된다.

- 표면후방선

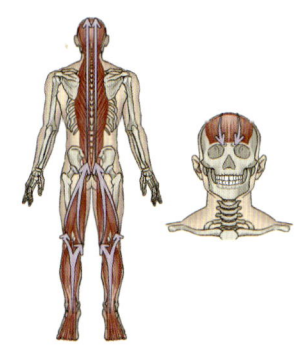 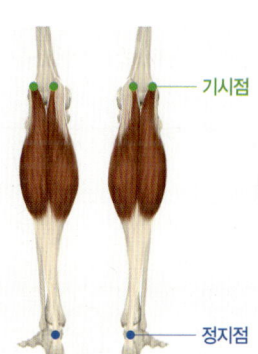

주요 과사용 근육3 – 비복근(장딴지근) 〈기시 방향으로 당겨짐〉

· **기시점:** 대퇴골(넙다리뼈)
· **정지점:** 종골(발꿈치뼈)

» O다리가 있는 경우 비복근(장딴지근)이 주로 긴장되며 표면후방선이 종골(발꿈치뼈)에서 대퇴골(넙다리뼈) 방향으로 당겨지게 된다.

2단계 | 근육 자극을 통한 올바른 평형 상태(Balance Equilibrium State) 생성

O다리 체형에서 각 근막경선들이 어떻게 긴장되어 있는지 파악했다면, 두 번째 단계로 과사용으로 인해 긴장이 발생한 근육들을 이완시켜주는 과정이 필요합니다. 즉, 대퇴근막장근(넙다리근막긴장근), 비복근(장딴지근), 가자미근(넙치근)을 이완시켜 줍니다. 이렇게 긴장된 근육들을 이완시켜주면 일시적으로 올바른 평형 상태를 이루게 되며, 자세 또한 이전보다 훨씬 좋은 형태를 띠게 됩니다.

3단계 | 근막경선 움직임을 통한 전신 동기화 및 기능적 연결

마지막 단계로, 올바른 몸 상태가 단순히 자극된 부위에만 국한되지 않고 전신으로 동기화Synchronization 될 수 있도록, 체형과 연결된 근막경선 경로를 따라 움직임을 만들어 주어 기능적 연결Integration을 해주는 과정이 필요합니다.

이는 과사용으로 인해 당겨진 방향의 반대 방향으로 움직임을 유도하는 것을 의미합니다. 이를 통해 각 근육들의 기능이 서로 유기적으로 통합될 수 있으며, 일시적인 효과가 아닌 지속 가능한 형태로 이어질 수 있게 됩니다.

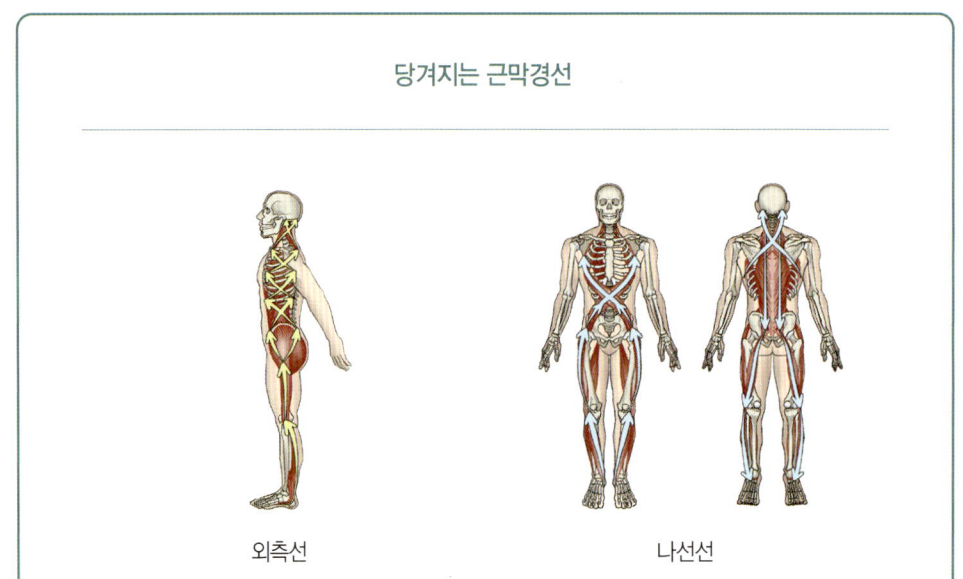

당겨지는 근막경선

외측선 나선선

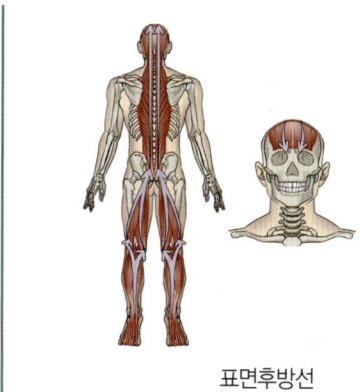

표면후방선

체형 평가

체형 평가는 크게 3가지 유형으로 분류할 수 있습니다.

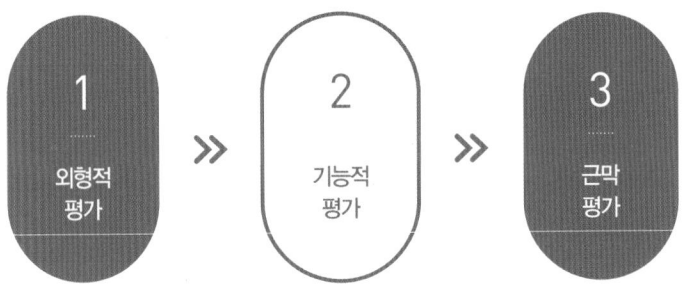

3가지 평가에서 모두 양성 반응이 의심된다면, 매우 높은 확률로 가짜 O다리 체형이라고 볼 수 있습니다.

외형적 평가

외형적 평가는, 양 발을 모으고 섰을 때 무릎에서 O다리 체형이 나타나는지 보는 것입니다.

평가   사진 촬영

▼ 무릎 모양 확인하기

우선 O다리가 있는 경우, 가장 먼저 거울 앞에 양발을 모아서 편하게 선 자세로 **무릎뼈**의 방향을 체크하는 게 좋다. 무릎뼈가 정면에 있는가? 무릎뼈가 안쪽이나 바깥쪽을 향하는가? 만약 무릎뼈가 정면을 향한다면 그것은 뼈 자체의 변형에 의한 O다리일 가능성이 높고 안쪽이나 바깥쪽을 향한다면 다른 체형이 동반되지 않았는지 확인한다.

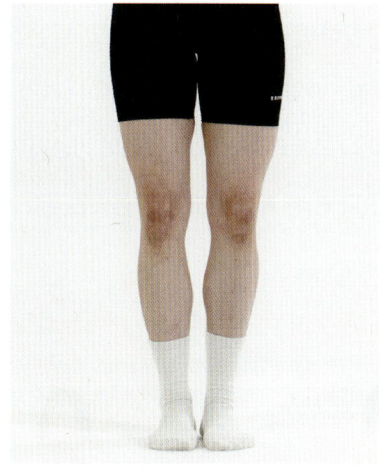 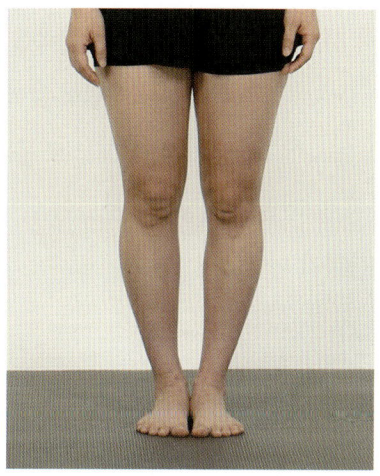

무릎뼈가 정면을 향하는 O다리로, 진짜 O다리를 의미한다.

무릎뼈가 안쪽을 향하는 O다리로, 가짜 O다리를 의미한다.

— 진짜 O다리 —   — 가짜 O다리 —

기능적 평가

 기능적 평가는, 무릎이나 발목의 움직임이 가짜 O다리와 연관되어 있는지를 보는 것입니다. 만약 움직임에서 O다리 패턴의 변화가 발견된다면, 가짜 O다리일 가능성이 높습니다.

평가   Back knee검사

▼ 무릎 구부리기

 정면에서 사진을 찍었을 때 무릎이 안쪽을 향한다면 시선은 정면을 보고 발은 약간 바깥쪽을 향한 상태로 살짝 무릎을 굽히면서 앉아보자. 만약 무릎을 굽혔을 때 다리가 붙는다면 이는 Back knee에 의한 일시적인 O다리로 운동이나 스트레칭 등으로 교정이 가능하며, 반대로 다리가 붙지 않고 떨어진 상태로 무릎이 굽혀진다면 **뼈 자체의 변형이 동반된 경우로 완전한 교정을 기대하기 어렵다.**

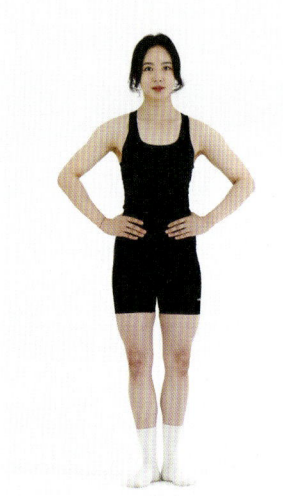 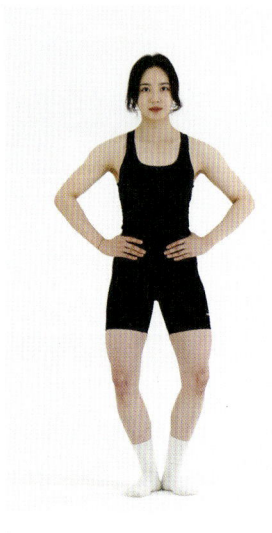 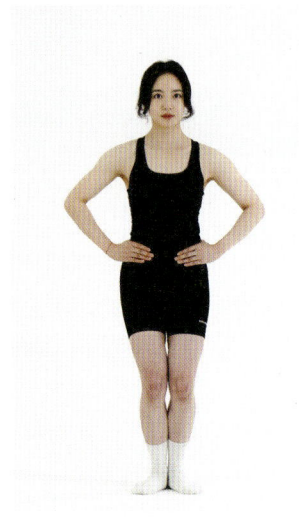

뼈 자체의 변형 (무릎이 안 붙음) 일시적 O다리 (무릎이 붙음)

근막 평가

근막 평가는, O다리가 있는 경우 아래쪽으로 당겨지는 근막들이 실제로 아래쪽으로 당겨져 있는지 확인하는 것입니다. 당겨진 근막경선이 많을수록, O다리 체형 또한 더욱 심할 가능성이 높습니다.

 아래 근막 스트레칭을 수행할 때, 해당 근막평가에서 양성 반응이 나타난 근막에 한해서 스트레칭을 수행하는 게 좋습니다!

O다리가 있는경우 당겨지는 근막경선

평가1 외측선

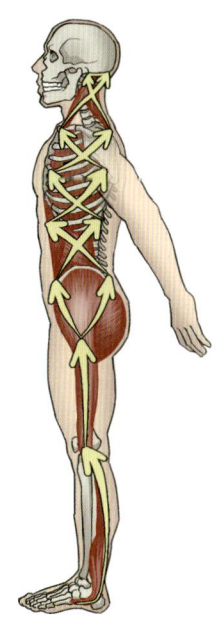

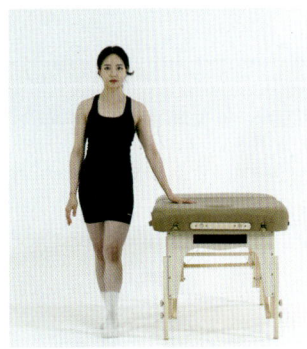 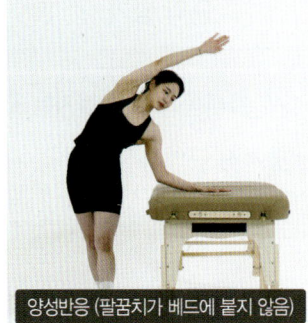 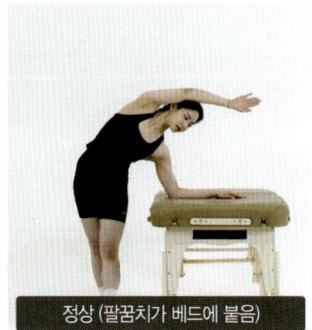
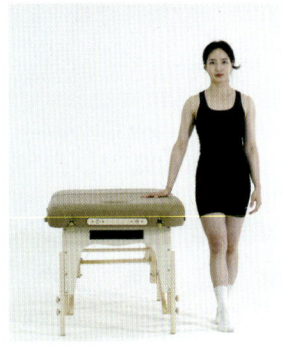 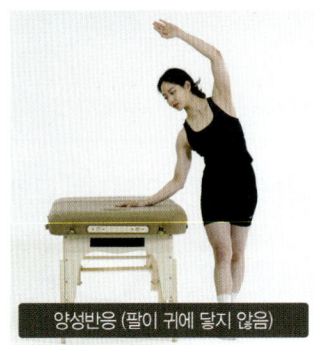 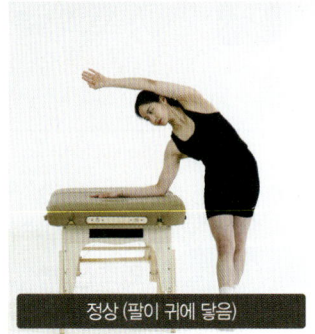

1 시작 자세

1. 의자 옆에 서서 한 손은 의자 또는 베드를 가볍게 잡습니다.
2. 다리를 교차하여 시작합니다. 테스트 하고자 하는 외측선의 발이 뒤로 가도록 합니다.

2 진행 방법

1. 테스트하고자 하는 외측선 쪽 손을 머리 위로 올리고 몸을 측면으로 기울입니다.
2. 이때 상체를 가능한 한 멀리 측면으로 기울여 스트레칭 효과를 최대화합니다.
3. 반대쪽도 동일하게 반복합니다.

3 양성 기준

1. 외측선 주행 근육의 긴장
2. 팔꿈치가 베드에 붙지 않고 떨어질 정도로 적게 내려가는 경우 양성 반응으로 판단합니다.(이 때 골반은 과도하게 빠지지 않은 상태로 중립을 유지하고 있어야 합니다)

평가2 나선선

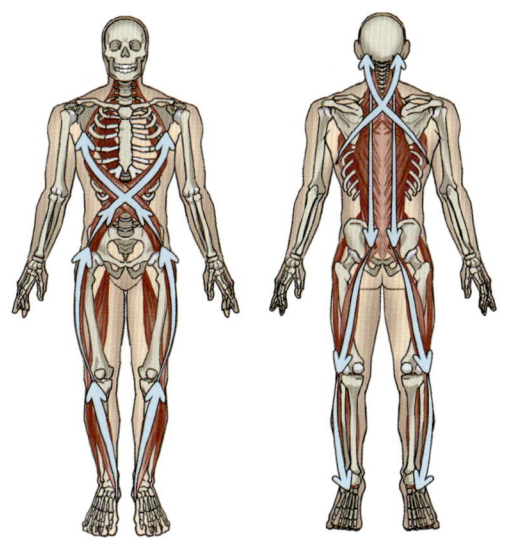

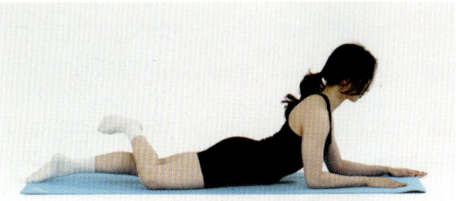
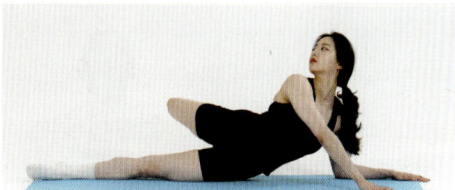
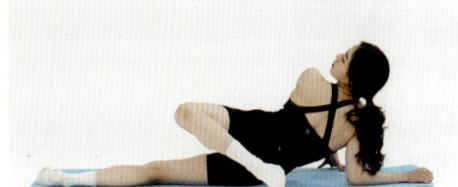
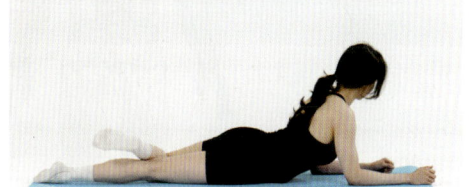

1 시작 자세

1. 매트에 엎드려 팔꿈치를 바닥에 대고 상체를 지탱합니다.
2. 양 다리는 바닥에 편안하게 놓습니다.
3. 한쪽 다리를 무릎을 구부려 위로 들어 올립니다.
4. 이때, 상체는 바닥에 안정적으로 지탱한 상태를 유지합니다.

O다리

2 진행 방법

1. 이렇게 준비 자세에서 상체를 반대 방향으로 천천히 돌립니다.
2. 시선은 상체가 돌아가는 방향을 따라갑니다.
3. 팔꿈치는 여전히 바닥에 대고 상체를 지탱합니다.
4. 위로 들어 올린 다리를 반대쪽 다리 위로 넘겨 교차합니다.
5. 무릎을 구부린 상태로 유지합니다.
6. 반대쪽도 동일하게 반복합니다.

3 양성 기준

1. 다리를 뒤로 넘길 때, 손이 바닥에서 떨어지는 경우, 양성 반응으로 판단합니다.
2. 다리를 뒤로 넘길 때, 허리에 힘이 풀리고 과도하게 꺾이는 경우, 양성 반응으로 판단합니다.

평가3　표면후방선

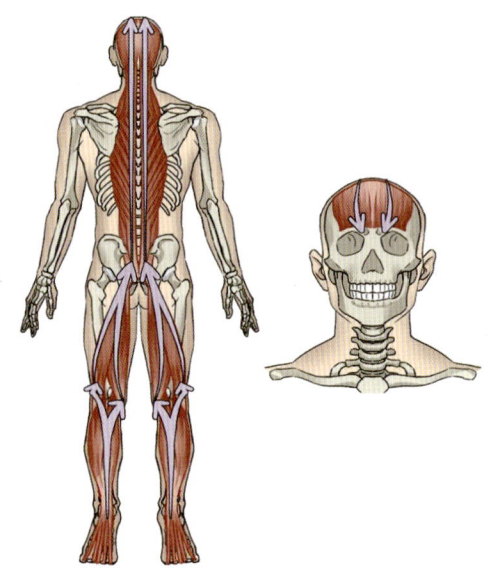

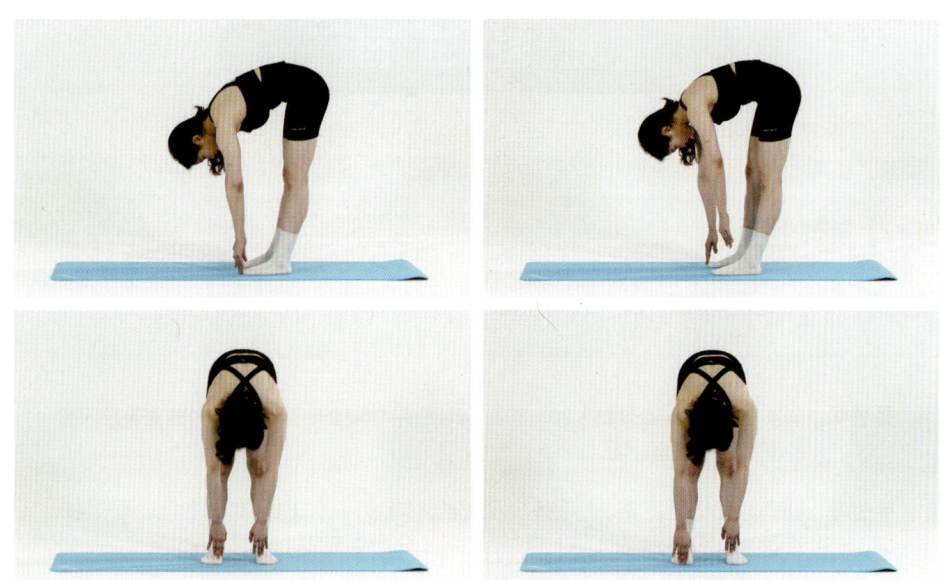

1 시작 자세

1. 대상자는 양 발을 골반 너비로 벌리고 바르게 서서 시작합니다.
2. 양 팔은 쭉 뻗어 몸통 앞에 자연스럽게 내립니다.

2 진행 방법

1. 피검자는 천천히 상체를 앞으로 굽히며 손가락 끝이 발가락에 닿도록 노력합니다.

3 양성 기준

1. 상체를 굽혔을 때 한 쪽 손이 더욱 많이 내려가고, 상체가 회전되는 경우 양성 반응으로 판단합니다.
2. 상체를 굽혔을 때 양 손이 바닥에서 15cm 이상 떨어져 있는 경우 양성 반응으로 판단합니다.

O다리

체형교정

O다리 교정 운동법

시작하기 앞서 주의사항을 알려 드리겠습니다.

> **첫 번째** 교정 운동을 할 때 최소한 20~30분 이상은 투자하세요. 짧고 굵게 하는 운동은 재활 운동이 될 수 없습니다.
>
> **두 번째** 아래의 프로그램은 주 2회 운동 프로그램입니다. 이 프로그램을 따라 한다고 즉각적으로 몸이 좋아지지는 않습니다. 다소 시간이 소요될 수 있으니 참고하세요.
>
> **세 번째** 이 프로그램은 몸의 한계를 뛰어넘기 위한 프로그램이 아닙니다. 이 운동을 하는 동안 통증을 호소해서는 안 되니 만약 통증이 있다면 반드시 전문가의 상담을 받도록 합니다.

체형 교정은 크게 2단계로 구성됩니다.

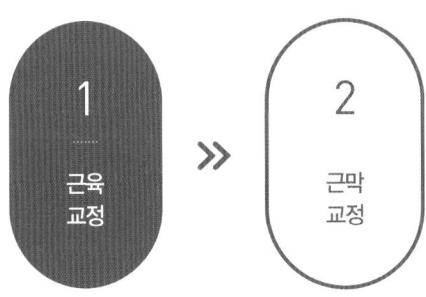

> **1단계** 근육 교정

O다리가 있는 경우 대퇴근막장근(넙다리근막긴장근), 비복근(장딴지근), 가자미근(넙치근) 은 과사용성 긴장이 나타나는 반면, 중둔근(중간볼기근), 대둔근(큰볼기근), 이상근(궁둥구멍근), 장요근(엉덩허리근)은 약해져 있는 경우가 많습니다.

그래서 과사용되어 긴장된 근육들은 이완시켜주고, 약해진 근육들은 다시 활성화 혹은 강화 시켜 줌으로써 신경계로 하여금 정상적인 근육의 긴장도를 조율할 수 있도록 자극해 주는 게 좋습니다.

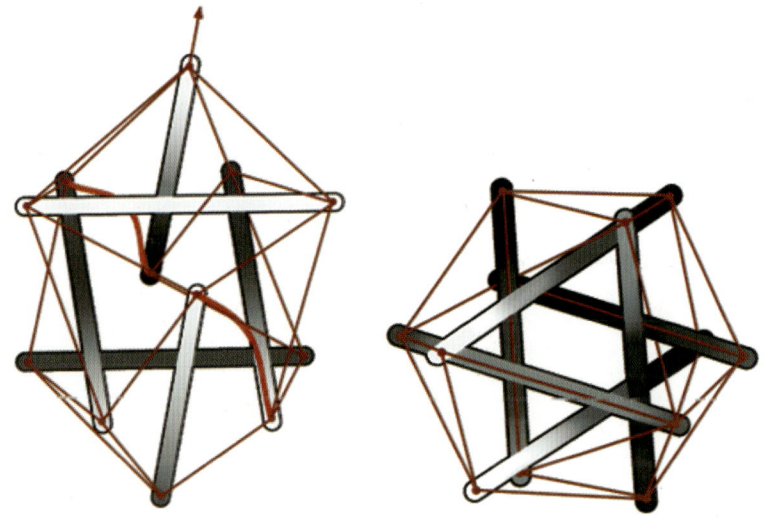

O다리

> 근육 이완

• 대퇴근막장근(넙다리근막긴장근) 스트레칭

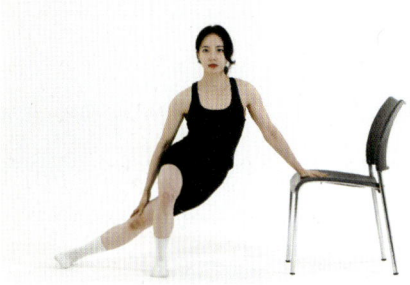 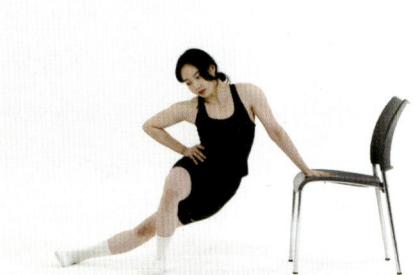

1 한 손으로 의자를 잡아서 체중을 고정해준 다음, 한쪽 다리는 무릎을 굽혀서 앞쪽에 위치시킵니다.
2 또한 반대쪽 다리는 무릎을 펴주어 뒤쪽으로 뻗어줍니다.
3 반대쪽 손은 골반을 잡아서 아래쪽으로 눌러줍니다.
4 골반 바깥쪽이 늘어나는 느낌에 집중하면서 12초 2세트 반복합니다.

• 하퇴삼두근 스트레칭(비복근(장딴지근), 가자미근(넙치근))

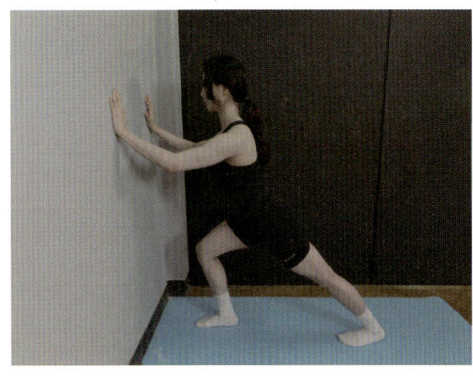 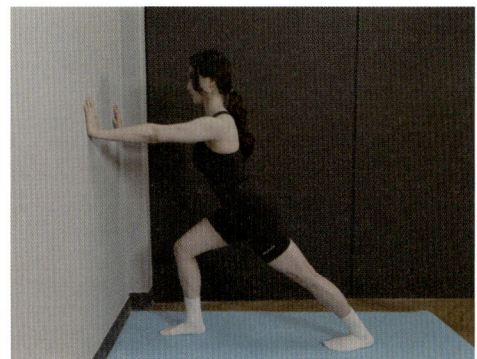

1 양 발을 앞뒤로 충분히 벌려준 다음, 뒤쪽 무릎은 완전히 펴줍니다.
2 그리고 양 손으로 벽을 짚어준 다음, 천천히 팔꿈치를 굽혀 몸을 앞으로 이동시킵니다.
3 이 때 종아리 부위가 늘어나는 느낌에 최대한 집중하고, 12초 유지합니다.
4 2세트 반복합니다.

활성화 및 강화

고관절이 불안정한 경우, 고관절 안정성을 보강하기 위해 대퇴근막장근(넙다리근막긴장근)이나 햄스트링(넙다리뒤근)같은 근육들이 보상적으로 긴장하여 불균형 평형상태에 이르게 됩니다. 그래서 고관절 안정성 강화 운동을 통해 우리 몸으로 하여금 보상성 근육 불균형이 나타나지 않도록 해주는 게 좋습니다.

• 중둔근(중간볼기근) 운동

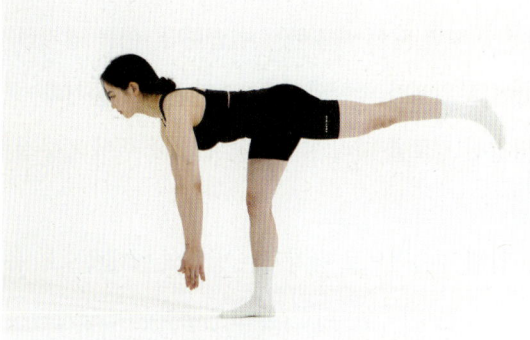

1. 바른 자세로 서서, 한 발로 체중을 지지한 상태로 상체를 앞으로 숙여줍니다.
2. 이 때 옆에서 봤을 때 머리부터 골반까지 자연스러운 s자형 커브가 나올 수 있도록 합니다.
3. 또한 한쪽 골반이 왼쪽이나 오른쪽으로 치우치지 않도록 하면서, 중둔근(중간볼기근) 부위에 힘이 들어가는 느낌에 최대한 집중합니다.
4. 8번 2세트 반복합니다.

• 심부둔근 운동

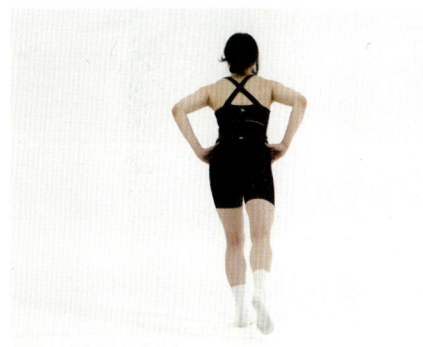 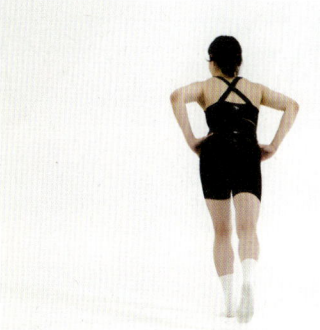

O다리

1. 바른 자세로 서서, 한 발로 체중을 지지한 상태로 상체를 앞으로 30도 정도 숙여줍니다.
2. 그리고 지지하고 있는 엉덩이에 힘을 꽉 준 상태로, 반대쪽 골반을 천천히 바닥으로 떨어뜨립니다.
3. 중둔근(중간볼기근) 부위에 힘이 들어가는 느낌에 최대한 집중합니다.
4. 다시 골반을 위로 들어올려, 수평을 유지합니다.
5. 8번 2세트 반복합니다.

2단계 근막 교정

근육의 긴장만 교정하게 되면 다시 재발하기 쉽습니다. 이를 방지하기 위해서는 올바른 몸 상태가 단순히 자극된 부위에만 국한되지 않고 전신으로 동기화Synchronization 될 수 있도록, 체형과 연결된 근막경선 경로를 따라 움직임을 만들어 주어 기능적 연결Integration을 해주는 과정이 필요합니다.

즉, 과사용 긴장으로 인해 지속적으로 당겨지는 방향의 반대쪽으로 움직임을 유도해주는 것입니다. O다리가 있는 경우, 외측선, 나선선, 표면후방선이 당겨지게 됩니다. 이렇게 당겨진 방향의 반대쪽으로 움직임을 유도함으로써 정상적인 기능적 통합을 만들어줍니다.

• 외측선

(O다리가 있는 경우 외측선이 위쪽으로 당겨지며, 스트레칭을 통해 아래쪽으로 당겨준다)

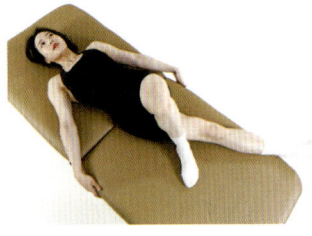 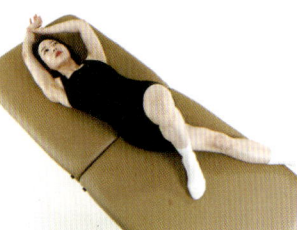 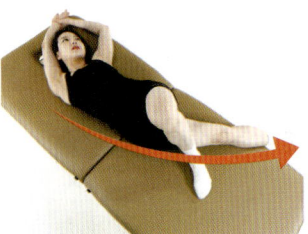

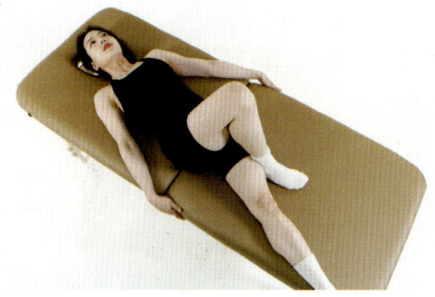 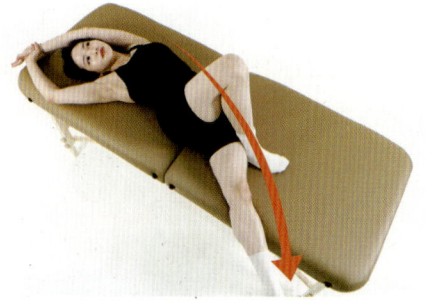

1 시작 자세

1. 베드나 매트 위에 누워 시작합니다. 편안한 자세로 누워서 준비합니다.
2. 왼쪽 다리를 오른쪽 다리 위로 교차시킵니다.
3. 오른다리로 왼다리를 고정합니다.

2 스트레칭 동작

1. 두 팔을 머리 위로 올려서 교차시킵니다.
2. 이때 왼쪽 팔이 오른쪽 팔을 잡고 늘려 스트레칭의 강도를 조절할 수 있습니다.
3. 상체는 최대한 바닥에 붙여 줍니다.
4. 팔을 더 늘려 머리 위로 길게 뻗어줍니다.
5. 이 자세에서 몸의 외측선이 충분히 늘어나는 것을 느낍니다.
6. 15-30초간 스트레칭을 유지합니다.
7. 천천히 원래 자세로 돌아옵니다.

3 주의사항

1. 이 스트레칭은 몸의 측면 근막을 늘려주고, 허리와 골반의 긴장을 풀어주는데 효과적입니다. 스트레칭을 할 때는 천천히 호흡하며 근육의 이완을 느끼는 것이 중요합니다.
2. 반대쪽도 동일하게 반복하여 양쪽 모두 스트레칭을 해줍니다.

- 나선선

(O다리가 있는 경우 나선선이 위쪽으로 당겨지며, 스트레칭을 통해 아래쪽으로 당겨준다)

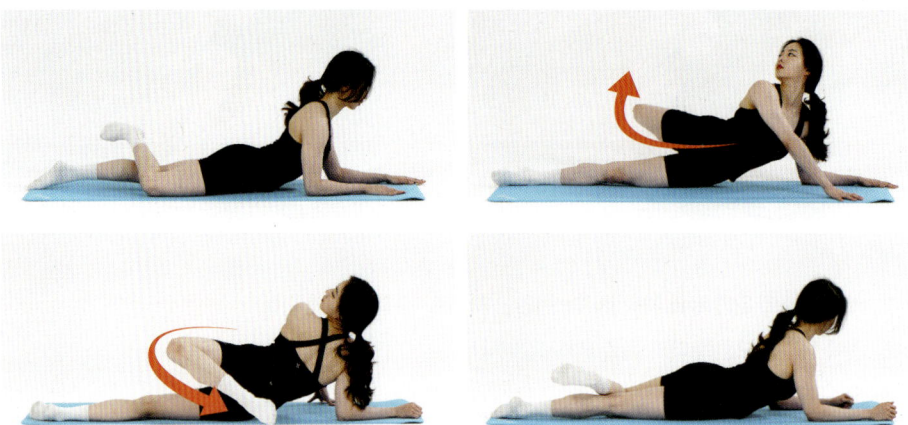

1 시작 자세

1. 매트에 엎드려 팔꿈치를 바닥에 대고 상체를 지탱합니다.
2. 양 다리는 바닥에 편안하게 놓습니다.
3. 한쪽 다리를 무릎을 구부려 위로 들어 올립니다.
4. 이때, 상체는 바닥에 안정적으로 지탱한 상태를 유지합니다.

2 스트레칭 동작

1. 이렇게 준비 자세에서 상체를 반대 방향으로 천천히 돌립니다.
2. 시선은 상체가 돌아가는 방향을 따라갑니다.
3. 팔꿈치는 여전히 바닥에 대고 상체를 지탱합니다.
4. 위로 들어 올린 다리를 반대쪽 다리 위로 넘겨 교차합니다.
5. 무릎을 구부린 상태로 유지합니다.
6. 이 자세를 유지하며 15-30초 동안 깊게 호흡합니다.
7. 스트레칭을 충분히 느끼면서 근육이 이완되는 것을 느낍니다.
8. 천천히 원래 자세로 돌아가 반대쪽도 동일하게 반복합니다. 이 자세를 유지하면서 천천히 호흡합니다.
9. 15-30초 동안 이 자세를 유지하며 근육이 이완되도록 합니다.

3 주의사항

1. 깊고 규칙적인 호흡을 유지합니다. 숨을 참지 않도록 주의합니다.

• 표면후방선

(O다리가 있는 경우 표면후방선이 위쪽으로 당겨지며, 스트레칭을 통해 아래쪽으로 당겨준다)

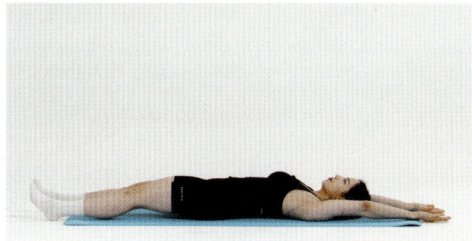 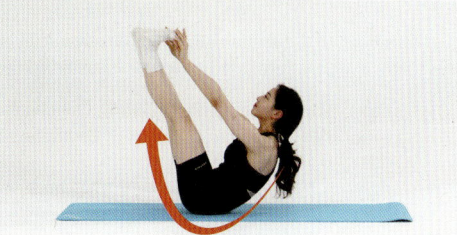

1 시작 자세

1. 매트 위에 편하게 등을 대고 눕습니다.
2. 양팔은 머리 위로 길게 뻗습니다.
3. 다리는 편안하게 펴줍니다.

2 스트레칭 동작

1. 숨을 깊게 들이마시며 두 다리를 천천히 들어올립니다.
2. 동시에 두 팔을 앞으로 내려와 손으로 발을 잡습니다.
3. 몸을 최대한 "V"자 형태로 만듭니다. 이때 복부에 힘을 주어 몸의 중심을 잡습니다.
4. 가능한 한 이 자세를 유지하며 호흡을 안정시킵니다.
5. 천천히 원래 자세로 돌아갑니다.
6. 이 스트레칭 동작을 3~5회 반복합니다.
7. 각 동작 사이에 충분히 휴식을 취합니다.

3 주의사항

1. 스트레칭 중에 허리가 아프거나 불편하면 즉시 동작을 멈추세요.
2. 무리하게 다리를 들어올리거나 상체를 굽히지 않도록 합니다.

레퍼런스

Snijders, C. J., Hermans, P. F., & Kleinrensink, G. J. (2006). Functional aspects of cross-legged sitting with special attention to piriformis muscles and sacroiliac joints. *Clinical biomechanics, 21*(2), 116-121.

Brooks, W. C., & Gross, R. H. (1995). Genu varum in children: diagnosis and treatment. *JAAOS-Journal of the American Academy of Orthopaedic Surgeons, 3*(6), 326-335.

White, G. R., & Mencio, G. A. (1995). Genu valgum in children: diagnostic and therapeutic alternatives. *JAAOS-Journal of the American Academy of Orthopaedic Surgeons, 3*(5), 275-283.

Zayer, M., Mathiesen, T., & Norman, O. (1999). Pseudo genu varum; in true anteroposterior imaging disappearing bowleg. *European Journal of Orthopaedic Surgery & Traumatology, 9*(4), 259-261.

Kaddah, A. M., Alanani, W. G., Hegazi, M. M., & AbdAlFattah, M. T. (2023). Management of knee osteoarthritis using percutaneous high tibial osteotomy for correction of genu varum deformity in adolescents and young adults. *The Egyptian Rheumatologist, 45*(3), 229-234.

Johnson, F., Leitl, S., & Waugh, W. (1980). The distribution of load across the knee. A comparison of static and dynamic measurements. *The Journal of Bone & Joint Surgery British Volume, 62*(3), 346-349.

Zhao, D., Banks, S. A., Mitchell, K. H., D'Lima, D. D., Colwell Jr, C. W., & Fregly, B. J. (2007). Correlation between the knee adduction torque and medial contact force for a variety of gait patterns. *Journal of orthopaedic research, 25*(6), 789-797.

Baliunas, A. J., Hurwitz, D. E., Ryals, A. B., Karrar, A., Case, J. P., Block, J. A., & Andriacchi, T. P. (2002). Increased knee joint loads during walking are present in subjects with knee osteoarthritis. *Osteoarthritis and cartilage, 10*(7), 573-579.

MEMO

10.
X다리
Genu valgus

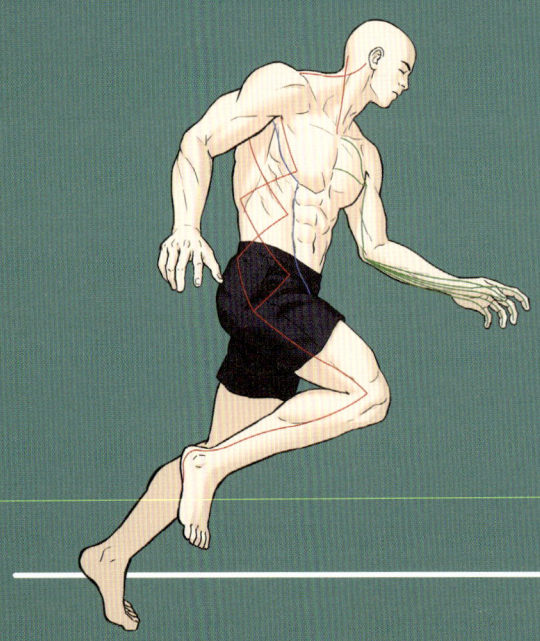

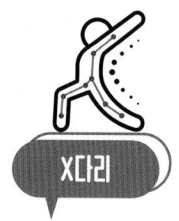

X다리란

   X다리는 무릎을 모은 상태에서 서 있을 때 발목 사이 간격이 3cm 이상 벌어져 다리가 'X'자 형태로 보이는 체형을 의미합니다. 이러한 체형은 사실 어릴 때(3~7세) 자연스럽게 나타나지만, 그 이상의 나이대에서 나타나는 경우는 비정상적인 체형으로 간주됩니다.

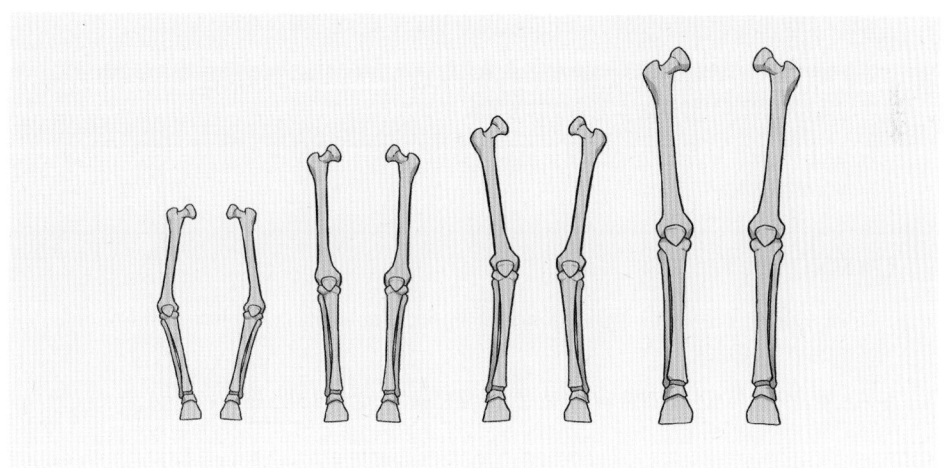

0~6개월 / 6~18개월 / 3년~7년 / 8~10년

7살 이후에도 X다리가 지속되면 발목과 무릎에 과도한 스트레스를 줄 수 있습니다. 실제로 X다리가 있는 경우 평발을 유발하여 발목 통증을 일으키거나, 일반인과 비교했을 때 무릎 관절염이 발병할 확률이 높다는 연구 결과도 존재합니다. 이렇게 다리가 'X'자 형태로 나타나는 원인은 여러 가지가 있지만, 임상적으로 크게 두 가지로 분류할 수 있습니다. 하나는 뼈 자체가 변형된 진짜 X다리 True Genu Valgum이고, 다른 하나는 다리가 회전되면서 생긴 가짜 X다리 Pseudo Genu Valgum입니다.

진짜 X다리 True Genu Valgum는 뼈 자체가 변형되어 발생하는 형태로, 운동이나 스트레칭 등으로 치료하기 매우 어렵고, 반드시 수술의 도움이 필요합니다. 반면, 가짜 X다리 Pseudo Genu Valgum는 무릎 자체의 변형이 아닌, 고관절이나 발목의 회전에 의해 'X'자처럼 보이는 체형을 의미하며, 운동을 통해 교정이 가능합니다. 따라서 가짜 X다리와 진짜 X다리를 구분하는 것이 중요합니다.

가짜 X다리와 진짜 X다리를 구분하는 방법은 매우 간단합니다.

가짜 X다리 Pseudo Genu Valgum
- 발이 정면을 향할 때는 X다리가 나타났다가, 발을 안쪽으로 돌리면 X다리가 사라지는 체형입니다.
- 실제로 무릎 자체가 변형된 것이 아니라, 고관절이나 발목의 회전에 의해 'X'자처럼 보입니다.
- 예를 들어, 가짜 X다리 환자의 다리를 X선으로 촬영한 결과, 발을 내회전 시킬 때 무릎이 정면을 향하며 발목 사이 공간이 좁아지는 것을 확인할 수 있습니다.
- 즉, 정면에서 봤을 때 무릎이 바깥쪽을 향하고, 고관절을 내회전 시켰을 때 발목 사이 공간이 좁아지는 것이 특징입니다.

진짜 X다리 True Genu Valgum
- 다리를 봤을 때 무릎이 이미 정면을 향하고 있으며, 고관절을 내회전 시켰을 때도 발목 사이 공간이 좁아지지 않습니다.
- 이는 뼈 자체가 휘어진 X다리를 의미하며, 운동을 통한 교정 가능성이 낮은 편입니다.

따라서, 무릎이 바깥쪽을 향하고 고관절을 내회전 시켰을 때 발목 사이 공간이 좁아진다면, 근육 불균형 등으로 인한 X다리일 가능성이 높고, 이는 각종 무릎 질환의 주범이 될 수 있기 때문에 반드시 교정해주는 것이 좋습니다.

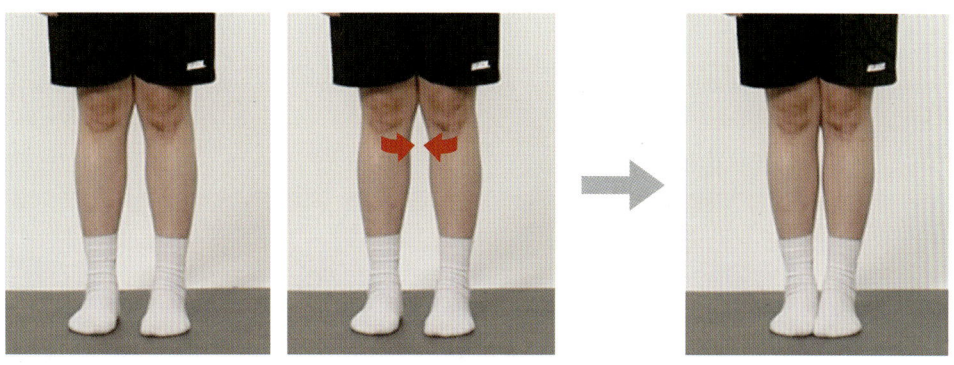

고관절을 내회전 시키면 오른쪽 무릎이 정면을 향하면서 발목 사이 간격이 줄어든다.

만약 다리를 봤을 때, 이미 무릎이 '정면'을 향하고, 고관절을 내회전 시켰을 때 다리 사이 공간이 좁아지지 않는다면, 뼈 자체가 휘어진 X다리일 가능성이 높기 때문에 운동을 통한 무릎 교정 가능성이 낮은 편입니다.

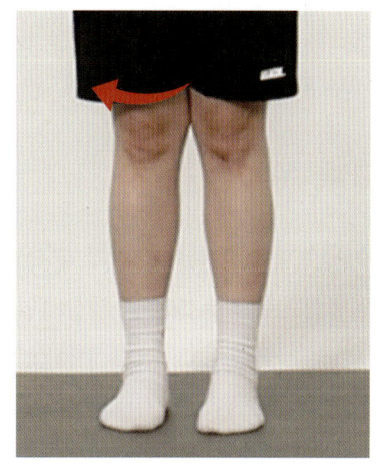

가짜 X다리
오른쪽 무릎이 바깥쪽으로 회전되어 있는 것을 볼 수 있다.

체형의 틀어짐은 대부분 크게 세 가지 원인에 의해 발생하기 때문에, 이를 모두 고려하여 교정할 필요가 있습니다. 가장 먼저 습관성 원인부터 살펴보겠습니다.

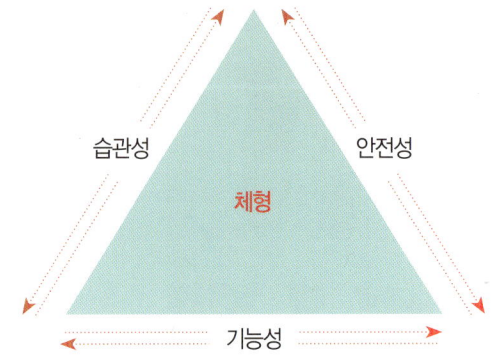

X다리의 원인 1 습관성

X다리의 원인은 크게 습관성, 안정성, 기능성의 세 가지로 구성됩니다. 이들 각각의 원인은 서로 상호작용하며 영향을 미치기 때문에, 동시에 개선하는 것이 예방이나 교정 측면에서 훨씬 효과적입니다. X다리를 유발하는 습관은 고관절이 외회전되는 습관으로 볼 수 있으며, 이는 크게 두 가지 유형으로 나뉩니다.

1 | 보행(근육 약화, 비만, 후관절낭 유착)

X다리의 핵심은 고관절이 외회전되는 것입니다. 이는 발끝이 바깥쪽을 향하게 걷는 팔자걸음에서 흔히 나타납니다. 일반적으로 걷는 모습을 상상하면 다리를 굽혔다 펴는 동작만 떠올리기 쉽지만, 실제로 걸을 때는 고관절이 안으로 회전하는 움직임이 반드시 필요합니다. 즉, 다리를 축으로 고관절이 회전하면서 골반이 움직이고 보행이 이루어지게 됩니다.

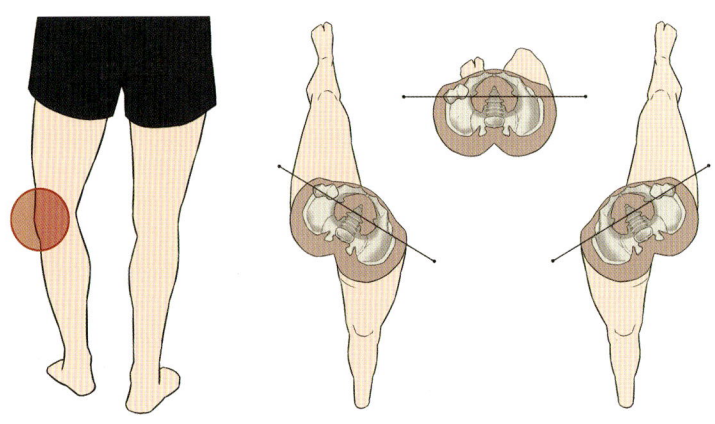

이때 사용되는 주요 근육은 중둔근(중간볼기근), 소둔근, TFL(넙다리근막긴장근)입니다. 그러나 장시간 좌식 생활 등으로 인해 이 근육들이 약해지면, 보행을 완성하기 위해 내전근(모음근)이 대신 수축하게 됩니다. 내전근은 다리를 모아주는 역할을 주로 수행하기 때문에, 걸을수록 다리가 안으로 모여 X다리가 나타나게 됩니다. 팔자걸음은 중둔근이나 TFL 등의 근력을 강화하면 호전되는 경우가 많으며, 일차적으로 이러한 근력 운동을 통해 개선할 수 있습니다.

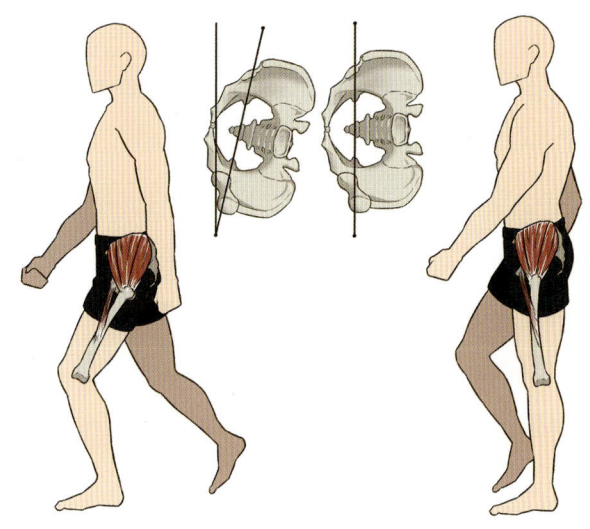

근력 약화 외에도 팔자걸음을 유발하는 원인들이 있습니다. 예를 들어, 비만이 있거나 후관절낭이 유착된 경우입니다. 비만이 있는 경우 허벅지 사이 공간이 매우 좁아져 걸을 때 허벅지 안쪽이 쓸리는 현상이 나타납니다. 이를 피하기 위해 다리를 '바깥쪽'으로 벌려 걷게 되는데, 이는 가짜 X다리의 핵심 메커니즘입니다. 비만 자체가 X다리를 유발하지는 않지만, 비만으로 인해 허벅지 사이 공간이 좁아졌을 때, X다리를 유발하는 보행 패턴이 형성되는 것입니다. 실제 연구에 따르면, 비만인 경우 약 71%가 X다리가 발견된다고 합니다.

즉, 비만과 X다리가 동반되는 경우, 체중 감량 만으로도 X다리 교정 효과를 볼 수 있습니다.

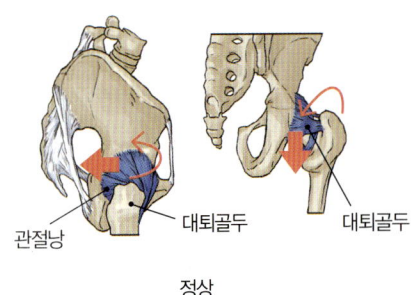 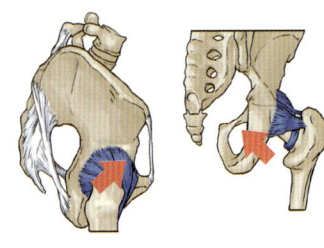

관절낭 대퇴골두	대퇴골두
정상	비정상 (대퇴골두가 뒤쪽으로 움직이지 않아서 다리가 안쪽으로 움직이게 됨)

마지막으로, 후관절낭이 유착된 경우에도 고관절이 바깥쪽으로 벌어지는 보행 패턴이 나타날 수 있습니다. 관절낭은 관절 주변을 감싸는 결합조직으로, 고관절이 안쪽으로 회전하기 위해서는 대퇴골두가 뒤쪽으로 움직일 수 있어야 합니다. 그러나 후관절낭이 유착되면 대퇴골두가 뒤쪽으로 움직이지 못해 고관절 내회전이 제한되고, 이는 보행패턴의 변화로 이어집니다. 중둔근이나 소둔근 같은 내회전 근육 대신 내전근을 사용하는 보행패턴을 만들어내는 것입니다.

후관절낭 유착은 보통 장시간 좌식 생활로 인해 이상근(궁등구멍근)이나 폐쇄근 등의 고관절 외회전근이 장시간 긴장되면서 발생합니다.

다시 말해서 장시간 좌식 생활 자체가 X다리를 직접 유발하지는 않지만, 고관절 후관절낭을 유착시켜 X다리를 유발하는 보행 패턴을 형성하게 됩니다. 그래서 좌식 생활 중 주기적으로 이상근을 스트레칭하는 습관을 형성하는 것이 좋습니다.

가장 좋은 해결책은 좌식 생활 시간을 줄이는 것이지만, 현실적인 이유로 장시간 좌식 생활을 피할 수 없다면 반드시 이상근 스트레칭을 생활화해야 합니다. 정리하자면, X다리는 팔자걸음에 의해 나타날 수 있으며, 팔자걸음의 원인은 크게 근육 약화, 비만, 장시간 좌식 생활로 나뉩니다. 이 중 어느 하나라도 해당되면 고관절이 외회전된 상태가 고착화되어 X다리 체형이 나타나게 됩니다.

2 | 다리 모으기(치마)

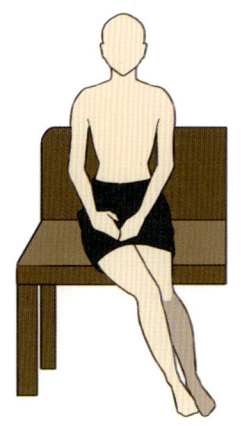

X다리는 앉는 습관 때문에도 나타날 수 있습니다. 특히 짧은 치마를 입는 경우 자연스럽게 다리를 모으게 되는데, 이렇게 다리를 모으면 내전근(모음근)이 계속 수축하게 됩니다. 이러한 자세를 잠깐 유지하는것은 문제 없지만, 지속적으로 반복하게 되면 내전근의 과도한 긴장으로 인해 X다리를 유발하는 보행패턴을 유발하게 됩니다.

그래서 X다리가 있고 평소에 다리를 모으는 습관이 있는 경우, 치마 대신 반바지 등을 착용하는 것이 좋습니다.

X다리의 원인 2 　안정성

고관절이 불안정한 경우, 고관절을 고정해주는 중둔근(중간볼기근)이나 심부 고관절 외회전근 대신 내전근(모음근)이나 햄스트링(넙다리뒤근) 같은 표면부 근육들이 보상적으로 긴장하게 되어 X다리가 나타날 수 있습니다. 따라서 고관절 주변 근육이 제 기능을 발휘할 수 있노록 강화하여 이러한 근육 불균형이 발생하시 않도록 해야 합니다. 득히 중둔근(중간볼기근)과 심부 고관절 외회전근은 고관절의 깊숙한 곳에 부착되어 고관절 안정성에 핵심적인 역할을 수행하므로 반드시 강화시켜주는 것이 좋습니다.

X다리의 원인 3 　기능성

X다리가 있는 사람들은 고관절이 외회전된 체형에 적응되어, 고관절이 외회전된 상태를 정상으로 인식하게 됩니다. 이러한 비정상적인 적응 상태는 세 가지 단계에 걸친 기능적 통합을 통해 교정할 수 있습니다.

1단계 | X다리 체형의 근막경선 이해하기

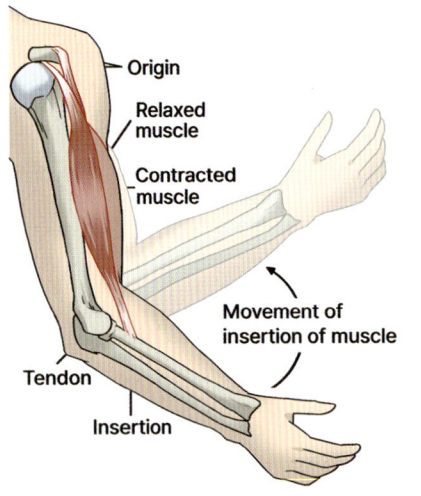

일반적으로 근육은 정지 지점 Insertion에서 기시 지점 Origin 방향으로 수축합니다. 과사용으로 인해 긴장이 나타나는 근육들은 정지 지점에서 기시 방향으로 긴장성을 띠게 됩니다. 이러한 긴장성은 특정 근막경선을 당기는 동력을 제공하므로, 과사용으로 긴장된 근육을 살펴보면 근막경선이 어떤 방향으로 당겨지는지 추측할 수 있습니다.

가짜 X다리의 근육 불균형

• 과사용 근육

가짜 X다리가 있는 경우 내전근(모음근), 이상근(궁등구멍근), 비골근(종아리근), 햄스트링(넙다리뒤근), 비복근(장딴지근)은 과사용되는 경우가 많습니다.

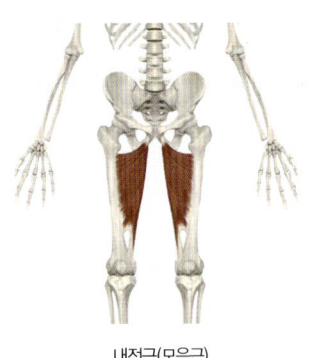

내전근(모음근)

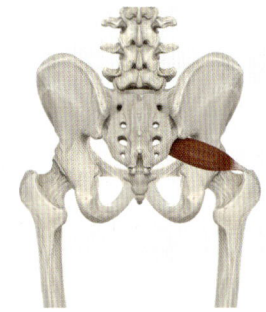

이상근(궁등구멍근)

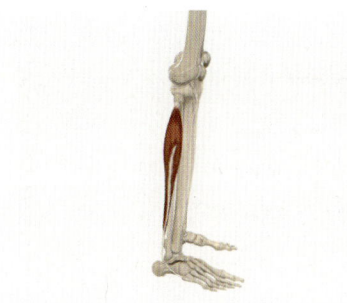
비골근(종아리근)

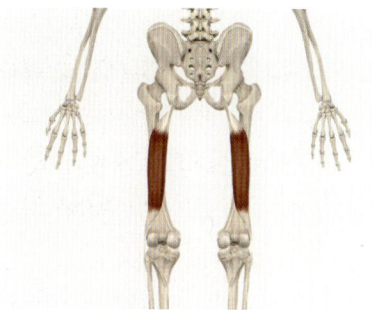
햄스트링(넙다리뒤근)
⭐ Key muscle

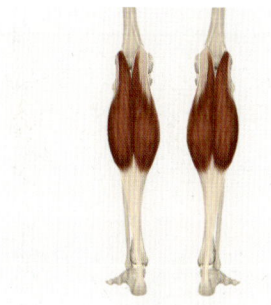
비복근(장딴지근)
⭐ Key muscle

- **약화된 근육**

중둔근(중간볼기근), 대퇴근막장근(넙다리근막긴장근), 후경골근(뒤정강근)은 약해져 있는 경우가 많습니다.

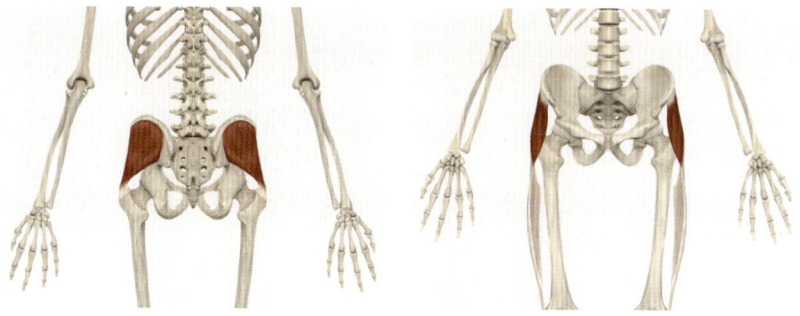

중둔근(중간볼기근) 대퇴근막장근(넙다리근막긴장근)

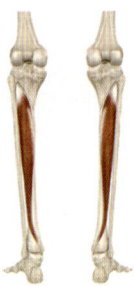

후경골근(뒤정강근)

X다리가 있는 경우 근육의 기시 방향으로 당겨지는 근막경선

• **심부전방선**

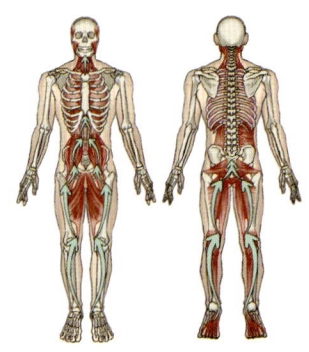 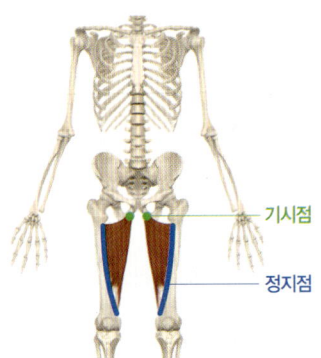

기시점
정지점

주요 과사용 근육1 – 내전근(모음근) 〈기시 방향으로 당겨짐〉

· 기시점: 좌골(궁둥뼈)
· 정지점: 대퇴골(넙다리뼈)

» X다리가 있는 경우 내전근(모음근)이 주로 긴장되며 심부전방선이 대퇴골(넙다리뼈)에서 좌골(궁둥뼈) 방향으로 당겨지게 된다.

- 전방기능선

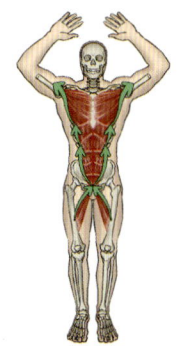 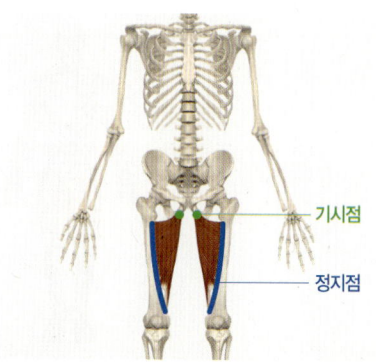

주요 과사용 근육2 – 내전근(모음근) 〈기시 방향으로 당겨짐〉

- **기시점:** 좌골(궁둥뼈)
- **정지점:** 대퇴골(넙다리뼈)

» X다리가 있는 경우 내전근(모음근)이 주로 긴장되며 전방기능선이 대퇴골(넙다리뼈)에서 좌골(궁둥뼈) 방향으로 당겨지게 된다.

- 외측선

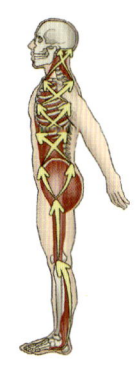 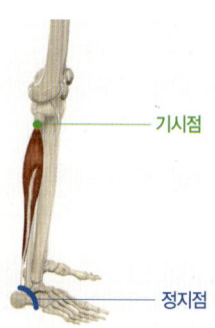

주요 과사용 근육3 – 비골근(종아리근) 〈기시 방향으로 당겨짐〉

- **기시점:** 경골(정강뼈)
- **정지점:** 설상골(발목뼈)

» X다리가 있는 경우 비골근(종아리근)이 주로 긴장되며 외측선이 설상골에서 경골(정강뼈) 방향으로 당겨지게 된다.

• 나선선

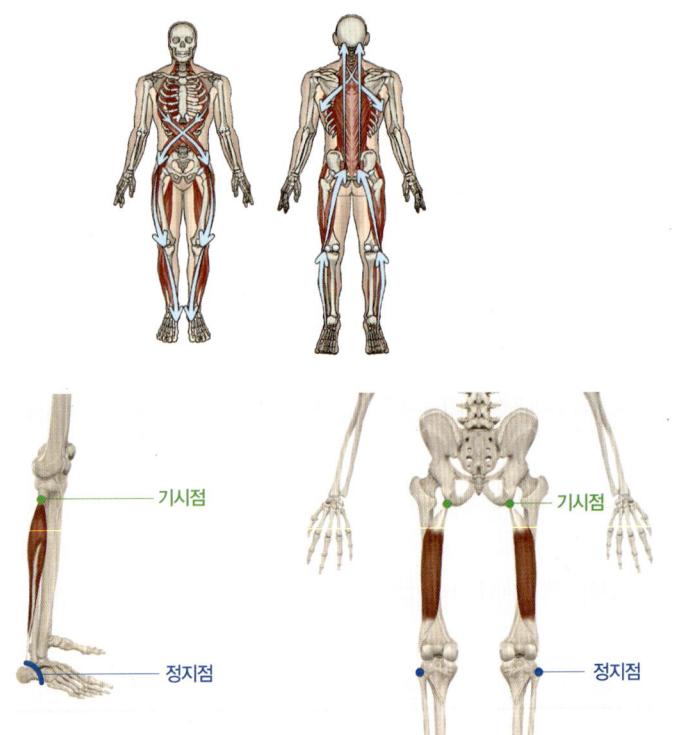

주요 과사용 근육4 – 비골근(종아리근), 햄스트링(넙다리뒤근) 〈기시 방향으로 당겨짐〉

비골근
- **기시점:** 경골(정강뼈)
- **정지점:** 설상골(발목뼈)

햄스트링
- **기시점:** 좌골(궁둥뼈)
- **정지점:** 경골(정강뼈)

» X다리가 있는 경우 비골근(종아리근), 햄스트링(넙다리뒤근)이 주로 긴장되며 나선선이 설상골에서 좌골(궁둥뼈) 방향으로 당겨지게 된다.

• 표면후방선

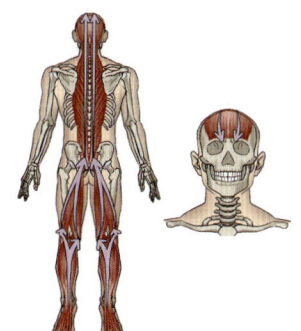

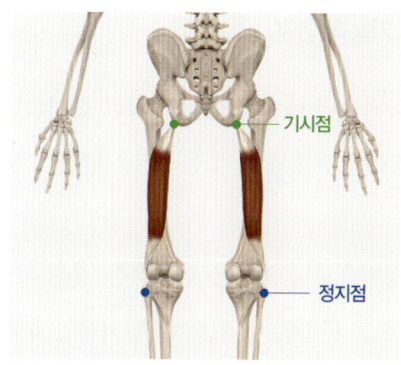
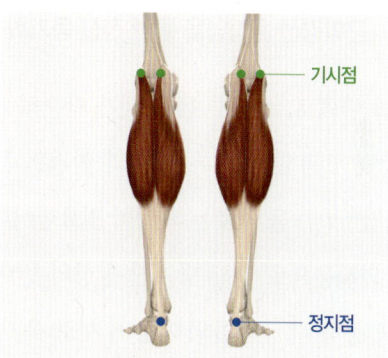

주요 과사용 근육5 – 비복근(장딴지근), 햄스트링(넙다리뒤근) 〈기시 방향으로 당겨짐〉

비복근(장딴지근)
- **기시점:** 대퇴골(넙다리뼈)
- **정지점:** 종골(발꿈치뼈)

햄스트링(넙다리뒤근)
- **기시점:** 좌골(궁둥뼈)
- **정지점:** 경골(정강뼈)

» X다리가 있는 경우 비복근(장딴지근)과 햄스트링(넙다리뒤근)이 주로 긴장되며 표면후방선이 종골(발꿈치뼈)에서 대퇴골(넙다리뼈) 방향으로 당겨지게 된다.

2단계 | 근육 자극을 통한 올바른 평형 상태(Balance Equilibrium State) 생성

X다리 체형에서 각 근막경선이 어떻게 긴장되어 있는지 파악했다면, 두 번째 단계로 과사용성 긴장이 발생하는 근육들을 이완시켜야 합니다. 즉, 내전근(모음근), 이상근(궁둥구멍근), 비골근(종아리근), 햄스트링(넙다리뒤근), 비복근(장딴지근)을 이완시켜야 합니다. 이렇게 긴장된 근육들을 이완시키면 일시적으로 올바른 평형 상태Balance Equilibrium State를 이루게 되며, 자세도 이전보다 훨씬 개선됩니다.

3단계 | 근막경선 움직임을 통한 전신 동기화 및 기능적 연결

마지막 단계로, 올바른 몸 상태가 단순히 자극된 부위에만 국한되지 않고 전신으로 동기화Synchronization 될 수 있도록, 체형과 연결된 근막경선 경로를 따라 움직임을 만들어 주어 기능적 연결Integration을 해주는 과정이 필요합니다.

이는 과사용으로 인해 당겨진 방향의 반대 방향으로 움직임을 유도하는 것을 의미합니다. 이를 통해 각 근육들의 기능이 서로 유기적으로 통합될 수 있으며, 일시적인 효과가 아닌 지속 가능한 형태로 이어질 수 있게 됩니다.

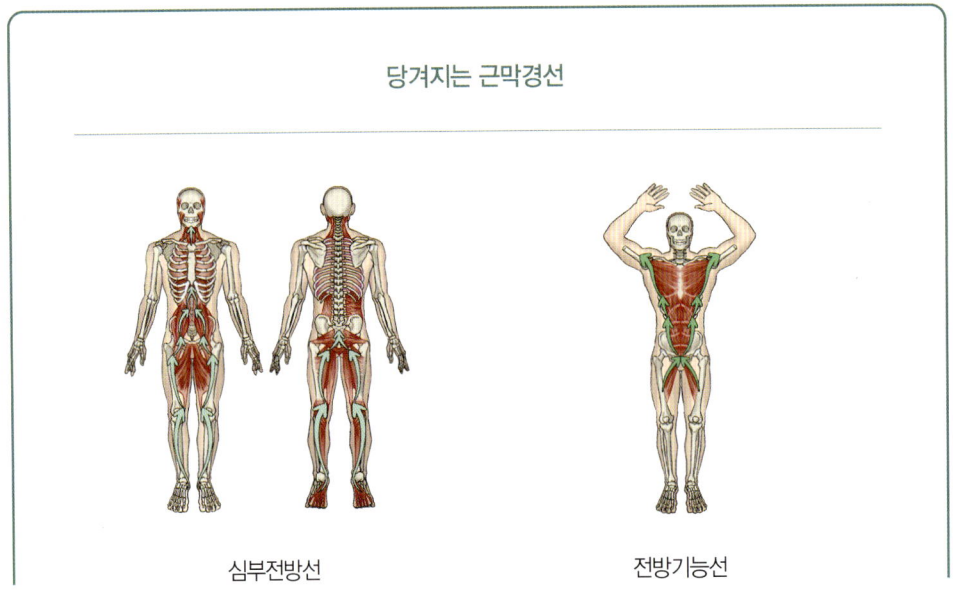

당겨지는 근막경선

심부전방선   전방기능선

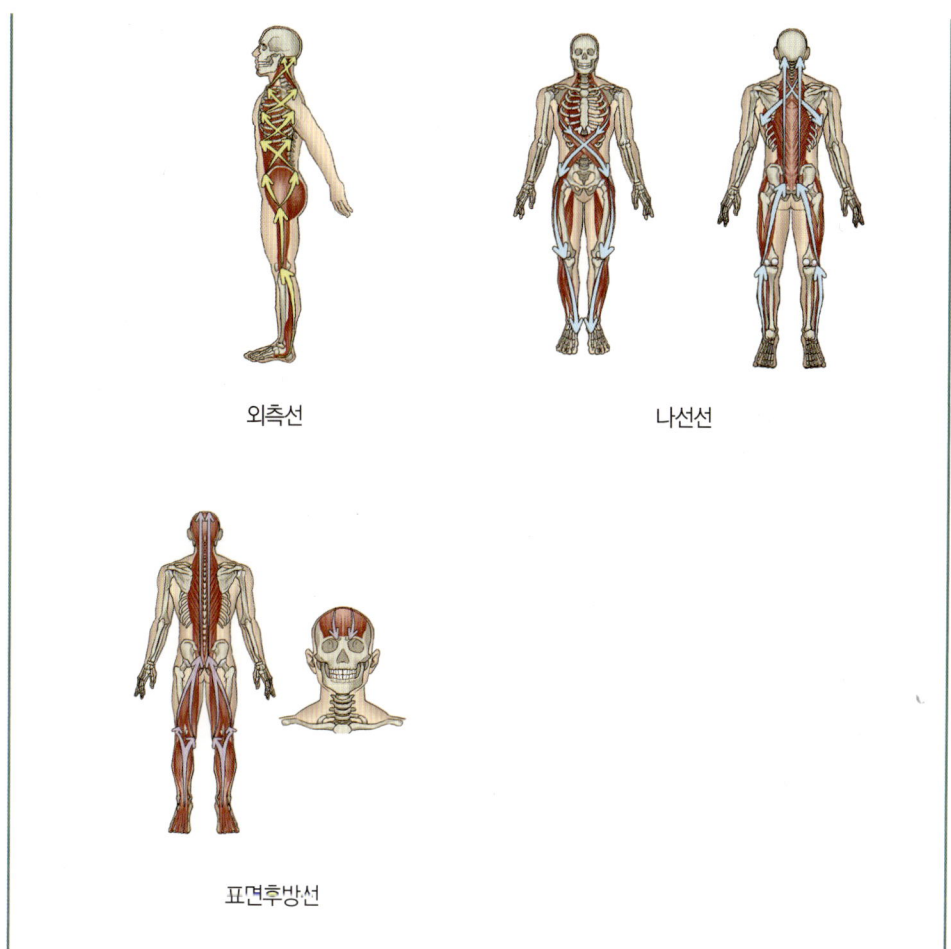

외측선 나선선

표면후방선

체형 평가

체형 평가는 크게 3가지 유형으로 분류할 수 있습니다.

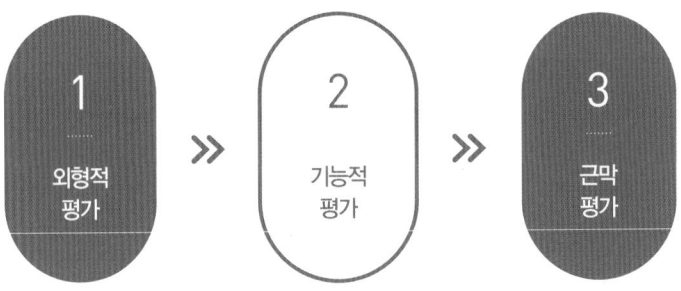

3가지 평가에서 모두 양성 반응이 의심된다면, 매우 높은 확률로 가짜 X다리 체형이라고 볼 수 있습니다.

외형적 평가

외형적 평가는, 양 무릎을 모으고 섰을 때 무릎에서 X다리 체형이 나타나는지 보는 것입니다.

평가 | X다리 자가진단

> ▼ **평가법**

1 | 거울을 보고 편안한 자세로 섭니다.
2 | 양쪽 무릎을 붙여봅니다.
3 | 만약 양쪽 무릎을 붙이고 섰을 때 양쪽 발목이 붙지 않는다면 X다리를 의심할 수 있습니다.

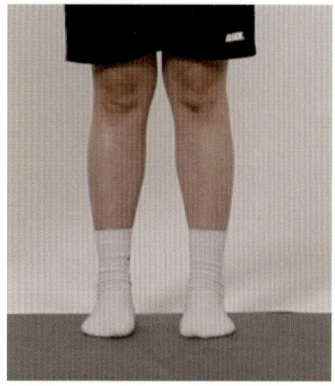
시작 자세

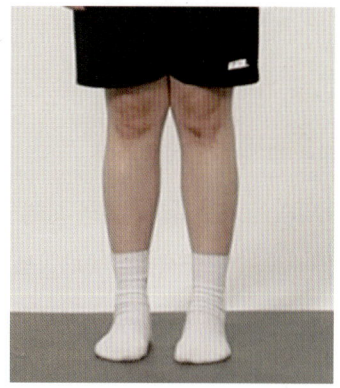
무릎을 붙여도 양쪽 발목이 붙지 않는다.
X다리

기능적 평가

기능적 평가는, 무릎이나 발목의 움직임이 가짜 X다리와 연관되어 있는지를 보는 것입니다. 만약 움직임에서 X다리 패턴의 변화가 발견된다면, 가짜 X다리일 가능성이 높습니다.

평가

▼ **X다리 기능적 평가**

정면에서 사진을 찍었을 때 무릎이 바깥쪽을 향한다면, 시선은 정면을 보고 발은 약간 안쪽을 향한 상태로 발목을 모아봅니다.

만약 발끝을 안쪽을 향했을 때, 발목 사이 간격이 1cm이상 줄어든다면 이는 중둔근(중간볼기근) 기능장애에 의한 일시적인 X다리로, 운동이나 스트레칭 등으로 교정이 가능하며, 반대로 발목을 안쪽으로 모아도 무릎 사이 간격이 거의 변하지 않는다면 뼈 자체의 변형일 가능성이 높습니다.

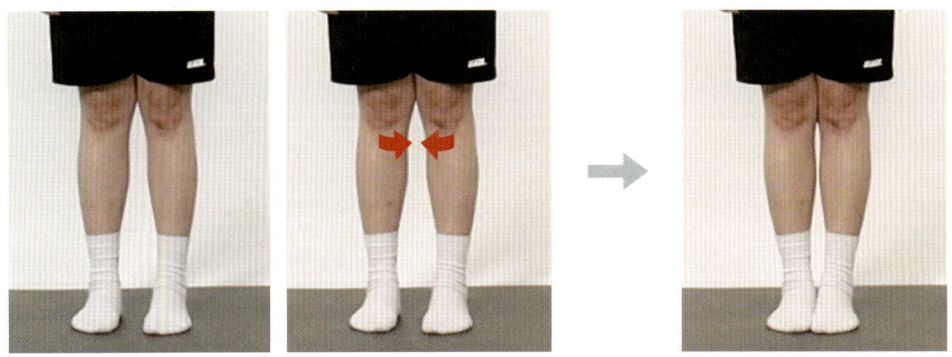

무릎이 바깥쪽을 향함 / 고관절을 안쪽으로 회전시킴 → 좁아지면 기능적 X다리로 교정이 가능함을 의미

근막 평가

근막 평가는, X다리가 있는 경우 아래쪽으로 당겨지는 근막들이 실제로 아래쪽으로 당겨져 있는지 확인하는 것입니다. 당겨진 근막경선이 많을수록, X다리 체형 또한 더욱 심할 가능성이 높습니다.

 아래 근막 스트레칭을 수행할 때, 해당 근막평가에서 양성 반응이 나타난 근막에 한해서 스트레칭을 수행하는 게 좋습니다!

X다리가 있는경우 당겨지는 근막경선

평가1 심부전방선

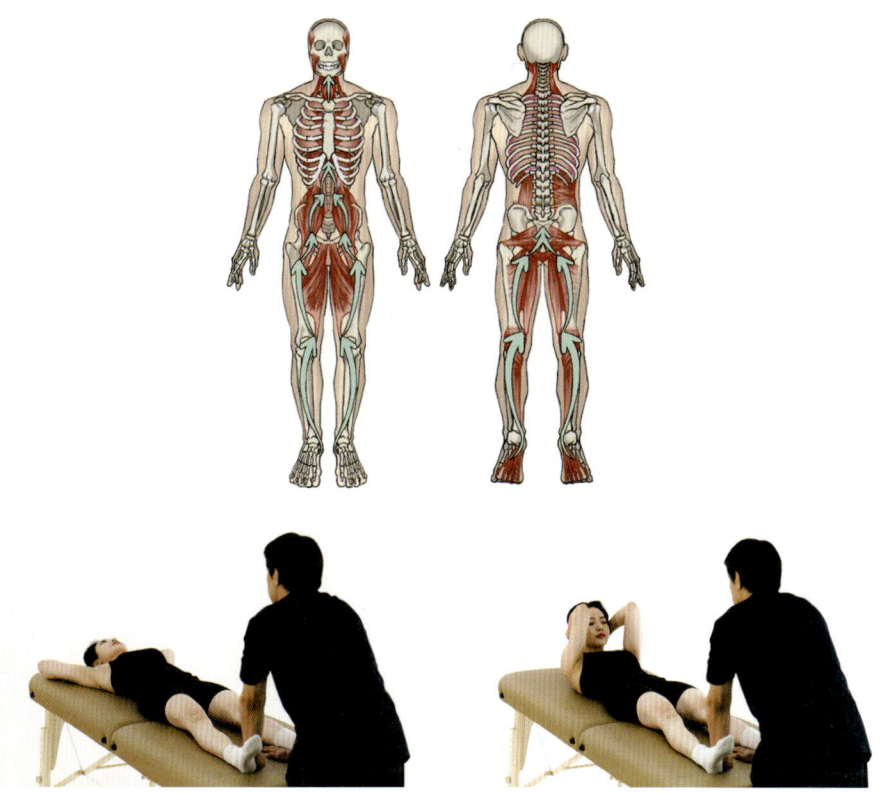

1 시작 자세

1. 환자는 등을 대고 테이블에 눕습니다.
2. 양팔은 머리 위로 올리고 손을 깍지 낍니다.
3. 다리는 곧게 펴고 편안한 자세를 유지합니다.

2 진행 방법

1. 검사자는 대상자의 발안쪽으로 팔을 지지하여 대상자의 내전근(모음근)에 힘이 들어오도록 합니다.
2. 환자는 머리와 어깨를 들어 올려 상체를 들어 올리는 동작을 합니다.
3. 이때 복근을 사용하여 상체를 들어 올리며, 머리와 손이 일직선이 되도록 유지합니다.
4. 15초 유지합니다.

3 양성 기준

1. 10초 이상 버틸 수 없는 경우 양성 반응으로 판단합니다.
2. 허리에서 통증이나 불편감이 느껴지는 경우 양성 반응으로 판단합니다.

평가2   전방기능선

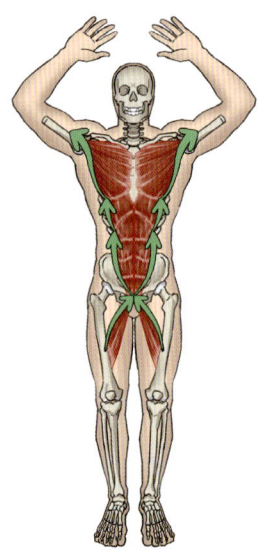

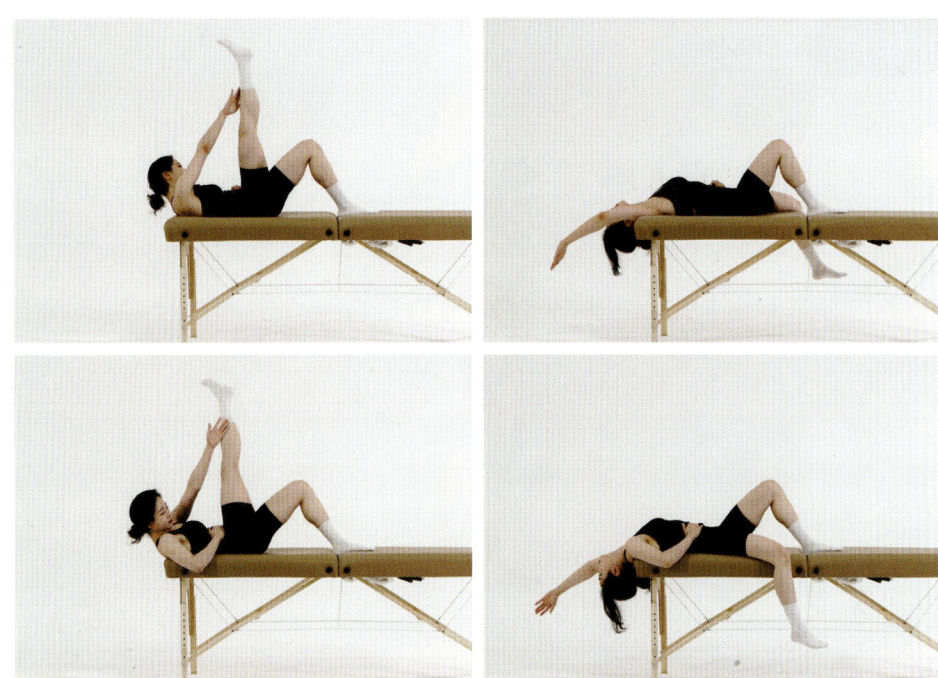

1 시작 자세

1. 피험자는 머리가 베드 끝에 살짝 나오도록 눕습니다.
2. 한쪽 무릎은 굽혀서 체중을 지지하고, 같은 손 반대쪽 다리를 들어 올려 정강이를 잡아줍니다. (유연성이 제한된다면 손끝만 닿아도 좋습니다)

2 진행 방법

1. 들어 올린 다리와 팔을 베드 밖으로 내려뜨립니다.
2. 반대도 마찬가지로 진행합니다.

3 양성 기준

1. 내려뜨린 팔의 각도가 180도 미만으로 나타납니다. (정상적인 경우 베드보다 1~20도 가까이 더 내려가야 합니다)
2. 허벅지가 베드에서 떠 있거나 전방기능선 라인으로 강하게 당겨지는 느낌이 듭니다.

평가3 외측선

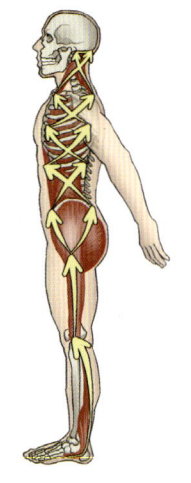

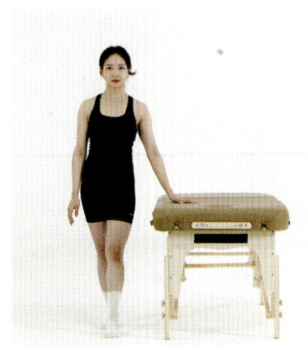

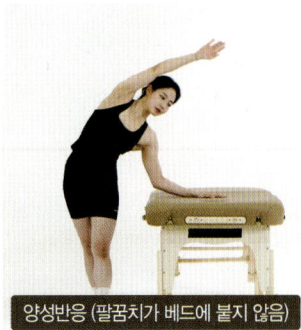
양성반응 (팔꿈치가 베드에 붙지 않음)

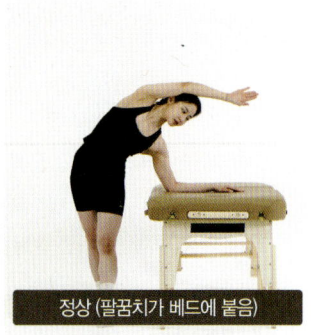
정상 (팔꿈치가 베드에 붙음)

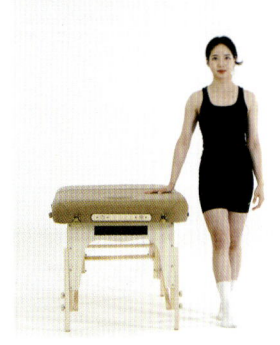

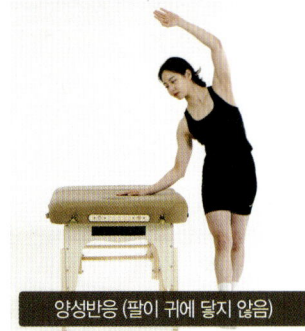
양성반응 (팔이 귀에 닿지 않음)

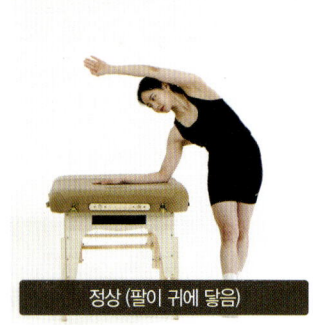
정상 (팔이 귀에 닿음)

1 시작 자세

1. 의자 옆에 서서 한 손은 의자 또는 베드를 가볍게 잡습니다.
2. 다리를 교차하여 시작합니다. 테스트 하고자 하는 외측선의 발이 뒤로 가도록 합니다.

2 진행 방법

1. 테스트하고자 하는 외측선 쪽 손을 머리 위로 올리고 몸을 측면으로 기울입니다.
2. 이때 상체를 가능한 한 멀리 측면으로 기울여 스트레칭 효과를 최대화합니다.
3. 반대쪽도 동일하게 반복합니다.

3 양성 기준

1. 외측선 주행 근육의 긴장 – 팔꿈치가 베드에 붙지 않고 떨어질 정도로 적게 내려가는 경우 양성 반응으로 판단합니다. (이 때 골반은 과도하게 빠지지 않은 상태로 중립을 유지하고 있어야 합니다)

평가4 나선선

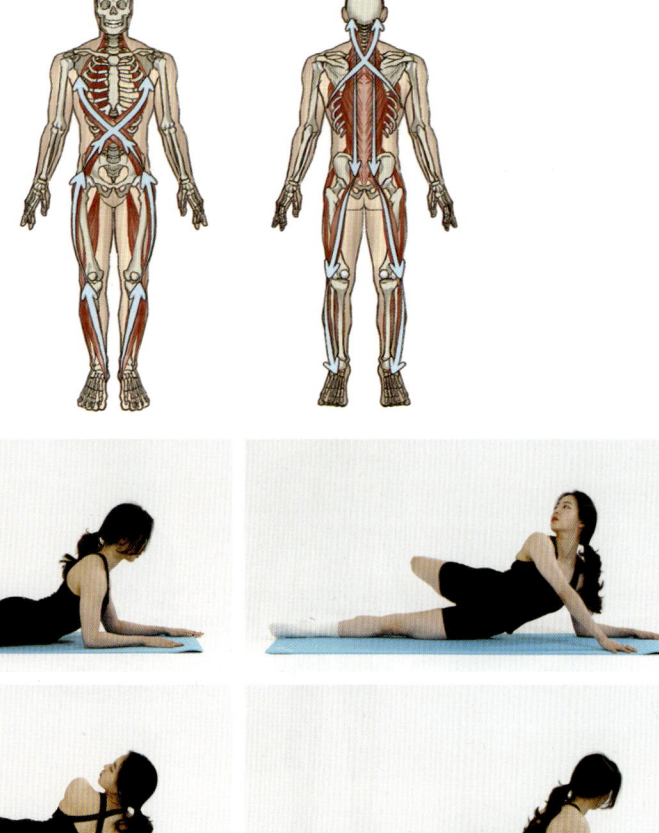

X다리

1 시작 자세

1. 매트에 엎드려 팔꿈치를 바닥에 대고 상체를 지탱합니다.
2. 양 다리는 바닥에 편안하게 놓습니다.
3. 한쪽 다리를 무릎을 구부려 위로 들어 올립니다.
4. 이때, 상체는 바닥에 안정적으로 지탱한 상태를 유지합니다.

2 진행 방법

1. 이렇게 준비 자세에서 상체를 반대 방향으로 천천히 돌립니다.
2. 시선은 상체가 돌아가는 방향을 따라갑니다.
3. 팔꿈치는 여전히 바닥에 대고 상체를 지탱합니다.
4. 위로 들어 올린 다리를 반대쪽 다리 위로 넘겨 교차합니다.
5. 무릎을 구부린 상태로 유지합니다.
6. 반대쪽도 동일하게 반복합니다.

3 양성 기준

1. 다리를 뒤로 넘길 때, 손이 바닥에서 떨어지는 경우, 양성 반응으로 판단합니다.
2. 다리를 뒤로 넘길 때, 허리에 힘이 풀리고 과도하게 꺾이는 경우, 양성 반응으로 판단합니다.

평가5 표면후방선

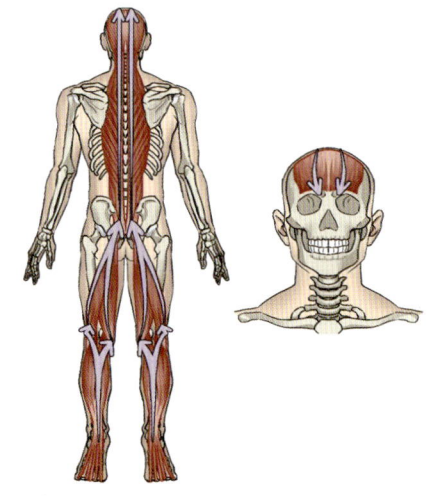

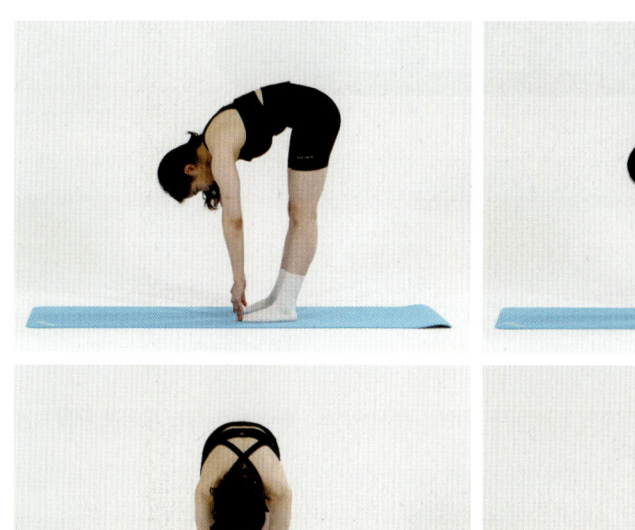

1 시작 자세

   1 대상자는 양 발을 골반 너비로 벌리고 바르게 서서 시작합니다.
   2 양 팔은 쭉 뻗어 몸통 앞에 자연스럽게 내립니다.

2 진행 방법

   1 피검자는 천천히 상체를 앞으로 굽히며 손가락 끝이 발가락에 닿도록 노력합니다.

3 양성 기준

   1 상체를 굽혔을 때 한 쪽 손이 더욱 많이 내려가고, 상체가 회전되는 경우 양성 반응으로 판단합니다.
   2 상체를 굽혔을 때 양 손이 바닥에서 15cm 이상 떨어져 있는 경우 양성 반응으로 판단합니다.

체형교정

X다리 교정 운동법

시작하기 앞서 주의사항을 알려 드리겠습니다.

> **첫 번째** 교정 운동을 할 때 최소한 20~30분 이상은 투자하세요. 짧고 굵게 하는 운동은 재활 운동이 될 수 없습니다.
>
> **두 번째** 아래의 프로그램은 주 2회 운동 프로그램입니다. 이 프로그램을 따라 한다고 즉각적으로 몸이 좋아지지는 않습니다. 다소 시간이 소요될 수 있으니 참고하세요.
>
> **세 번째** 이 프로그램은 몸의 한계를 뛰어넘기 위한 프로그램이 아닙니다. 이 운동을 하는 동안 통증을 호소해서는 안 되니 만약 통증이 있다면 반드시 전문가의 상담을 받도록 합니다.

체형 교정은 크게 2단계로 구성됩니다.

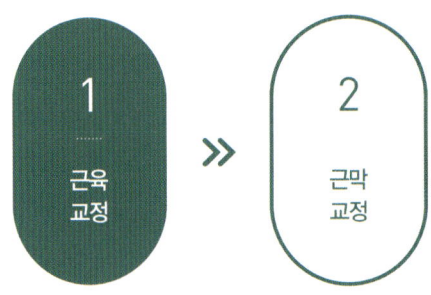

> **1단계** 근육 교정

X다리가 있는 경우 내전근(모음근), 이상근(궁둥구멍근), 비골근(종아리근), 햄스트링(넙다리뒤근), 비복근(장딴지근)은 과사용성 긴장이 나타나는 반면, 중둔근(중간볼기근), 대퇴근막장근(넙다리근막긴장근), 후경골근(뒤정강근)은 약해져 있는 경우가 많습니다.

그래서 과사용되어 긴장된 근육들은 이완시켜주고, 약해진 근육들은 다시 활성화 혹은 강화 시켜 줌으로써 신경계로 하여금 정상적인 근육의 긴장도를 조율할 수 있도록 자극해 주는 게 좋습니다.

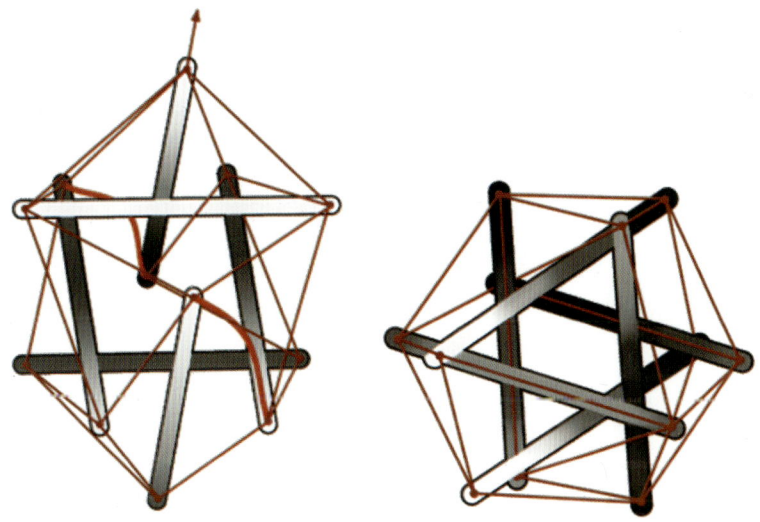

X다리

> 근육 이완

• 내전근(모음근), 스트레칭

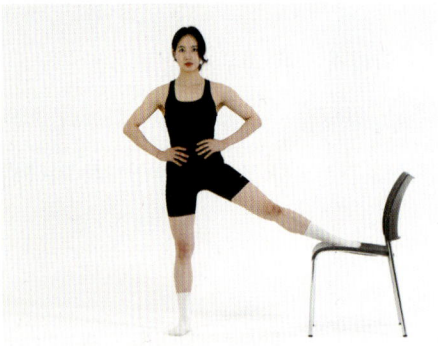 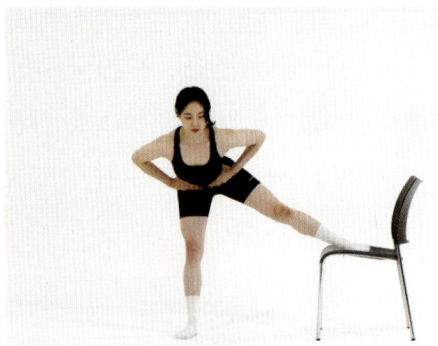

1. 한쪽 발로 체중을 지지한 상태로 서서, 의자나 벤치 앞에 한쪽 발을 올려줍니다.
2. 허리와 골반의 중립을 유지한 채로, 천천히 앞으로 숙여줍니다.
3. 허벅지 안쪽이 늘어나는 느낌에 최대한 집중하면서 12초 동안 유지합니다.
4. 2세트 반복합니다.

• 이상근(궁등구멍근) 스트레칭

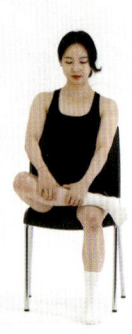 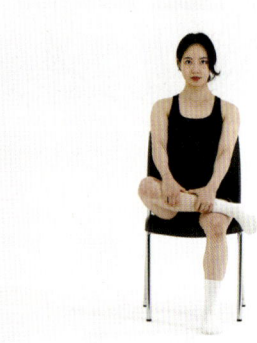

1. 한쪽 발을 반대쪽 무릎 위에 올려준 다음, 양 손으로 무릎을 잡아 들어 올린다.
2. 골반 아래쪽 이상근(궁등구멍근) 부위가 늘어나는 느낌에 최대한 집중하면서, 12초 유지합니다.
3. 2세트 반복합니다.

- 비골근(종아리근), 마사지

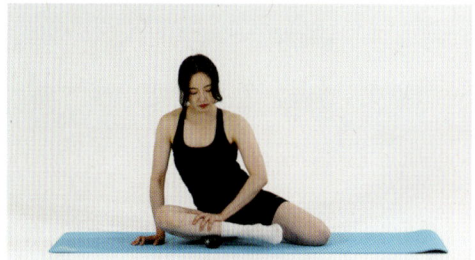 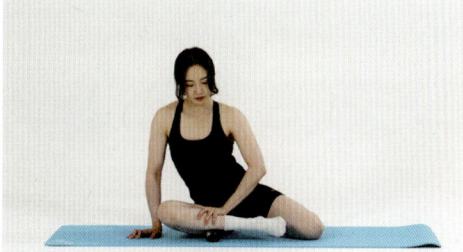

1 정강이 아래쪽에 마사지볼이 위치하도록 하고 이를 손으로 압박하여 비골근(종아리근) 부위를 이완시킵니다.
2 이 때 공을 위 아래, 좌우로 굴려줌으로써 뭉친 부위를 모두 이완시킵니다.
3 정강이 바깥쪽 부위가 이완되는 느낌에 최대한 집중하면서, 20초간 유지합니다.
4 2세트 반복합니다.

- 햄스트링(넙다리뒤근), 스트레칭

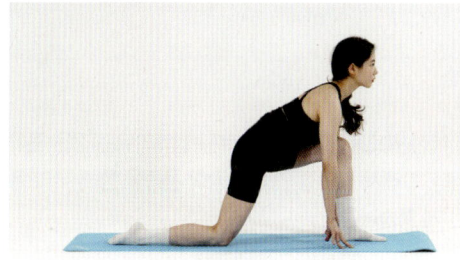 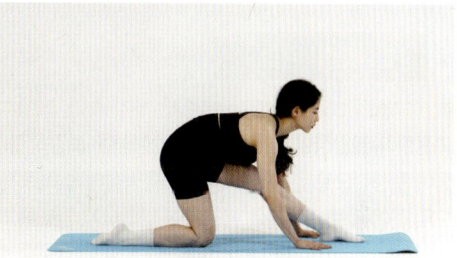

1 양 발을 앞뒤로 벌려준 다음, 양 손을 앞으로 뻗어 균형을 잡아줍니다.
2 그리고 앞쪽 무릎을 천천히 펴서 햄스트링(넙다리뒤근) 부위를 최대한 늘려줍니다.
3 이 때 허리가 과도하게 둥글게 말리지 않도록 주의합니다.
4 12초간 유지하고 2세트 반복합니다.

X다리

• 비복근(장딴지근)

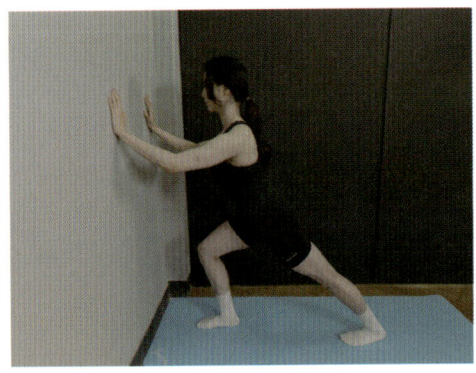 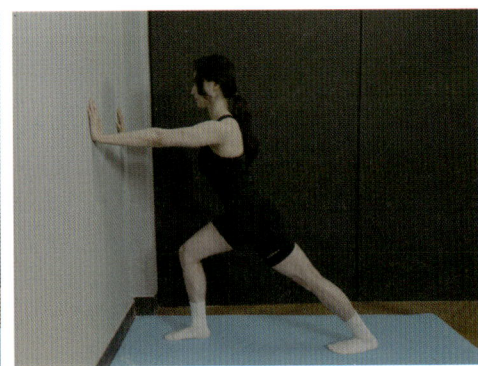

1 양 발을 앞뒤로 충분히 벌려준 다음, 뒤쪽 무릎은 완전히 펴줍니다.
2 그리고 양 손으로 벽을 짚어준 다음, 천천히 팔꿈치를 굽혀 몸을 앞으로 이동시킵니다.
3 이 때 종아리 부위가 늘어나는 느낌에 최대한 집중하고, 12초 유지합니다.
4 2세트 반복합니다.

활성화 및 강화

고관절이 불안정한 경우, 고관절 안정성을 보강하기 위해 내전근(모음근)이나 햄스트링(넙다리뒤근)같은 근육들이 보상적으로 긴장하여 불균형 평형상태에 이르게 됩니다. 그래서 고관절 안정성 강화 운동을 통해 우리 몸으로 하여금 보상성 근육 불균형이 나타나지 않도록 해주는 게 좋습니다.

• 중둔근(중간볼기근) 운동

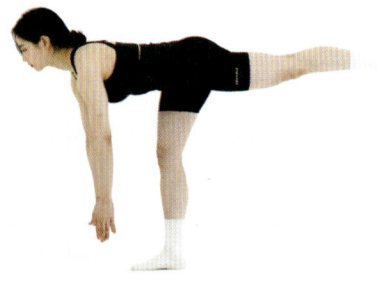

1 바른 자세로 서서, 한 발로 체중을 지지한 상태로 상체를 앞으로 숙여줍니다.
2 이 때 옆에서 봤을 때 머리부터 골반까지 자연스러운 s자형 커브가 나올 수 있도록 합니다.
3 또한 한쪽 골반이 왼쪽이나 오른쪽으로 치우치지 않도록 하면서, 중둔근(중간볼기근) 부위에 힘이 들어가는 느낌에 최대한 집중합니다.
4 8번 2세트 반복합니다.

• 심부둔근 운동

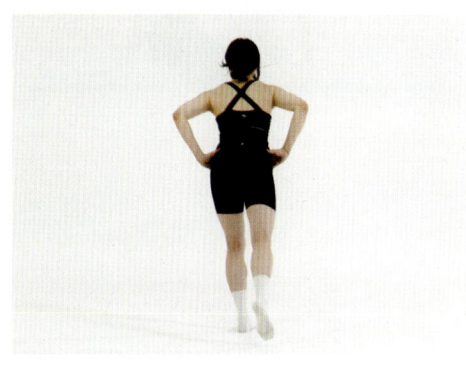 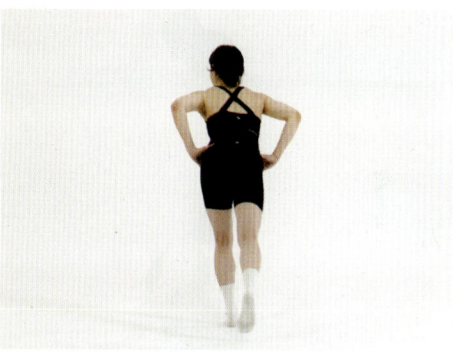

1 바른 자세로 서서, 한 발로 체중을 지지한 상태로 상체를 앞으로 30도 정도 숙여줍니다.
2 그리고 지지하고 있는 엉덩이에 힘을 꽉 준 상태로, 반대쪽 골반을 천천히 바닥으로 떨어뜨립니다.
3 중둔근(중간볼기근) 부위에 힘이 들어가는 느낌에 최대한 집중합니다.
4 다시 골반을 위로 들어올려, 수평을 유지합니다.
5 8번 2세트 반복합니다.

2단계 근막 교정

근육의 긴장만 교정하게 되면 다시 재발하기 쉽습니다. 이를 방지하기 위해서는 올바른 몸 상태가 단순히 자극된 부위에만 국한되지 않고 전신으로 동기화Synchronization 될 수 있도록, 체형과 연결된 근막경선 경로를 따라 움직임을 만들어 주어 기능적 연결Integration을 해주는 과정이 필요합니다.

즉, 과사용 긴장으로 인해 지속적으로 당겨지는 방향의 반대쪽으로 움직임을 유도해주는 것입니다. X다리가 있는 경우, 심부전방선, 전방기능선, 외측선, 표면후방선, 나선선이 당겨지게 됩니다. 이렇게 당겨진 방향의 반대쪽으로 움직임을 유도함으로써 정상적인 기능적 통합을 만들어줍니다.

- 심부전방선

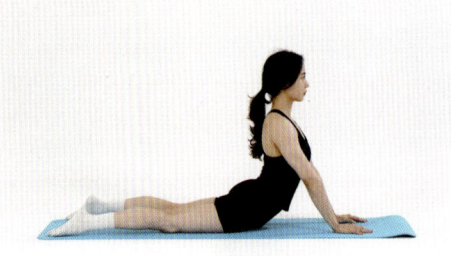
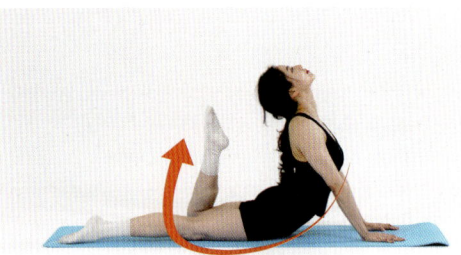
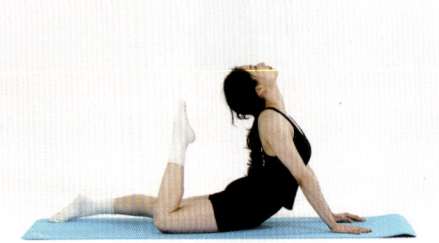

1 시작 자세

   1 요가 매트에 엎드린 상태에서 팔을 곧게 펴고 상체를 들어 올립니다.
   2 눈은 정면을 향해 시선을 고정합니다.

2 스트레칭 동작

   1 한쪽 다리를 무릎에서 구부려 발을 위로 들어 올립니다.
   2 허벅지 앞쪽이 당겨지는 느낌을 느낄 수 있도록 합니다.
   3 이때 골반이 비틀리지 않도록 주의합니다.
   4 상체를 더욱 들어 올리며 목을 천천히 뒤로 젖힙니다.
   5 어깨와 가슴을 최대한 열어주어 가슴 근육을 스트레칭합니다.
   6 호흡을 깊게 들이마시며 이 자세를 유지합니다.
   7 이 자세를 20-30초 정도 유지하며 천천히 호흡합니다.
   8 긴장을 풀고 근육이 충분히 늘어나도록 합니다.
   9 반대쪽 다리도 동일한 방식으로 스트레칭을 진행합니다.
  10 양쪽 다리와 상체를 균형 있게 스트레칭하여 몸의 균형을 맞춥니다.

3 주의사항

1. 이 스트레칭을 할 때는 허리에 무리가 가지 않도록 주의합니다.
2. 통증이 느껴진다면 무리하지 말고 자세를 풀어줍니다.

• 전방기능선

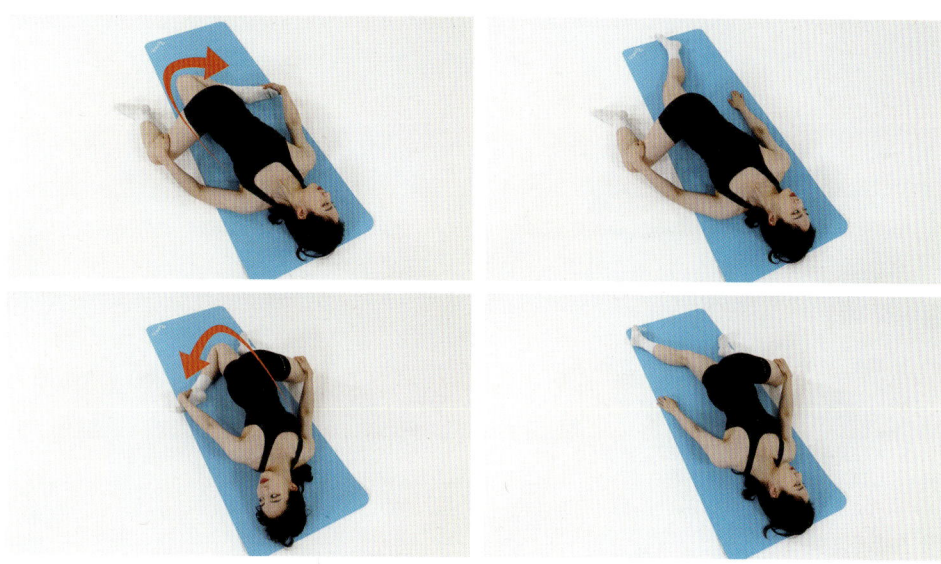

1 시작 자세

1. 등과 엉덩이를 바닥에 대고 누워, 양쪽 다리를 벌려 편안하게 놓습니다.

2 스트레칭 동작

1. 한쪽 무릎을 굽혀, 반대쪽 다리 위로 교차시킵니다.
2. 굽힌 무릎을 반대쪽 손으로 잡고, 다른 손은 바닥에 놓습니다.
3. 굽힌 무릎을 바닥 쪽으로 가볍게 밀어줍니다.
4. 시선은 반대쪽으로 돌려, 상체와 하체를 꼬는 느낌으로 스트레칭합니다.
5. 이 자세를 유지하며 15초에서 30초 정도 호흡을 깊게 합니다.
6. 반대쪽도 같은 방법으로 반복합니다.

X다리

3 주의사항

1. 이 스트레칭은 허리와 엉덩이, 대퇴부의 전방 근육을 효과적으로 이완시키는 데 도움이 됩니다.
2. 스트레칭 도중 불편함이나 통증이 느껴지면 무리하지 않고 천천히 움직여야 합니다.

• 표면후방선

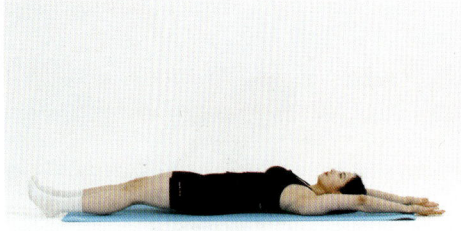 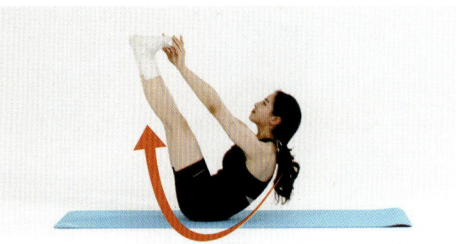

1 시작 자세

1. 매트 위에 편하게 등을 대고 눕습니다.
2. 양팔은 머리 위로 길게 뻗습니다.
3. 다리는 편안하게 펴줍니다.

2 스트레칭 동작

1. 숨을 깊게 들이마시며 두 다리를 천천히 들어올립니다.
2. 동시에 두 팔을 앞으로 내려와 손으로 발을 잡습니다.
3. 몸을 최대한 "V"자 형태로 만듭니다. 이때 복부에 힘을 주어 몸의 중심을 잡습니다.
4. 가능한 한 이 자세를 유지하며 호흡을 안정시킵니다.
5. 천천히 원래 자세로 돌아갑니다.
6. 이 스트레칭 동작을 3~5회 반복합니다.
7. 각 동작 사이에 충분히 휴식을 취합니다.

3 주의사항

1. 스트레칭 중에 허리가 아프거나 불편하면 즉시 동작을 멈추세요.
2. 무리하게 다리를 들어올리거나 상체를 굽히지 않도록 합니다.

• 외측선

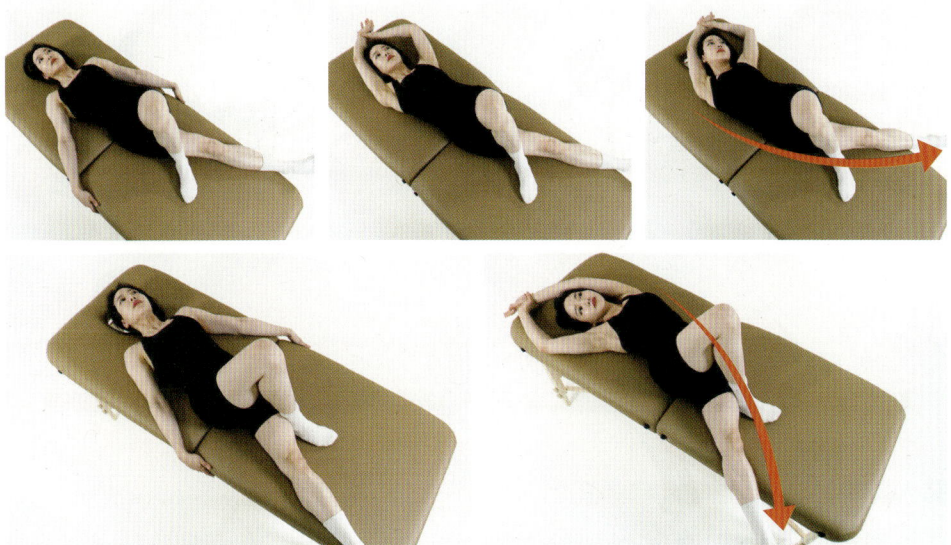

1 시작 자세

1. 베드나 매트 위에 누워 시작합니다. 편안한 자세로 누워서 준비합니다.
2. 왼쪽 다리를 오른쪽 다리 위로 교차시킵니다.
3. 오른다리로 왼다리를 고정합니다.

2 스트레칭 동작

1. 두 팔을 머리 위로 올려서 교차시킵니다.
2. 이때 왼쪽 팔이 오른쪽 팔을 잡고 늘려 스트레칭의 강도를 조절할 수 있습니다.
3. 상체는 최대한 바닥에 붙여 줍니다.
4. 팔을 더 늘려 머리 위로 길게 뻗어줍니다.
5. 이 자세에서 몸의 외측선이 충분히 늘어나는 것을 느낍니다.
6. 15-30초간 스트레칭을 유지합니다.
7. 천천히 원래 자세로 돌아옵니다.

3 주의사항

1. 이 스트레칭은 몸의 측면 근막을 늘려주고, 허리와 골반의 긴장을 풀어주는데 효과적입니다. 스트레칭을 할 때는 천천히 호흡하며 근육의 이완을 느끼는 것이 중요합니다.
2. 반대쪽도 동일하게 반복하여 양쪽 모두 스트레칭을 해줍니다.

X다리

• 나선선

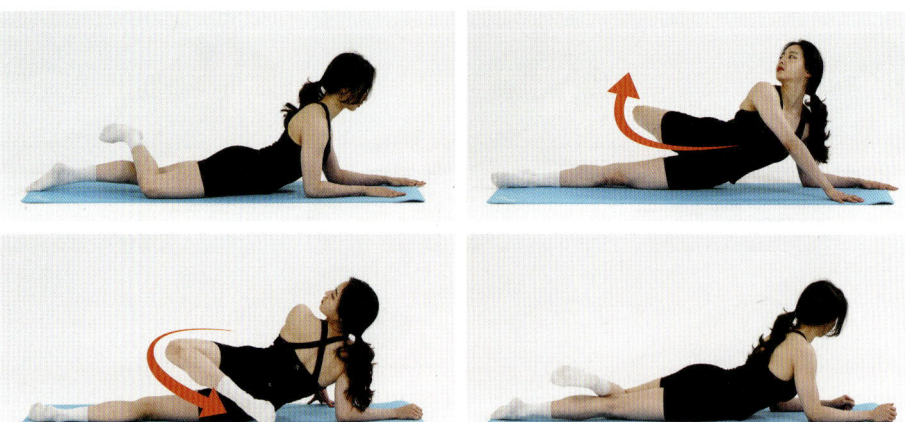

1 시작 자세

1. 매트에 엎드려 팔꿈치를 바닥에 대고 상체를 지탱합니다.
2. 양 다리는 바닥에 편안하게 놓습니다.
3. 한쪽 다리를 무릎을 구부려 위로 들어 올립니다.
4. 이때, 상체는 바닥에 안정적으로 지탱한 상태를 유지합니다.

2 스트레칭 동작

1. 이렇게 준비 자세에서 상체를 반대 방향으로 천천히 돌립니다.
2. 시선은 상체가 돌아가는 방향을 따라갑니다.
3. 팔꿈치는 여전히 바닥에 대고 상체를 지탱합니다.
4. 위로 들어 올린 다리를 반대쪽 다리 위로 넘겨 교차합니다.
5. 무릎을 구부린 상태로 유지합니다.
6. 이 자세를 유지하며 15-30초 동안 깊게 호흡합니다.
7. 스트레칭을 충분히 느끼면서 근육이 이완되는 것을 느낍니다.
8. 천천히 원래 자세로 돌아가 반대쪽도 동일하게 반복합니다. 이 자세를 유지하면서 천천히 호흡합니다.
9. 15-30초 동안 이 자세를 유지하며 근육이 이완되도록 합니다.

3 주의사항

1. 깊고 규칙적인 호흡을 유지합니다. 숨을 참지 않도록 주의합니다.

레퍼런스

Patel, M., & Nelson, R. (2020). Genu Valgum.

Felson, D. T., Niu, J., Gross, K. D., Englund, M., Sharma, L., Cooke, T. D. V., ... & Nevitt, M. C. (2013). Valgus malalignment is a risk factor for lateral knee osteoarthritis incidence and progression: findings from the Multicenter Osteoarthritis Study and the Osteoarthritis Initiative. *Arthritis & Rheumatism, 65*(2), 355-362.

Walker, J. L., Hosseinzadeh, P., White, H., Murr, K., Milbrandt, T. A., Talwalkar, V. J., ... & Muchow, R. (2019). Idiopathic genu valgum and its association with obesity in children and adolescents. *Journal of Pediatric Orthopaedics, 39*(7), 347-352.

11.

반장슬
Back knee

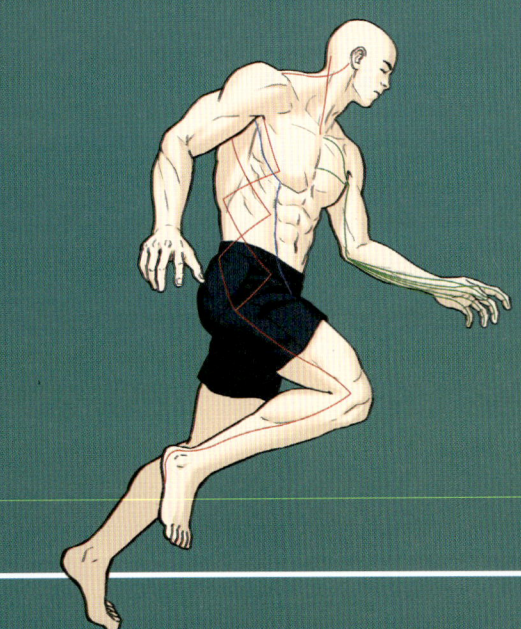

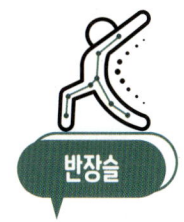

반장슬이란

  Back knee, 전문용어로 '반장슬'이라고 불리는 이 체형은 무릎이 과도하게 뒤로 꺾인 체형을 의미합니다. 정상적인 경우 무릎은 살짝 구부러져 있지만, 반장슬에서는 무릎이 뒤로 과도하게 꺾여 있습니다. 이러한 상태에서는 무릎 안쪽 반월판이 더 빨리 닳고 연골이 얇아지는 것으로 알려져 있습니다. 즉, 장기간 방치하면 무릎연골연화증이나 무릎관절염 등 각종 무릎 질환에 취약해지게 되는 것입니다.

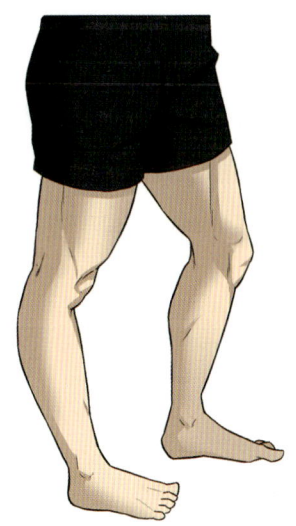

반장슬

반장슬의 원인은 여러 가지가 있으나, 임상적으로 크게 두 가지로 분류할 수 있습니다. 하나는 대퇴골(넙다리뼈)이나 경골(정강뼈)의 길이가 비정상적으로 길어져 나타나는 진짜 반장슬 true genu recurvatum이고, 다른 하나는 근육 불균형으로 인해 다리가 회전되면서 나타나는 가짜 반장슬 pseudo genu recurvatum, Back knee입니다. 진짜 반장슬과 가짜 반장슬은 다음과 같은 세 가지 차이점이 있습니다.

1 | 뼈의 높이 차이

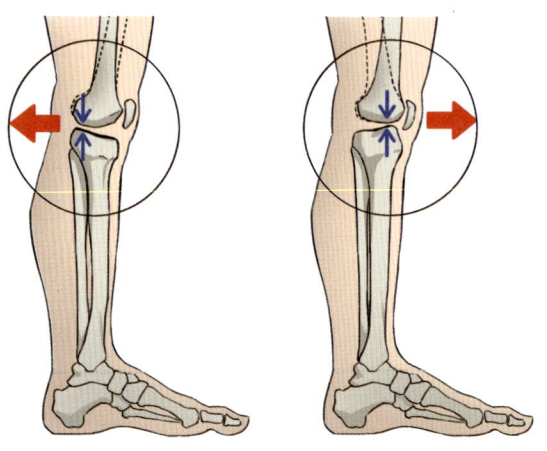

왼쪽 그림은 경골의 뒤쪽 부위가 높아서 무릎이 펴지려는 관성이 발생하며,
오른쪽 그림은 앞쪽 부위가 높아서 무릎이 굽혀지려는 관성이 발생한다.

가짜 반장슬의 경우, 오른쪽 그림처럼 경골(정강뼈) 앞쪽 부분이 더 높은 덕분에 무릎이 굽혀지는 관성이 발생하는 반면, 진짜 반장슬이 있는 경우 왼쪽 그림처럼 뒤쪽 부분이 더 높은 덕분에 무릎이 펴지려는 관성이 발생합니다. 다시 말해서, 진짜 반장슬이 있는 경우 내 의지와 상관없이 자연스럽게 무릎이 펴지게 되는 것입니다.

2 | 뼈의 휘어진 형태

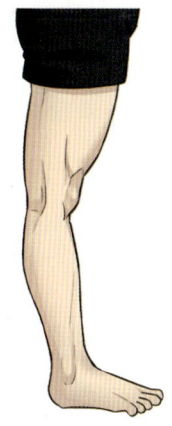 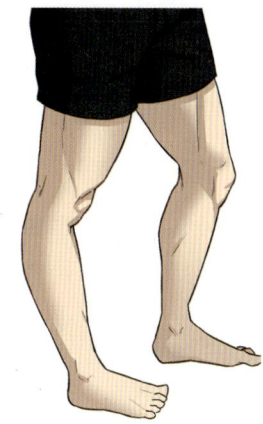

왼쪽: 가짜, 오른쪽: 진짜

가짜 반장슬의 경우, 옆에서 봤을 때 마치 바나나처럼 휘어진 형태를 띄는 반면, 진짜 반장슬의 경우 오른쪽 그림처럼 뼈가 꺾인 것 같은 급격한 형태의 각도를 보입니다.

3 | 골격의 회전 패턴

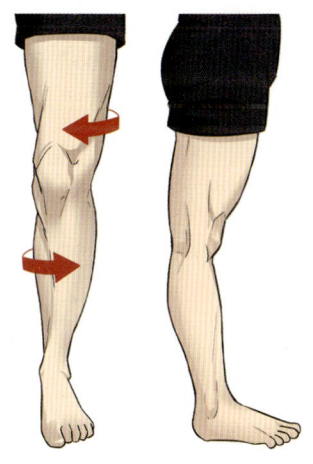 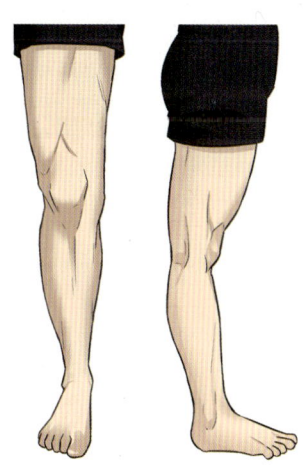

왼쪽: 가짜, 오른쪽: 진짜

마지막으로 가짜 반장슬의 경우, 대퇴골(넙다리뼈)은 안쪽으로 회전되고, 경골(정강뼈)은 바깥쪽으로 회전되는 패턴을 보입니다. 즉, 고관절의 불안정성 혹은 근육 불균형과 밀접한 관련이 있음을 의미합니다.

반면, 진짜 반장슬의 경우 대퇴골(넙다리뼈)이나 경골(정강뼈)이 회전되지 않고 정면을 향하는 것이 특징입니다. 즉, 근육 불균형이 아니라 뼈 자체가 틀어진 체형이라는 것을 유추할 수 있습니다.

위 내용을 한 번 정리해보겠습니다. 가짜 반장슬은 발이 정면을 향할 때 무릎이 뒤로 꺾였다가, 발을 바깥쪽으로 돌려주면 반장슬이 사라지는 체형입니다. 이는 무릎 자체가 변형된 것이 아니라 고관절의 회전에 의해 '반장슬처럼 보이는' 상태를 의미합니다.

이러한 현상은 가짜 반장슬 메커니즘을 통해 쉽게 이해할 수 있습니다. 가짜 반장슬은 무릎의 스크류홈 기전Screw-Home Mechanism에 의해 나타납니다. 스크류홈 기전은 무릎 위쪽과 아래쪽이 서로 반대방향으로 돌아가는 기전으로, 무릎이 풀리지 않도록 조금 더 단단하게 맞물려서 무릎의 안정성을 높여주는 기전입니다.

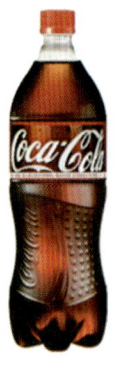 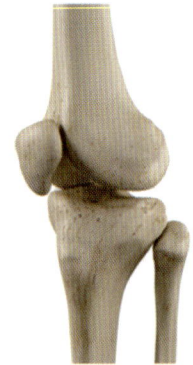

예를 들어, 콜라 병의 뚜껑을 열 때 왼쪽으로 돌리면 열리고, 오른쪽으로 돌리면 더 강하게 맞물리는 것과 유사합니다.

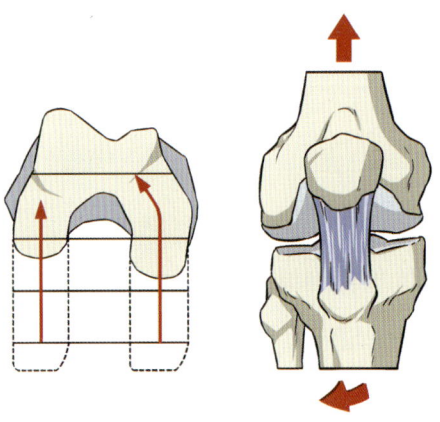

스크류홈 기전이 발생하면 무릎 위쪽은 안쪽으로, 무릎 아래쪽은 바깥쪽으로 돌아가게 됩니다. 다시 말해서 무릎이 불안정한 경우, 이를 보완하기 위해 스크류홈 기전이 발동되면서, 가짜 반장슬이 나타나게 되는 것입니다.

그래서 무릎이 안쪽을 향하고, 고관절을 외회전 시켜줬을 때 반장슬이 완화되는 게 확인된다면, 이는 스크류홈 기전에 의한 가짜 반장슬임을 의미하며, 이 경우 교정 운동이나 스트레칭을 통해 충분히 교정할 수 있습니다.

반면, 무릎이 정면을 향하고 고관절을 외회전 시켜음에도 불구하고 무릎이 그대로 있다면, 이는 뼈 자체의 문제에 의한 진짜 반장슬임을 의미하며, 이 경우 교정에 매우 신중하게 접근해야 합니다.

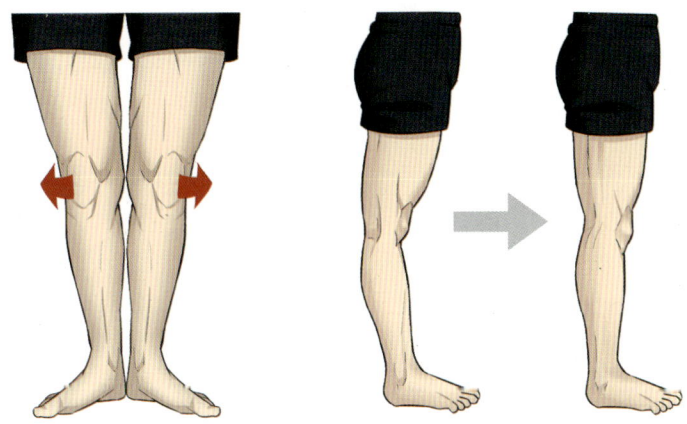

고관절을 외회전 시키면, 다리가 정상 체형으로 다시 구부러지게 된다. 오른쪽 그림

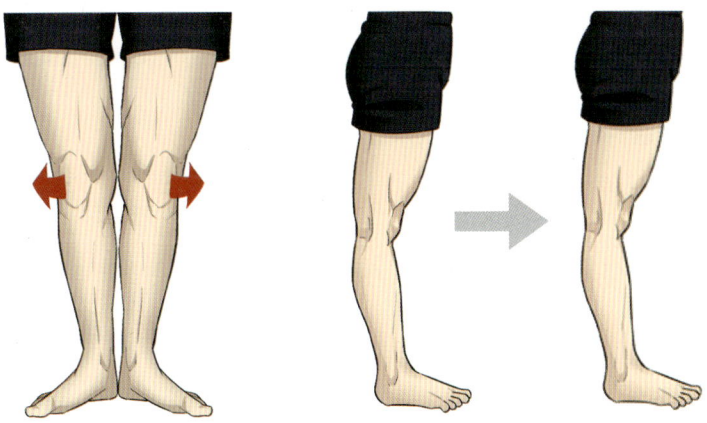

고관절을 외회전 시켜도, 무릎이 과도하게 펴진 반장슬이 유지된다. 오른쪽 그림

요약하자면, 반장슬은 무릎이 과도하게 뒤로 꺾인 체형으로, 진짜 반장슬과 가짜 반장슬로 나뉩니다. 진짜 반장슬은 뼈 자체의 문제로 수술이 필요하지만, 가짜 반장슬은 주로 고관절의 회전 문제나 근육 불균형 문제로, 운동이나 스트레칭 등으로 교정이 가능하므로 정확한 구분이 필요합니다.

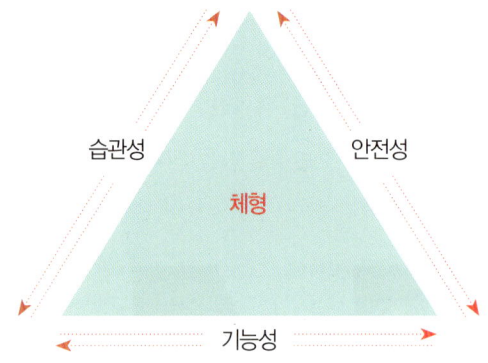

체형의 틀어짐은 대부분 크게 세 가지 원인에 의해 발생하기 때문에, 이를 모두 고려하여 교정할 필요가 있습니다. 가장 먼저 습관성 원인부터 살펴보겠습니다.

반장슬의 원인 1 　습관성

반장슬의 원인은 습관성, 안정성, 기능성의 세 가지로 크게 구성됩니다. 이들 각각의 원인은 서로 상호작용하며 영향을 미치기 때문에, 동시에 개선하는 것이 예방과 교정 측면에서 훨씬 효과적입니다. 반장슬을 유발하는 습관은 무릎 근육이 약해져 무릎이 불안정해지는 습관이라고 할 수 있으며, 이는 크게 두 가지 유형으로 나뉩니다.

1 | 장시간 좌식 생활

반장슬의 핵심은 무릎 근육에 힘이 빠져 체중을 무릎 관절에 의존하게 되는 현상입니다. 이는 장시간 좌식 생활로 인해 하체 근육이 약해지면서 나타날 수 있습니다. 연구에 따르면, 좌식 생활은 근육 활동이 거의 필요하지 않아 근육의 경직도가 증가할 뿐만 아니라, 대사 능력이 줄어들어 혈류 감소, 산소 공급 감소, 염증 조절 능력 악화 등으로 이어지는 것으로 보고 되었습니다.

이렇게 근육의 경직도가 증가하고 대사 능력이 감소하면, 자연스럽게 근육의 운동 능력도 감소하여 하체 근육이 체중을 온전히 지탱할 수 없게 됩니다. 즉, 장시간 좌식 생활로 인해 경직되고 약화된 하체 근육이 무릎의 불안정성을 유도하고, 무릎 불안정성을 보완하기 위해 끊임없이 스크류홈 기전Screw-Home Mechanism이 발생하게 됩니다. 이러한 상태를 장시간 유지하면 스크류홈 기전이 점점 고착화되어 결국 반장슬 체형이 나타나게 됩니다.

따라서 반장슬이 있는 경우, 좌식 생활을 줄이고 하체 근육을 충분히 강화시켜 무릎의 불안정성으로 인한 스크류홈 기전이 나타나지 않도록 하는 것이 좋습니다.

2 | 팔짱 끼고 선 자세

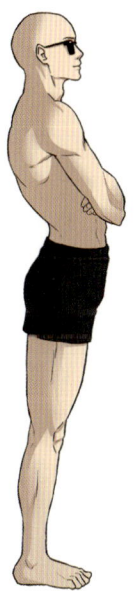

반장슬의 핵심은 무릎 근육에 힘이 빠져 체중을 무릎 관절에 의존하게 되는 현상입니다. 이는 팔짱 낀 자세에서 흔히 나타날 수 있습니다. 팔짱 낀 자세는 매우 편한데, 그 이유는 체중을 전부 무릎 관절과 고관절 앞쪽 인대에 싣기 때문입니다.

원래라면 무릎은 살짝 구부러진 상태에서, 하체는 허벅지 근육이, 상체는 허리 근육이 체중을 지탱하게 됩니다. 그러나 장시간 서 있거나 보다 편안하게 서 있기 위해서 허벅지 근육이나 허리 근육 대신 무릎 관절과 고관절 인대를 이용하여 서 있게 됩니다. 이러한 자세를 장시간 유지하면, 무릎 관절에 체중을 기대는 것이 점점 습관화되어 결국 반장슬 체형으로 고착화됩니다.

이를 근본적으로 해결하기 위해서는, 허벅지 근육의 근력을 강화하고, 허리와 고관절의 안정성을 높여 체중을 인대에 실어버리게 만드는 근본적 원인을 제거하는 것이 방법입니다.

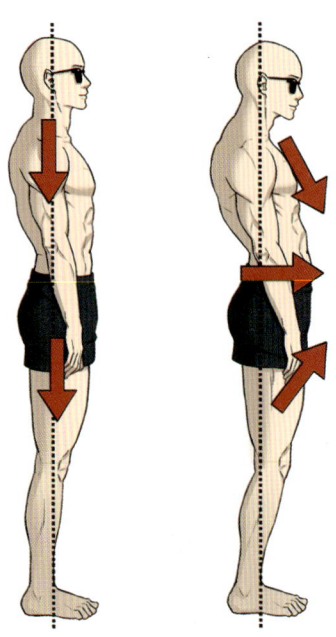

반장슬의 원인 2 안정성

무릎이 불안정한 경우, 무릎을 고정해주는 슬와근(오금근) 대신, 대퇴근막장근(넙다리근막긴장근)이나 비복근(장딴지근) 같은 표면부 근육들이 보상적으로 긴장하게 되어 반장슬이 나타날 수 있습니다. 따라서 무릎 주변 근육이 제 기능을 발휘할 수 있도록 강화하여 이러한 근육 불균형이 발생하지 않도록 해야 합니다.

무릎 안정성에 핵심적인 역할을 수행하는 근육은 슬와근(오금근)으로, 무릎 가장 깊숙한 곳에 부착되어 무릎을 안정화시켜주는 역할을 합니다.

반장슬의 원인 3 기능성

가짜 반장슬이 있는 사람들은 무릎 관절에 체중을 의존하는 방식에 적응된 상태로, 무릎이 과도하게 펴진 상태를 정상으로 인식하게 됩니다. 이러한 비정상적인 적응 상태는 3가지 단계에 걸친 기능적 통합을 통해 교정할 수 있습니다.

1단계 | 반장슬 체형의 근막경선 이해하기

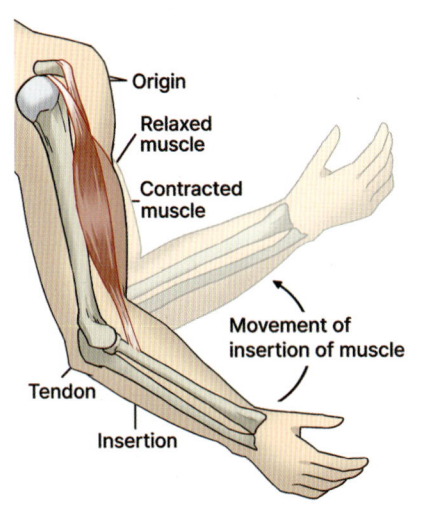

일반적으로 근육은 정지 지점^{Insertion}에서 기시 지점^{Origin} 방향으로 수축합니다. 과사용으로 인해 긴장이 나타나는 근육들은 정지 지점에서 기시 방향으로 긴장성을 띠게 됩니다. 이러한 긴장성은 특정 근막경선을 당기는 동력을 제공하므로, 과사용으로 긴장된 근육을 살펴보면 근막경선이 어떤 방향으로 당겨지는지 추측할 수 있습니다.

가짜 반장슬의 근육 불균형

• **과사용 근육**

가짜 반장슬이 있는 경우 대퇴근막장근(넙다리근막긴장근), 비복근(장딴지근)은 과사용되는 경우가 많습니다.

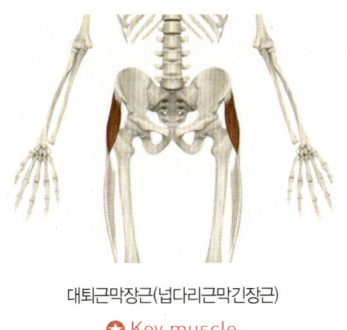

대퇴근막장근(넙다리근막긴장근)
⭐ Key muscle

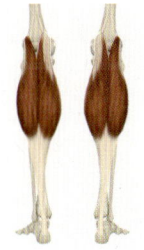

비복근(장딴지근)
⭐ Key muscle

• 약화된 근육

대퇴사두근(넙다리네갈래근), 슬와근(오금근), 중둔근(중간볼기근), 대둔근(큰볼기근), 가자미근은 약해져 있는 경우가 많습니다.

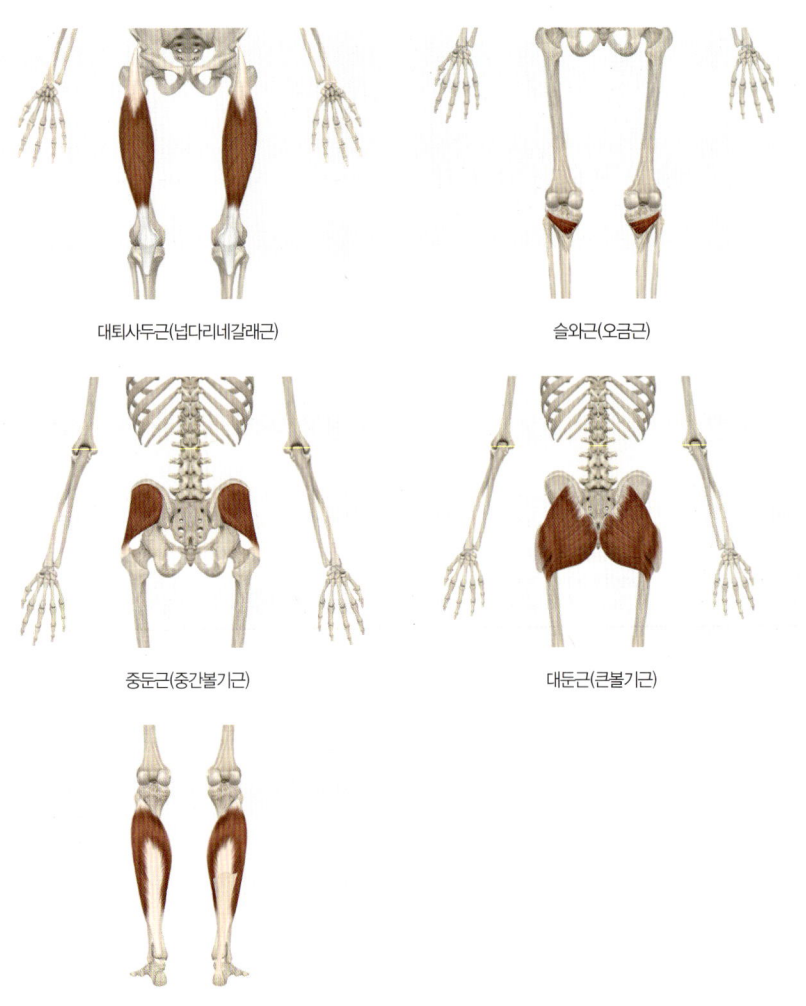

대퇴사두근(넙다리네갈래근)   슬와근(오금근)

중둔근(중간볼기근)   대둔근(큰볼기근)

가자미근(넙치근)

가짜 반장슬이 있는 경우 근육의 기시 방향으로 당겨지는 근막경선

- **외측선**

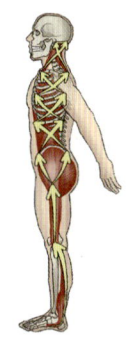 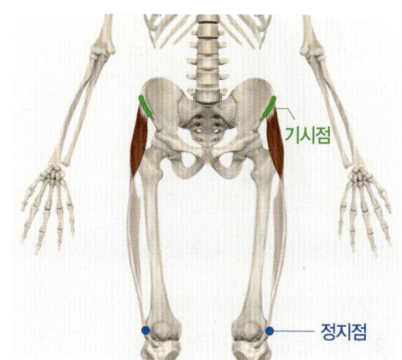

주요 과사용 근육1 – 대퇴근막장근(넙다리근막긴장근) 〈기시 방향으로 당겨짐〉

· **기시점:** 골반
· **정지점:** 경골(정강뼈)

» 반장슬이 있는 경우 대퇴근막장근(넙다리근막긴장근)이 주로 긴장되며 외측선이 설상골(발목뼈)에서 골반 방향으로 당겨지게 된다.

- **나선선**

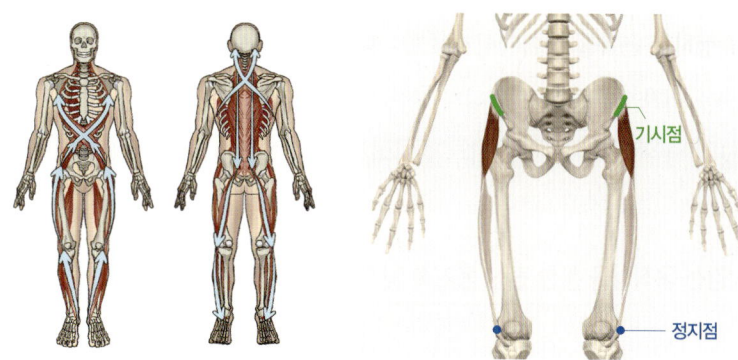

주요 과사용 근육2 – 대퇴근막장근(넙다리근막긴장근) 〈기시 방향으로 당겨짐〉

· **기시점:** 골반
· **정지점:** 경골(정강뼈)

» 반장슬이 있는 경우 대퇴근막장근(넙다리근막긴장근)이 주로 긴장되며 나선선이 설상골(발목뼈)에서 골반 방향으로 당겨지게 된다.

• 표면후방선

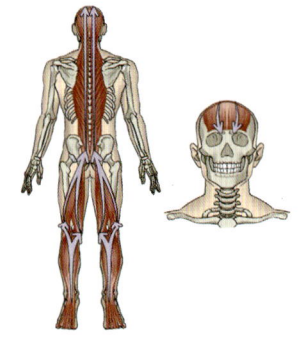
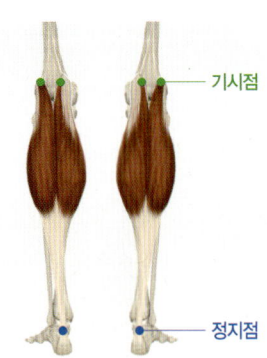

- 기시점
- 정지점

주요 과사용 근육3 – 비복근(장딴지근) 〈기시 방향으로 당겨짐〉

· 기시점: 대퇴골(넙다리뼈)
· 정지점: 종골(발꿈치뼈)

» 반장슬이 있는 경우 비복근이 주로 긴장되며 표면후방선이 종골(발꿈치뼈)에서 대퇴골(넙다리뼈) 방향으로 당겨지게 된다.

2단계 | 근육 자극을 통한 올바른 평형 상태(Balance Equilibrium State) 생성

반장슬 체형에서 각 근막경선이 어떻게 긴장되어 있는지 파악했다면, 두 번째 단계로 과사용성 긴장이 발생하는 근육들을 이완시켜야 합니다. 즉 대퇴근막장 근(넙다리근막긴장근), 비복근(장딴지근)을 이완시켜 주는 것입니다. 이렇게 긴장된 근육들을 이완시키면 일시적으로 올바른 평형 상태Balance Equilibrium State를 이루게 되며, 자세도 이전보다 훨씬 개선됩니다.

3단계 | 근막경선 움직임을 통한 전신 동기화 및 기능적 연결

마지막 단계로, 올바른 몸 상태가 단순히 자극된 부위에만 국한되지 않고 전신으로 동기화Synchronization 될 수 있도록, 체형과 연결된 근막경선 경로를 따라 움직임을 만들어 주어 기능적 연결Integration을 해주는 과정이 필요합니다.

이는 과사용으로 인해 당겨진 방향의 반대 방향으로 움직임을 유도하는 것을 의미합니다. 이를 통해 각 근육들의 기능이 서로 유기적으로 통합될 수 있으며, 일시적인 효과가 아닌 지속 가능한 형태로 이어질 수 있게 됩니다.

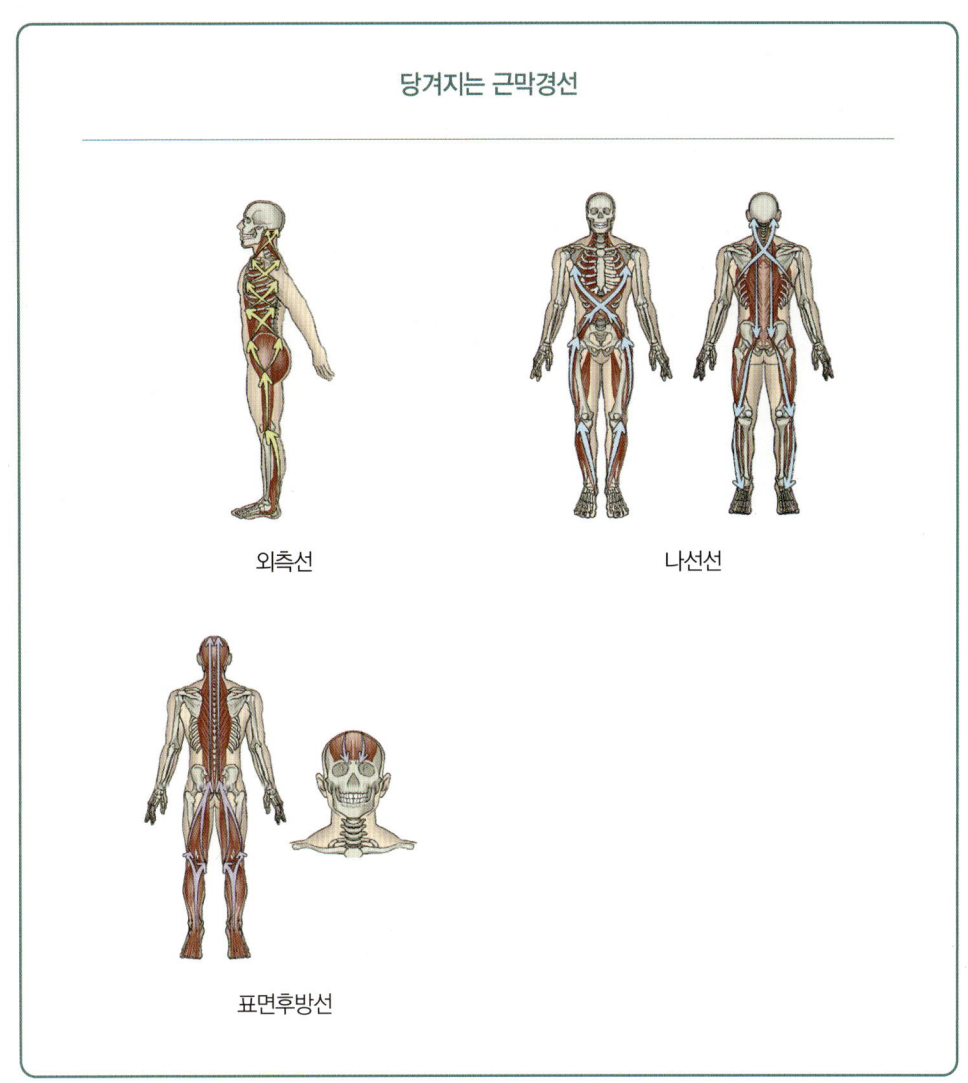

당겨지는 근막경선

외측선

나선선

표면후방선

체형 평가

체형 평가는 크게 3가지 유형으로 분류할 수 있습니다.

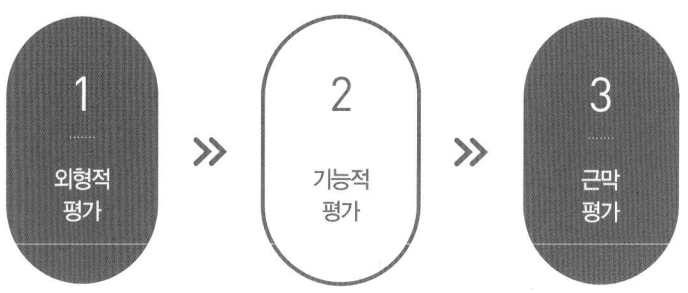

3가지 평가에서 모두 양성 반응이 의심된다면, 매우 높은 확률로 반장슬 체형이라고 볼 수 있습니다.

외형적 평가

외형적 평가는, 바른 자세로 편하게 섰을 때 무릎에서 반장슬 체형이 나타나는지 보는 것입니다.

진단   반장슬 진단

정확한 평가는 교정 과정에 있어서 첫 단추나 다름없다. 평가가 명확하지 못하면 교정 효과가 매우 떨어지기 때문에 가급적이면 여러가지 방법으로 교차검증하는 게 좋다.

※ 여기서 말하는 교차검증은, X-ray 상에서 회전근개 파열이라는 결과가 나왔다고 해도 그 결과를 보고 확신하는 게 아니라 이학적 검사(Special test), 병력(History)등의 결과를 비교해서 결과의 신뢰성을 높이라는 뜻이다.(완벽한 검사는 없다.) 정확한 평가를 위해서는 교차검증을 하는 게 좋다!

평가   무릎 모양 확인하기

반장슬이 있는 사람들은 무릎이 과도하게 펴져 있는 경향이 있다.(정상적인 경우, 왼측 그림처럼 무릎이 약간 구부려져 있다) 그래서 옆모습을 촬영하고 골반 중앙에서부터 발목까지 선을 그었을 때, 골반 중앙 선보다 무릎이 뒤쪽에 위치한 경우 반장슬일 가능성이 높다.

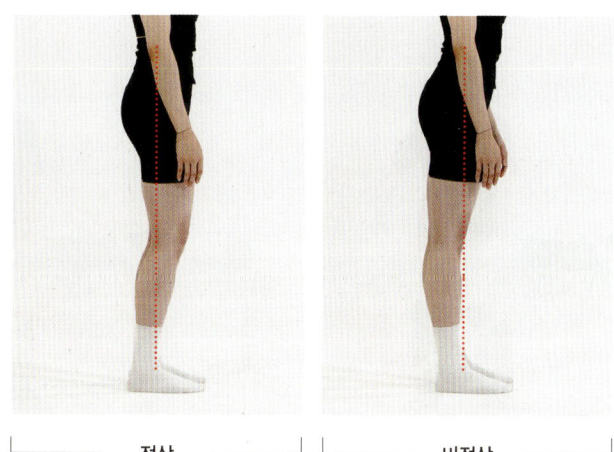

정상   비정상

기능적 평가

기능적 평가는, 무릎이나 발목의 움직임이 반장슬과 연관되어 있는지를 보는 것입니다. 만약 움직임에서 반장슬 패턴이 발견된다면, 반장슬일 가능성이 높습니다.

평가 | 무릎 과신전 유발

방법 검사자는 대상자의 대퇴골을 한쪽 손으로 잡아서 아래쪽으로 고정하고 반대쪽 손으로 대상자의 엄지발가락을 잡아서 들어 올린다.

목적 반장슬(Genu recurvatum)검사

양성 반응 경골(Tibial bone)이 위로 들리고 무릎이 뒤로 꺾이는 증상이 나타난다면, 반장슬일 가능성이 높다.

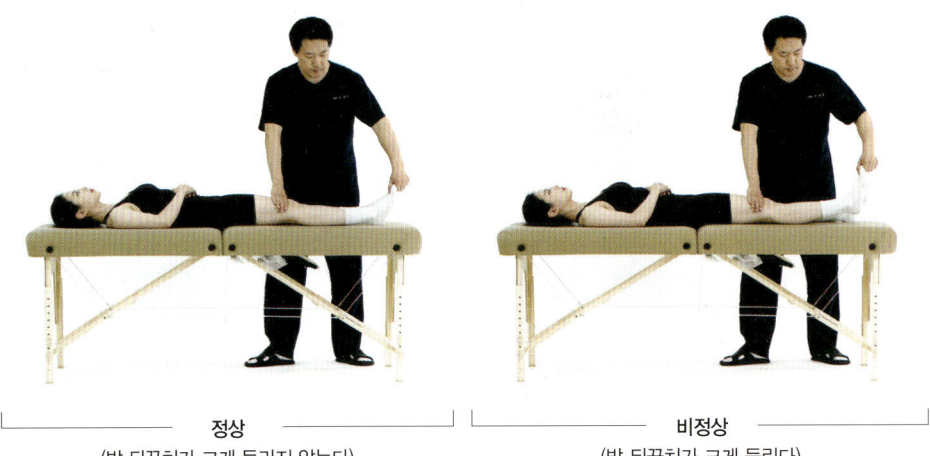

정상
(발 뒤꿈치가 크게 들리지 않는다)

비정상
(발 뒤꿈치가 크게 들린다)

근막 평가

근막 평가는, 반장슬이 있는 경우 아래쪽으로 당겨지는 근막들이 실제로 아래쪽으로 당겨져 있는지 확인하는 것입니다. 당겨진 근막경선이 많을수록, 반장슬 체형 또한 더욱 심할 가능성이 높습니다.

 아래 근막 스트레칭을 수행할 때, 해당 근막평가에서 양성 반응이 나타난 근막에 한해서 스트레칭을 수행하는 게 좋습니다!

반장슬이 있는경우 당겨지는 근막경선

평가1 외측선

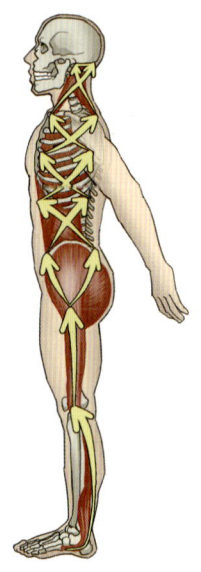

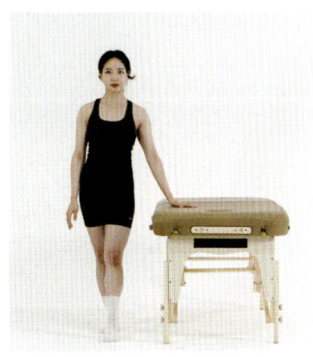 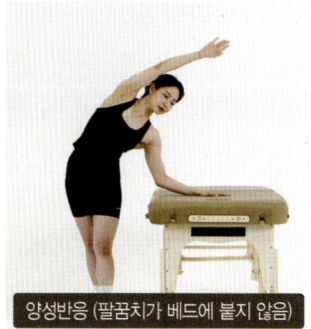 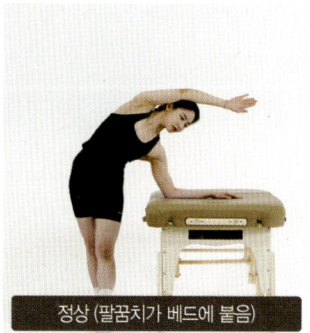

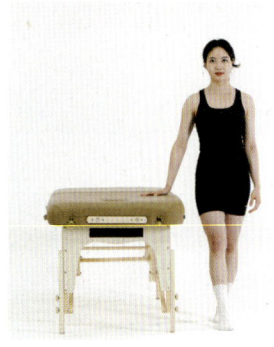 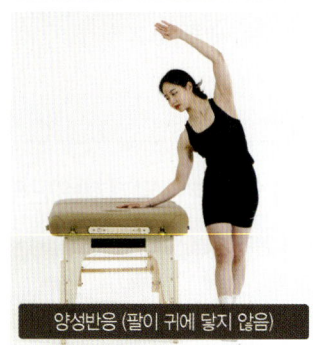 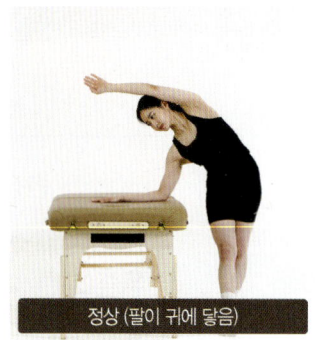

1 시작 자세

1. 의자 옆에 서서 한 손은 의자 또는 베드를 가볍게 잡습니다.
2. 다리를 교차하여 시작합니다. 테스트 하고자 하는 외측선의 발이 뒤로 가도록 합니다.

2 진행 방법

1. 테스트하고자 하는 외측선 쪽 손을 머리 위로 올리고 몸을 측면으로 기울입니다.
2. 이때 상체를 가능한 한 멀리 측면으로 기울여 스트레칭 효과를 최대화합니다.
3. 반대쪽도 동일하게 반복합니다.

3 양성 기준

1. 외측선 주행 근육의 긴장
2. 팔꿈치가 베드에 붙지 않고 떨어질 정도로 적게 내려가는 경우 양성 반응으로 판단합니다. (이 때 골반은 과도하게 빠지지 않은 상태로 중립을 유지하고 있어야 합니다)

평가2 나선선

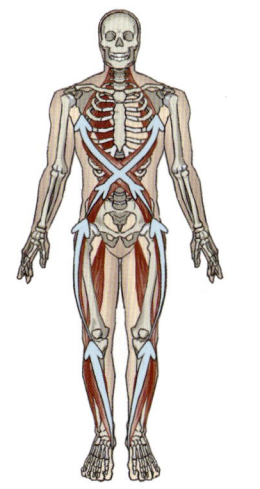
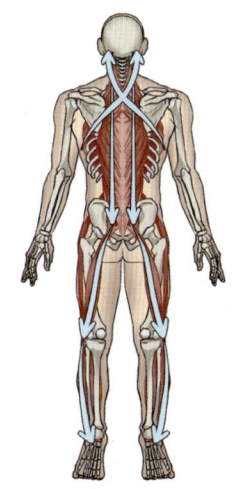

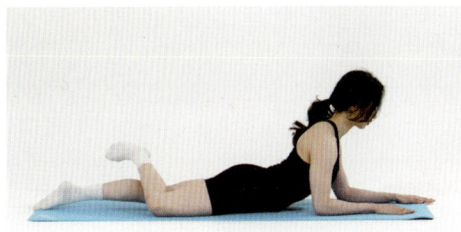
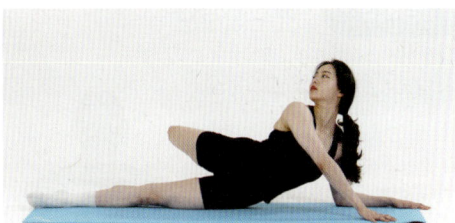
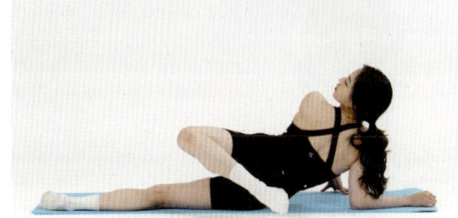
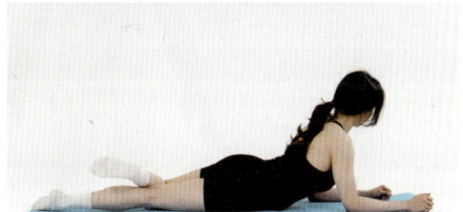

1 시작 자세

1. 매트에 엎드려 팔꿈치를 바닥에 대고 상체를 지탱합니다.
2. 양 다리는 바닥에 편안하게 놓습니다.
3. 한쪽 다리를 무릎을 구부려 위로 들어 올립니다.
4. 이때, 상체는 바닥에 안정적으로 지탱한 상태를 유지합니다.

2 진행 방법

1. 이렇게 준비 자세에서 상체를 반대 방향으로 천천히 돌립니다.
2. 시선은 상체가 돌아가는 방향을 따라갑니다.
3. 팔꿈치는 여전히 바닥에 대고 상체를 지탱합니다.
4. 위로 들어 올린 다리를 반대쪽 다리 위로 넘겨 교차합니다.
5. 무릎을 구부린 상태로 유지합니다.
6. 반대쪽도 동일하게 반복합니다.

3 양성 기준

1. 다리를 뒤로 넘길 때, 손이 바닥에서 떨어지는 경우, 양성 반응으로 판단합니다.
2. 다리를 뒤로 넘길 때, 허리에 힘이 풀리고 과도하게 꺾이는 경우, 양성 반응으로 판단합니다.

평가3 표면후방선

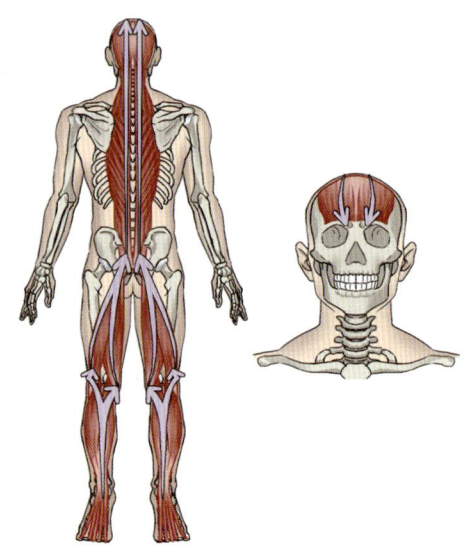

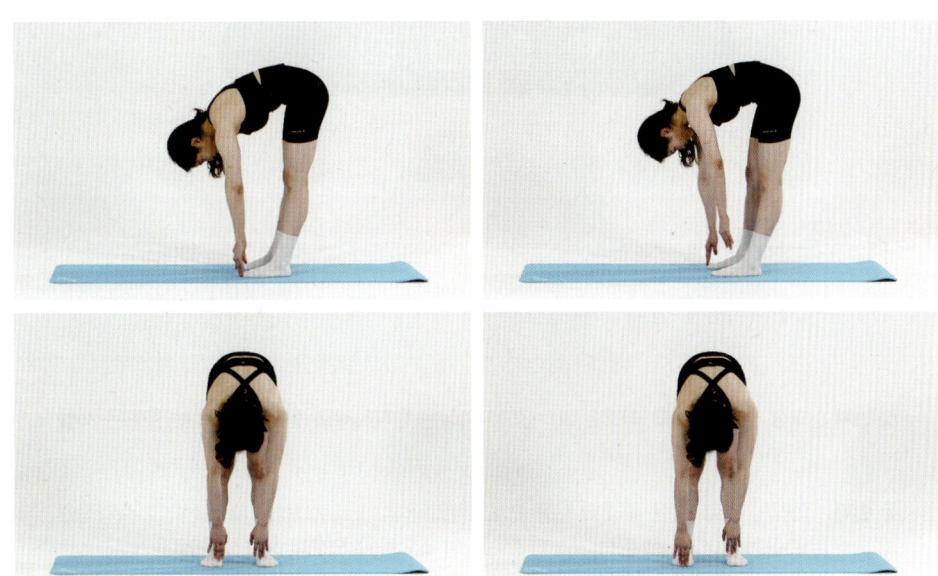

1 시작 자세

1. 대상자는 양 발을 골반 너비로 벌리고 바르게 서서 시작합니다.
2. 양 팔은 쭉 뻗어 몸통 앞에 자연스럽게 내립니다.

2 진행 방법

1. 피검자는 천천히 상체를 앞으로 굽히며 손가락 끝이 발가락에 닿도록 노력합니다.

3 양성 기준

1. 상체를 굽혔을 때 한 쪽 손이 더욱 많이 내려가고, 상체가 회전되는 경우 양성 반응으로 판단합니다.
2. 상체를 굽혔을 때 양 손이 바닥에서 15cm 이상 떨어져 있는 경우 양성 반응으로 판단합니다.

체 형 교 정

반장슬 교정 운동법

시작하기 앞서 주의사항을 알려 드리겠습니다.

첫 번째 교정 운동을 할 때 최소한 20~30분 이상은 투자하세요. 짧고 굵게 하는 운동은 재활 운동이 될 수 없습니다.

두 번째 아래의 프로그램은 주 2회 운동 프로그램입니다. 이 프로그램을 따라 한다고 즉각적으로 몸이 좋아지지는 않습니다. 다소 시간이 소요될 수 있으니 참고하세요.

세 번째 이 프로그램은 몸의 한계를 뛰어넘기 위한 프로그램이 아닙니다. 이 운동을 하는 동안 통증을 호소해서는 안 되니 만약 통증이 있다면 반드시 전문가의 상담을 받도록 합니다.

체형 교정은 크게 2단계로 구성됩니다.

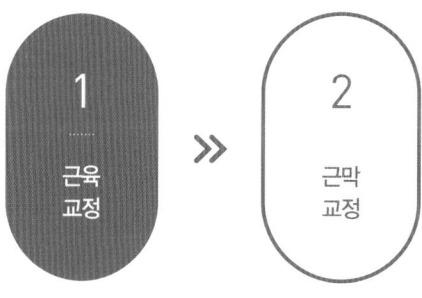

> **1단계** 근육 교정

　반장슬이 있는 경우 대퇴근막장근(넙다리근막긴장근), 비복근(장딴지근)은 과사용성 긴장이 나타나는 반면 대퇴사두근(넙다리네갈래근), 슬와근(오금근), 중둔근(중간볼기근), 대둔근(큰볼기근), 가자미근은 약해져 있는 경우가 많습니다.

　그래서 과사용되어 긴장된 근육들은 이완시켜주고, 약해진 근육들은 다시 활성화 혹은 강화 시켜 줌으로써 신경계로 하여금 정상적인 근육의 긴장도를 조율할 수 있도록 자극해 주는 게 좋습니다.

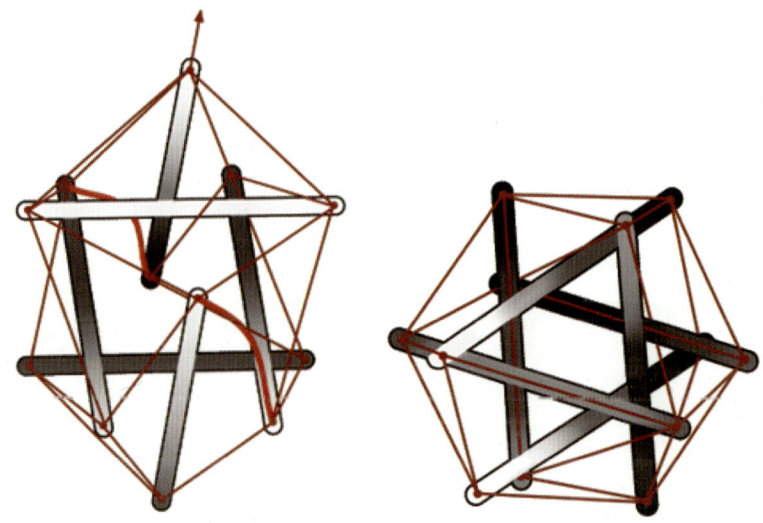

반장슬

> 근육 이완

• 대퇴근막장근(넙다리근막긴장근) 스트레칭

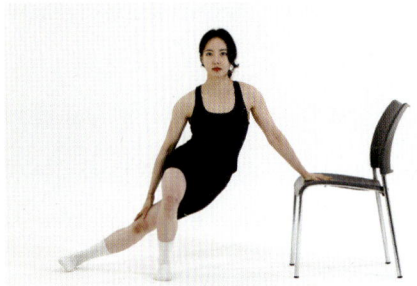 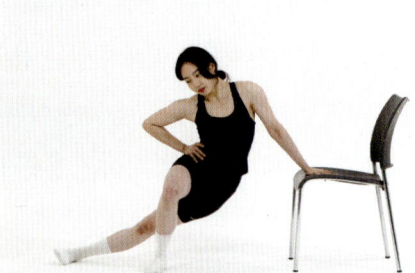

1. 한 손으로 의자를 잡아서 체중을 고정해준 다음, 한쪽 다리는 무릎을 굽혀서 앞쪽에 위치시킵니다.
2. 또한 반대쪽 다리는 무릎을 펴주어 뒤쪽으로 뻗어줍니다.
3. 반대쪽 손은 골반을 잡아서 아래쪽으로 눌러줍니다.
4. 골반 바깥쪽이 늘어나는 느낌에 집중하면서 12초 2세트 반복합니다.

• 비복근(장딴지근)스트레칭

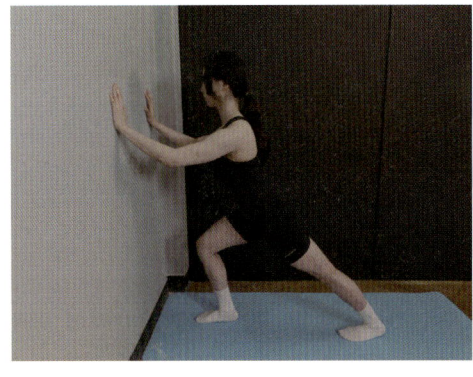 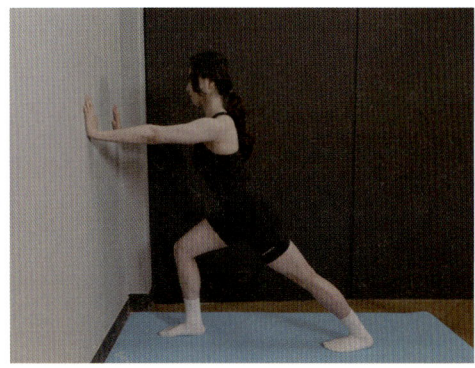

1. 양 발을 앞뒤로 충분히 벌려준 다음, 뒤쪽 무릎은 완전히 펴줍니다.
2. 그리고 양 손으로 벽을 짚어준 다음, 천천히 팔꿈치를 굽혀 몸을 앞으로 이동시킵니다.
3. 이 때 종아리 부위가 늘어나는 느낌에 최대한 집중하고, 12초 유지합니다.
4. 2세트 반복합니다.

활성화 및 강화

무릎이 불안정한 경우, 무릎 안정성을 보강하기 위해 대퇴근막장근(넙다리근막긴장근)이나 비복근(장딴지근)같은 근육들이 보상적으로 긴장하여 불균형 평형상태에 이르게 됩니다. 그래서 무릎 안정성 강화 운동을 통해 우리 몸으로 하여금 보상성 근육 불균형이 나타나지 않도록 해주는 게 좋습니다.

• 슬와근(오금근) 운동

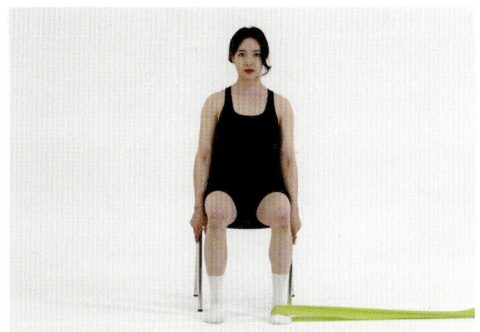 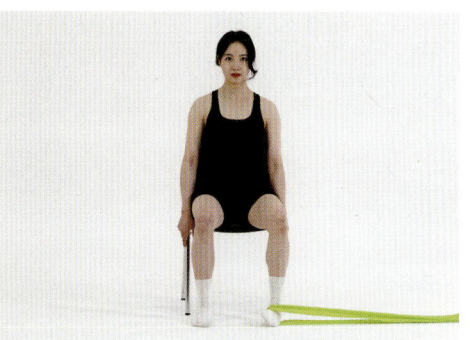

1. 밴드를 벽이나 기둥에 묶어 발목 안쪽이 감싸지도록 하여 고정 시켜준 다음, 천천히 발목을 안쪽으로 회전시켜줍니다.
2. 이 때 무릎 깊숙한 곳에서 힘이 들어오는 느낌에 최대한 집중하며, 12번 반복합니다.

• 대퇴사두(넙다리네갈래근) 운동

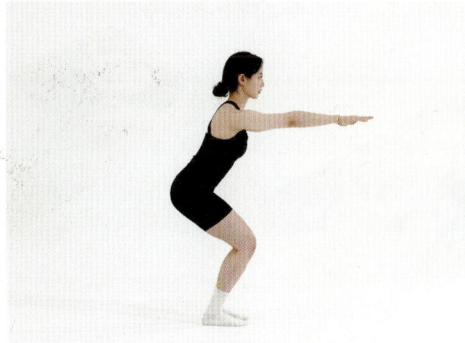

1. 양 발을 어깨 너비로 벌려준 다음, 천천히 무릎과 고관절을 45도 정도 굽혀줍니다.
2. 하프 스쿼트 자세를 10초간 유지하고, 다시 원래 자세로 돌아옵니다.
3. 3번 반복합니다.

2단계 근막 교정

근육의 긴장만 교정하게 되면 다시 재발하기 쉽습니다. 이를 방지하기 위해서는 올바른 몸 상태가 단순히 자극된 부위에만 국한되지 않고 전신으로 동기화Synchronization 될 수 있도록, 체형과 연결된 근막경선 경로를 따라 움직임을 만들어 주어 기능적 연결Integration을 해주는 과정이 필요합니다.

즉, 과사용 긴장으로 인해 지속적으로 당겨지는 방향의 반대쪽으로 움직임을 유도해주는 것입니다. 반장슬이 있는 경우, 외측선, 나선선, 표면후방선이 당겨지게 됩니다. 이렇게 당겨진 방향의 반대쪽으로 움직임을 유도함으로써 정상적인 기능적 통합을 만들어줍니다.

• 외측선
(반장슬이 있는 경우 외측선이 위쪽으로 당겨지며, 스트레칭을 통해 아래쪽으로 당겨준다)

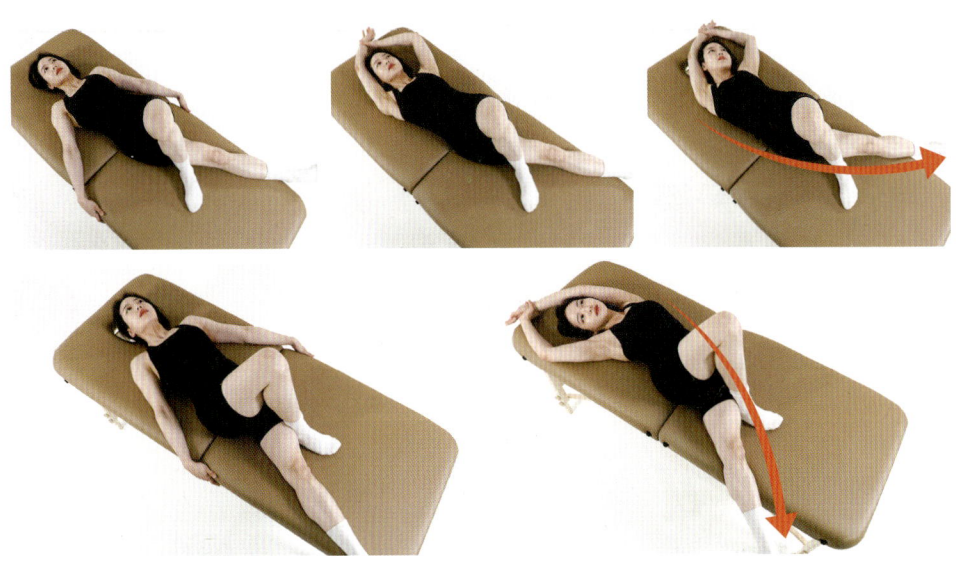

1 시작 자세

1. 베드나 매트 위에 누워 시작합니다. 편안한 자세로 누워서 준비합니다.
2. 왼쪽 다리를 오른쪽 다리 위로 교차시킵니다.
3. 오른다리로 왼다리를 고정합니다.

2 스트레칭 동작

1. 두 팔을 머리 위로 올려서 교차시킵니다.
2. 이때 왼쪽 팔이 오른쪽 팔을 잡고 늘려 스트레칭의 강도를 조절할 수 있습니다.
3. 상체는 최대한 바닥에 붙여 줍니다.
4. 팔을 더 늘려 머리 위로 길게 뻗어줍니다.
5. 이 자세에서 몸의 외측선이 충분히 늘어나는 것을 느낍니다.
6. 15-30초간 스트레칭을 유지합니다.
7. 천천히 원래 자세로 돌아옵니다.

3 주의사항

1. 이 스트레칭은 몸의 측면 근막을 늘려주고, 허리와 골반의 긴장을 풀어주는데 효과적입니다. 스트레칭을 할 때는 천천히 호흡하며 근육의 이완을 느끼는 것이 중요합니다.
2. 반대쪽도 동일하게 반복하여 양쪽 모두 스트레칭을 해줍니다.

반장슬

• 나선선

(반장슬이 있는 경우 나선선이 위쪽으로 당겨지며, 스트레칭을 통해 아래쪽으로 당겨준다)

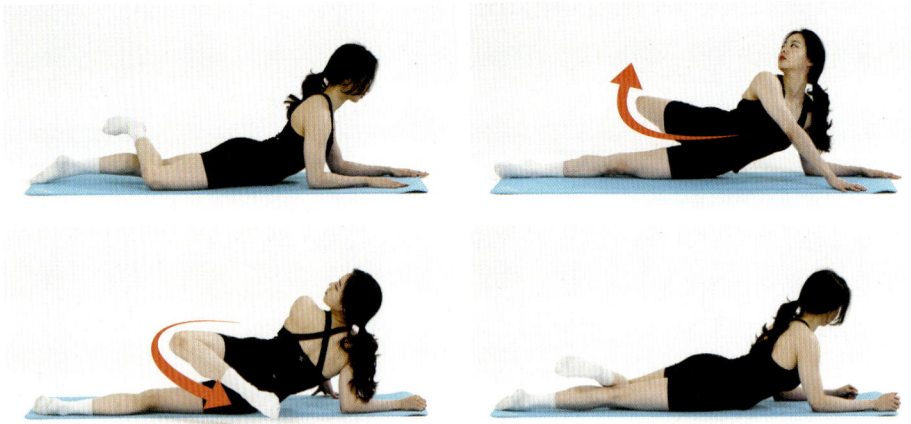

1 시작 자세

1. 매트에 엎드려 팔꿈치를 바닥에 대고 상체를 지탱합니다.
2. 양 다리는 바닥에 편안하게 놓습니다.
3. 한쪽 다리를 무릎을 구부려 위로 들어 올립니다.
4. 이때, 상체는 바닥에 안정적으로 지탱한 상태를 유지합니다.

2 스트레칭 동작

1. 이렇게 준비 자세에서 상체를 반대 방향으로 천천히 돌립니다.
2. 시선은 상체가 돌아가는 방향을 따라갑니다.
3. 팔꿈치는 여전히 바닥에 대고 상체를 지탱합니다.
4. 위로 들어 올린 다리를 반대쪽 다리 위로 넘겨 교차합니다.
5. 무릎을 구부린 상태로 유지합니다.
6. 이 자세를 유지하며 15-30초 동안 깊게 호흡합니다.
7. 스트레칭을 충분히 느끼면서 근육이 이완되는 것을 느낍니다.
8. 천천히 원래 자세로 돌아가 반대쪽도 동일하게 반복합니다. 이 자세를 유지하면서 천천히 호흡합니다.
9. 15-30초 동안 이 자세를 유지하며 근육이 이완되도록 합니다.

3 주의사항

1. 깊고 규칙적인 호흡을 유지합니다. 숨을 참지 않도록 주의합니다.

• 표면후방선

(반장슬이 있는 경우 표면후방선이 위쪽으로 당겨지며, 스트레칭을 통해 아래쪽으로 당겨준다)

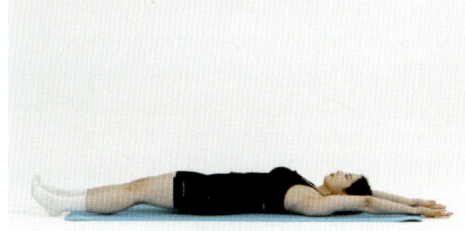 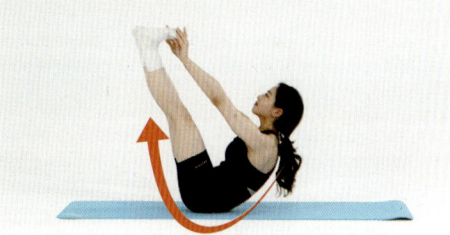

1 시작 자세

1. 매트 위에 편하게 등을 대고 눕습니다.
2. 양팔은 머리 위로 길게 뻗습니다.
3. 다리는 편안하게 펴줍니다.

2 스트레칭 동작

1. 숨을 깊게 들이마시며 두 다리를 천천히 들어올립니다.
2. 동시에 두 팔을 앞으로 내려와 손으로 발을 잡습니다.
3. 몸을 최대한 "V"자 형태로 만듭니다. 이때 복부에 힘을 주어 몸의 중심을 잡습니다.
4. 가능한 한 이 자세를 유지하며 호흡을 안정시킵니다.
5. 천천히 원래 자세로 돌아갑니다.
6. 이 스트레칭 동작을 3~5회 반복합니다.
7. 각 동작 사이에 충분히 휴식을 취합니다.

3 주의사항

1. 스트레칭 중에 허리가 아프거나 불편하면 즉시 동작을 멈추세요.
2. 무리하게 다리를 들어올리거나 상체를 굽히지 않도록 합니다.

레퍼런스

Li, W., Li, Y., Gao, Q., Liu, J., Wen, Q., Jia, S., ... & Gong, W. (2022). Change in knee cartilage components in stroke patients with genu recurvatum analysed by zero TE MR imaging. *Scientific reports, 12*(1), 3751.

Kett, A. R., & Sichting, F. (2020). Sedentary behaviour at work increases muscle stiffness of the back: Why roller massage has potential as an active break intervention. *Applied ergonomics, 82*, 102947.

McGill, S. M., Hughson, R. L., & Parks, K. (2000). Lumbar erector spinae oxygenation during prolonged contractions: implications for prolonged work. *Ergonomics, 43*(4), 486-493.

Valachi, B., & Valachi, K. (2003). Mechanisms leading to musculoskeletal disorders in dentistry. *The Journal of the American Dental Association, 134*(10), 1344-1350.

Kell, R. T., & Bhambhani, Y. (2008). Relationship between erector spinae muscle oxygenation via in vivo near infrared spectroscopy and static endurance time in healthy males. *European journal of applied physiology, 102*(2), 243-250.

부록

11가지 근막경선의 주행경로

표면전방선

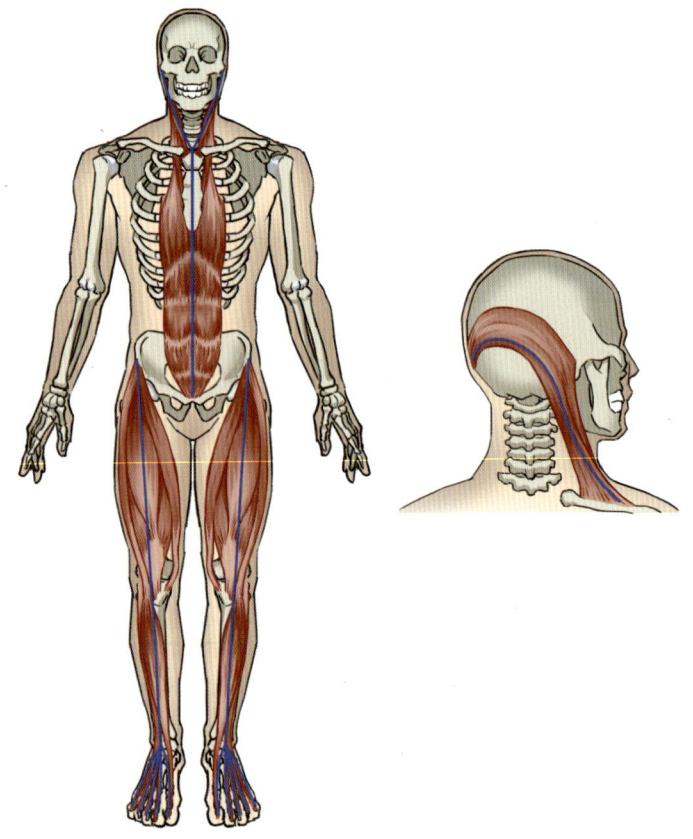

표면전방선 주행경로

- 두피근막(두피널힘줄)
- 흉쇄유돌근(목빗근)
- 흉골근(복장근)
- 복직근(배곧은근)
- 대퇴사두근(넙다리네갈래근)
- 슬개건(무릎 힘줄)
- 전경골근/장지신근/단지신근(앞정강근, 긴발가락폄근, 짧은발가락폄근)

표면후방선

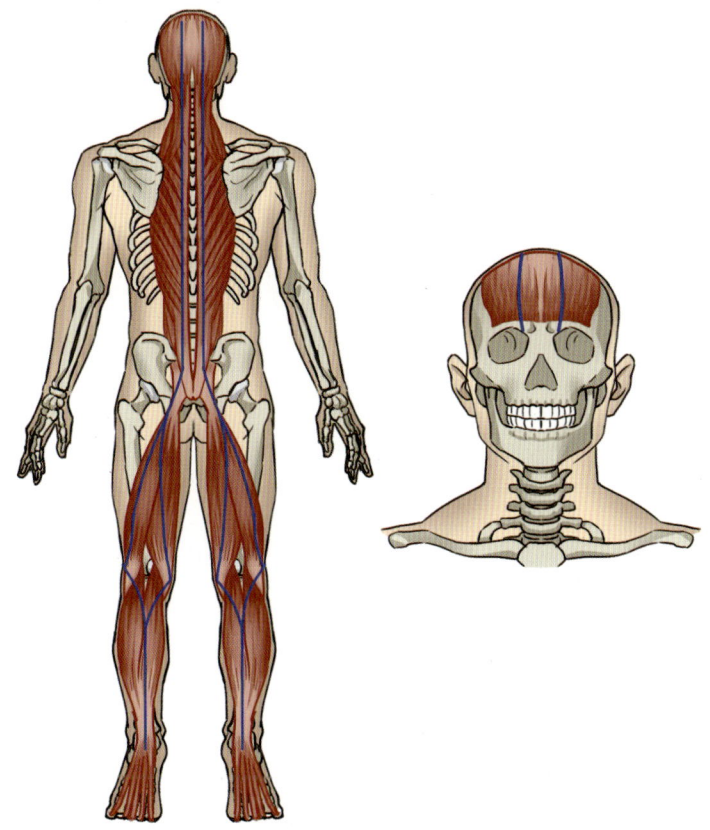

표면후방선 주행경로

- 모상건막(머리덮개널힘줄)
- 천요근막, 척추기립근(엉치허리근막, 척추세움근)
- 천조인대(엉치결절인대)
- 햄스트링(넙다리뒤근)
- 아킬레스건, 비복근(발꿈치힘줄, 장딴지근)
- 족저근막(발바닥근막)

외측선

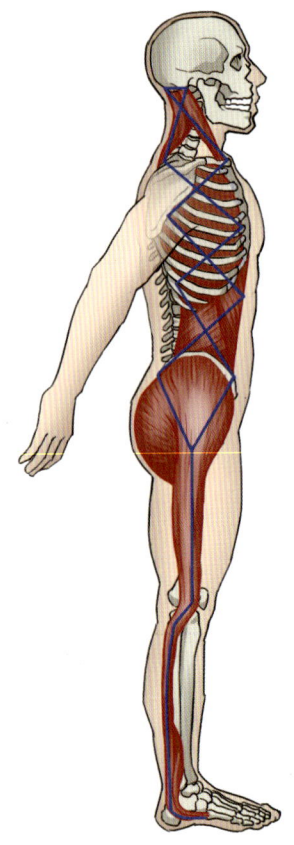

외측선 주행경로

- 두판상근(머리널판근)
- 흉쇄유돌근(목빗근)
- 외늑간근(바깥갈비사이근)
- 내늑간근(속갈비사이근)
- 외복사근(배바깥빗근)
- 내복사근(배속빗근)
- 대둔근(큰볼기근)
- 대퇴근막장근(넙다리근막긴장근)
- 장경인대(엉덩정강근막띠)
- 비골근(종아리근)

나선선

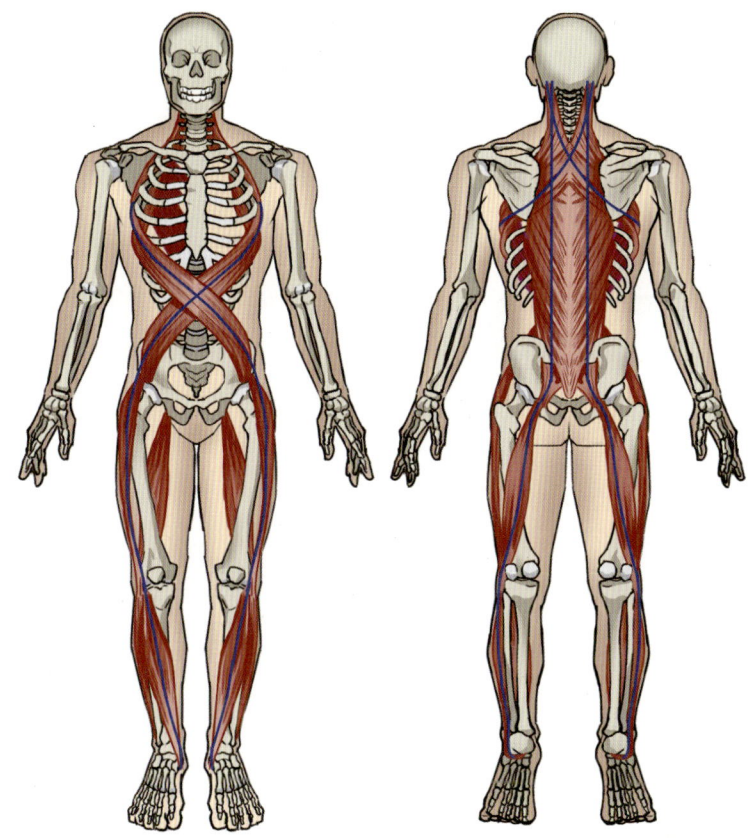

나선선 주행경로

- 경판상근(목널판근)
- 능형근(마름근)
- 전거근(앞톱니근)
- 외복사근(배바깥빗근)
- 배막(복막)
- 내복사근(배속빗근)
- 대퇴근막장근(넙다리근막긴장근)
- 전경골근(앞정강근)
- 장비골근(긴종아리근)
- 대퇴이두근(넙다리두갈래근)
- 흉요근막(등허리근막)
- 척추기립근(척추세움근)

표면전방상지선(좌) / 심부전방상지선(우)

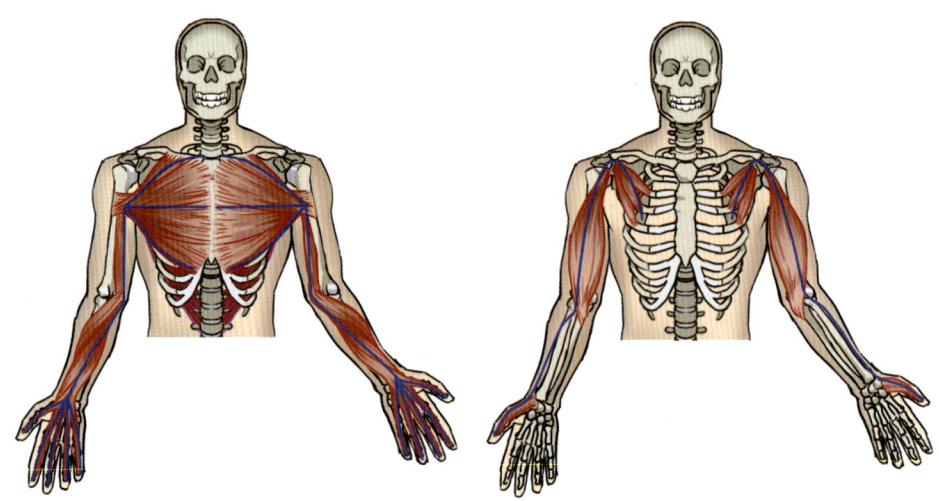

표면전방상지선 주행경로

- 대흉근(큰가슴근)
- 광배근(넓은등근)
- 내측 근간 격막(내측 근간막)
- 굴곡근군(굽힘근군)
- 수근터널(손목터널)

심부전방상지선 주행경로

- 소흉근(작은가슴근)
- 상완이두근(위팔두갈래근)
- 요측 측부 인대(노쪽곁인대)
- 모지구근(엄지두덩근)
- 엄지손가락 외측(엄지바깥쪽)

표면후방상지선(좌) / 심부후방상지선(우)

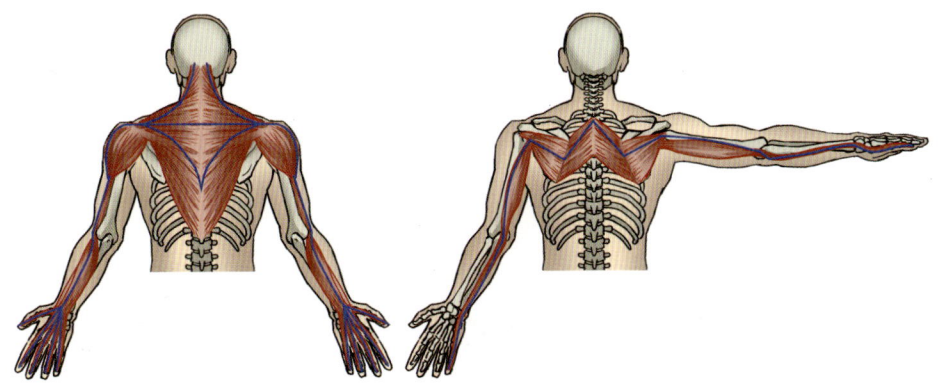

표면후방상지선 주행경로

- 후두골(머리뼈)
- 승모근(등세모근)
- 삼각근(어깨세모근)
- 상완근(위팔근)
- 손목 신전근(손목 폄근)
- 손가락 신전근(손가락 폄근)

심부후방상지선 주행경로

- 능형근(마름근)
- 견갑거근(어깨올림근)
- 회전근개(돌림근띠)
- 상완삼두근(위팔세갈레근)
- 척골 근막(자골 근막)
- 척골 측부 인대(자측부인대)
- 소지구근(새끼벌림근)

전방기능선

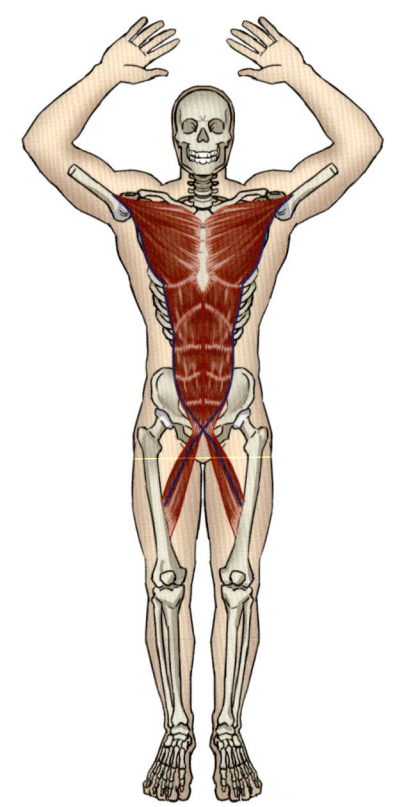

전방기능선 주행경로

- 대흉근(큰가슴근)
- 복직근(배곧은근)
- 외측수초(외측초)
- 장내전근(긴모음근)

후방기능선

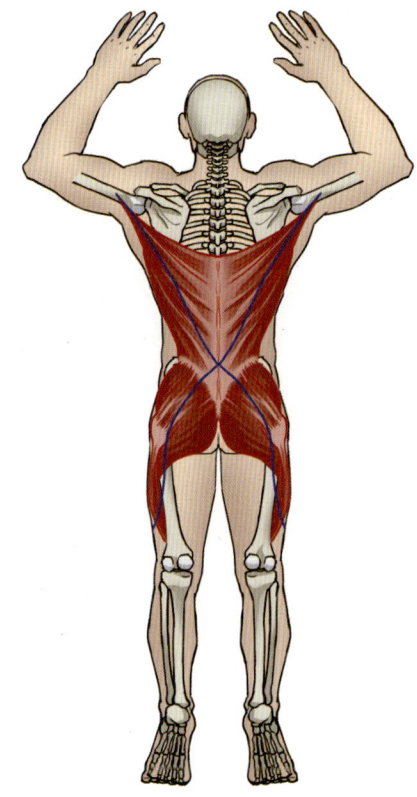

후방기능선 주행경로

- 광배근(넓은등근)
- 흉요근막(등허리근막)
- 대둔근(큰볼기근)
- 외측광근(가쪽넓은근)
- 슬개하 건(무릎밑힘줄)

심부전방선

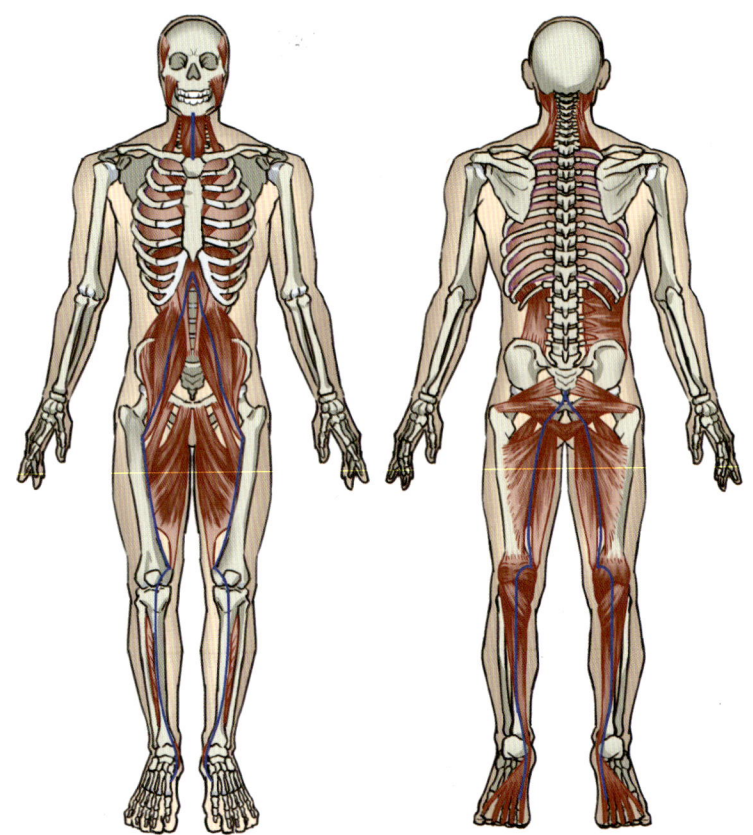

심부전방선 주행경로

- 장지굴근(긴발가락굽힘근)
- 후경골근(뒤정강근)
- 슬와근(오금근)
- 내전근(모음근)
- 골반기저근(골반바닥근)
- 장요근(엉덩허리근)
- 경추심부굴곡근(목심부굽힘근)

(심부전방선은 다른 경선과 달리, 내장을 지지하는 경선과, 호흡을 지지하는 경선, 그리고 골격계를 안정화시키는 경선으로 총 3개로 분류되며 본 서적에서는 골격계를 안정화시키는 경선에 한정하여 기술하였다)

근막경선 실전 응용

10가지
체형교정법

....

초판발행　2025년 01월 06일
초판 2쇄　2025년 06월 27일

저자　장원석 · 전하윤 · 이동률 · 이승훈
발행인　양승윤
발행처　㈜용감한컴퍼니
등록번호　제2016-000098호
전화　070-4603-1578
팩스　070-4850-8623
이메일　book@bravecompany.io
ISBN　979-11-6743-545-3
정가　44,000원

이 책은 ㈜용감한컴퍼니가 저작권자와의 계약에 따라 발행한 것이므로
본사의 허락 없이는 어떠한 형태나 수단으로도 이 책의 내용을 이용하지 못합니다.
잘못된 책은 구입처에서 교환해 드립니다.